小儿推拿岗位职业技能培训教材

小儿推拿

XIAOER TUINA

宋建军 主编

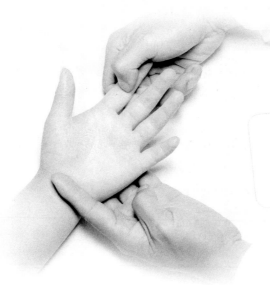

化学工业出版社
·北京·

内容简介

本书根据《小儿推拿专项职业能力鉴定规范》编写，内容包括小儿推拿岗位职业道德和规范、中医基础知识、正常人体解剖基础知识、小儿推拿概述、常用推拿手法、小儿推拿常用穴位、小儿保健、小儿常见病调理。附录部分包括推拿练功的三种功法和小儿推拿古籍选。小儿推拿常用穴位章节共介绍了近90个常用穴位，并按照头面部、胸腹部、腰背部、手肘部、下肢部分类，并详细介绍了每一穴位的部位、推拿方法、推拿次数、功用、主治、临床意义，同时配有穴位部位图和推拿操作图。在小儿常见病调理章节共介绍了24种常见病，并详细介绍了每种病症的定义、病因病机、分型和调理。本书可供各类职业学校、职业培训机构在开展职业技能培训时使用，也可供儿科医生、社区医生及家长和小儿推拿爱好者参考使用。

图书在版编目（CIP）数据

小儿推拿/宋建军主编. —北京：化学工业出版社，2023.5

ISBN 978-7-122-42968-1

Ⅰ.①小⋯　Ⅱ.①宋⋯　Ⅲ.①小儿疾病-推拿

Ⅳ.①R244.1

中国国家版本馆CIP数据核字（2023）第029720号

责任编辑：赵兰江　　　　　　　　　　装帧设计：张　辉
责任校对：宋　夏

出版发行：化学工业出版社（北京市东城区青年湖南街13号　邮政编码100011）
印　　装：中煤（北京）印务有限公司
710mm×1000mm　1/16　印张17　字数295千字　2023年5月北京第1版第1次印刷

购书咨询：010-64518888　　　　　　售后服务：010-64518899
网　　址：http://www.cip.com.cn
凡购买本书，如有缺损质量问题，本社销售中心负责调换。

定　　价：78.00元　　　　　　　　　　　　版权所有　违者必究

编写人员名单

主　编　宋建军

副主编　黄有源　杨　华　谢贤群

编　者　马佳敏　桂林市卫生学校

　　　　李翠云　桂林市煦朗职业培训学校

　　　　宋建军　桂林市卫生学校

　　　　杨　华　桂林医学院附属医院

　　　　黄有源　桂林市煦朗职业培训学校

　　　　蒋嘉莉　桂林市卫生学校

　　　　谢贤群　玄扶按摩院

〖 前 言 〗

　　小儿推拿是根据小儿的生理和病理特点，在小儿体表特定的穴位或部位施以手法，以防病、治病的一种中医外治法。通过激发小儿机体的自身调节作用，增强小儿免疫功能来达到强身治病的目的。小儿推拿具有见效快、疗效好的特点，是纯绿色疗法，可代替部分药物，增强小儿机体的自然抗病能力。

　　自2013年起，国家将小儿推拿正式列入"国家基本公共卫生服务项目"，婴幼儿接受专业的推拿保健的需求巨大，因此小儿推拿从业人员必将有广泛的就业前景和社会价值。人力和社会资源部门为推广和规范小儿推拿保健行业，推出了小儿推拿专项职业能力的培训和考核。经培训并考核合格后颁发"小儿推拿专项职业技能证"。

　　本书是根据《小儿推拿专项职业能力鉴定规范》编写的，供小儿推拿培训时使用。本书包括小儿推拿从业者必须具备的职业道德、中医基础知识、解剖基础知识和小儿推拿常用手法和穴位、小儿全身保健按摩和常见病调理。最后附上推拿练功的三种功法和小儿推拿古籍选供参考。本书是专项职业能力培训教材，可供各类职业学校、职业培训机构在开展职业技能培训时使用，也可供家长和小儿推拿爱好者参考。

　　由于编者学识有限，编写时间仓促，故难免存在不妥及疏漏之处，敬请读者批评指正。

编　者

2022年8月

〖目 录〗

第一章 小儿推拿岗位职业道德和规范

第二章 中医基础知识

第三章 正常人体解剖基础知识

第四章 小儿推拿概述

第五章　常用推拿手法

第六章　小儿推拿常用穴位

第七章　小儿保健

第八章　小儿常见病调理

附　录

小儿推拿岗位职业道德和规范

知识目标

1.掌握小儿推拿岗位的职业道德要求。

2.熟练说出小儿推拿的服务禁忌。

3.了解小儿推拿服务流程。

技能目标

通过学习小儿推拿岗位职业道德、小儿推拿服务流程和小儿推拿服务禁忌，具备合法热情接待小儿及家长的能力。

德育目标

热爱小儿推拿工作，具有严谨务实的科学态度，健康的心理，求真务实、勤奋好学的品质。

第一节　小儿推拿岗位职业道德

小儿推拿岗位职业道德是指小儿推拿从业者在从事小儿推拿保健工作过程中应遵循的与小儿推拿岗位职业相适应的行为规范。它体现了小儿推拿从业者与小儿和家长、小儿推拿从业者与职业、小儿推拿从业者之间、小儿推拿从业者与行业之间的关系。

1.小儿推拿从业者应认真学习业务知识和技能

由于小儿推拿是直接涉及小儿身体健康的职业，而且因小儿语言表达能力差，判断小儿身体情况难度较大，所以掌握知识的深浅度、技艺高超与否会直接影响到对小儿的服务质量。不学无术、手法掌握不准确等不但不能为小儿服务，还可能发生危险。所以作为一名合格的小儿推拿从业者，首先要学习并掌握一定的知识和技能。要精益求精。

2.小儿推拿从业者应有优质的服务态度

推拿按摩行业属服务行业，应特别注重以好的服务态度对待小儿及家长。

（1）让客户明确每项小儿推拿针对的症状及主要功效。

（2）对客户个人信息保密，保护客户合法权益。

（3）服务过程中，应把小儿安全放在第一位，以客户满意为准则。

（4）禁止夸大小儿推拿功效，杜绝营销。

（5）要有诚恳、高雅的谈吐，注意仪容仪表，保持良好的形象。

（6）最大限度地保持自身及按摩院工作环境的卫生，应使小儿和家长感到舒适、安全。

（7）在按摩过程中严肃认真、思想专一，不可漫不经心。

第二节　小儿推拿服务流程

1.接待沟通

倾听客户需求和解答疑问，并进行详细而专业的小儿推拿服务讲解。询问客户的基本情况，运用"望、闻、问、切"方法，诊察小儿的病情并运用阴、阳、表、里、寒、热、虚、实八个纲领对病情进行归纳分析和辨别。如有，应查阅小儿在医院检查的诊断报告、健康体检数据。在明确小儿病情诊断、确定小儿身体适合做推拿后，提出专业、适宜、有针对性的小儿推拿服务项目，将客户的基本信息、小儿身体状况和服务机构推荐的小儿推拿服务项目、首次成交项目及金额等情况，认真做好记录。

2.签订服务合同

在与客户达成统一意见后，签订小儿推拿服务合同，收取服务定金。服务合同中应明确但不限于服务项目、服务疗程、服务时间、服务地点、服务人员的技能等级、费用总额、收费方式、双方的权力与义务、违约及纠纷处理等。

3.服务实施

应认真履行小儿推拿服务合同。在实施服务时，应满足与小儿接触的用品器具应一客一用一消毒；服务用具在使用前认真检查，接触小儿部位用75%乙醇或消毒液进行消毒；调理盘、调理巾、纱布、介质、消毒用品等摆放到按摩床边备用；服务室内室温22℃～26℃、相对湿度50%～60%，室内整洁、安静、舒适、安全、光线良好；不佩戴首饰，不留长指甲，不化妆，保持手的温度。

小儿推拿从业人员穿着整洁干净的制服，佩戴服务胸牌，与客户沟通时温和、礼貌；手机设置成静音或振动状态，服务实施时不接听电话；严格按服务机构的技术操作规程，规范、微笑、礼貌、耐心服务。

施行手法前，清洗双手，认真查看小儿皮肤是否有损伤，注意体位姿势，使推拿部位充分暴露和保持皮肤清洁干净，安抚小儿情绪；推拿时，要调整气息，精神专注，心神合一。服务全过程细心观察小儿反应，一旦出现异常，立即停止操作，并按相关规定及时处置。

4.服务质量评价

应通过对比服务实施前后的客户情况进行服务效果评价。定期对客户进行回访和服务满意度调查，并依据调查结果，制定整改措施，不断改进服务质量。对服务实施情况进行认真总结，同时交代家长在小儿推拿后要注意避风，饮食忌生冷等，总结材料归档，并进行后续跟踪服务。

第三节　小儿推拿服务禁忌

（1）不得给小儿打针、吃药、针刺等操作。

（2）不得给骨折、急症外科手术的小儿做推拿。

（3）不得给患有各种传染性疾病的小儿做推拿。

（4）不得给有出血倾向疾病（包括血小板减少性紫癜、白血病、血友病、再生障碍性贫血、过敏性紫癜、出血或内出血）的小儿做推拿。

（5）不得给皮肤有伤病（包括烧伤、擦伤、烫伤、裂伤、疖疮、皮肤炎症、脓肿、不明肿块等）的小儿做推拿。

（6）不得给有感染性疾病的小儿做推拿。

（7）不得给有恶性肿瘤、较严重的心脏病或精神病的小儿做推拿。

（8）不得给心、肝、肾脏衰竭，哮喘发作期，昏厥、休克的小儿做推拿。

（9）不得给有严重症状而诊断不明确的小儿做推拿。

按　语

小儿推拿是相对比较安全的，属于中医外治纯绿色疗法。如果给急症患儿行推拿，易耽误病情，延误调理。小儿推拿的不良后果主要由于操作不当、力度过重造成，轻者使小儿皮肤受到伤害，重者可能对骨骼造成损伤。此外，推拿过程中如果不注意保暖，则容易出现受凉。如果有实质性脏器的疾病，进行推拿可能会加重病情，严重者可对生命造成威胁。

复习思考题

1.在进行小儿推拿操作时，有哪些要注意的事项？

2.哪些小儿是不能给予小儿推拿调理的？

3.小儿推拿的职业道德有哪些要求？

第二章

中医基础知识

　　要正确地进行小儿推拿防病保健，掌握一些基本的中医基础知识是至关重要的。中医基础知识能帮助我们更加有效地辨别病情，分析小儿的体质。掌握了这些知识，小儿推拿才能发挥更加积极的作用。

　　阴阳五行学说是阴阳学说和五行学说的总称。是古人认识自然和解释自然的宇宙观和方法论。是古代朴素的唯物论和自发的辩证法。

　　古人把一切事物相互对立又相互联系的两个方面概括为阴阳，并用阴阳的属性及其运行变化规律来认识自然、解释自然，以探求自然规律，这就是阴阳学说。古人又把构成物质世界不可缺少的最基本的元素概括为木、火、土、金、水，并称之为五行。这五种基本元素相互之间存在着滋生和制约的关系，处于不断的运行变化之中，这就是五行学说。

　　中医学运用阴阳五行学说来说明人类生命的起源、人体的生理功能和病理变化，指导临床的诊断、调理和护理，是一种说理工具，成为中医学独特理论体系的一个重要组成部分。

第一节　阴阳学说

知识目标

　　1. 掌握阴阳的基本概念。

　　2. 掌握事物阴阳属性的划分规律及其相对性与绝对性。

　　3. 熟悉阴阳学说在小儿推拿中的应用。

　　4. 了解阴阳概念的形成过程。

技能目标

运用"阴阳的概念及阴阳的相互关系"解释自然相关现象及小儿人体结构关系。

德育目标

培养运用辩证思维看待世界万事万物的变化与发展。

阴阳学说在我国具有悠久的历史，其概念在殷周之际已经见有文字记载，而成为一种古代哲学范畴的阴阳学说，其盛行于春秋战国时期。作为一种认识论和方法论，阴阳概念的提出和演变经历了不同的认识和发展阶段，反映出古人对阴阳学说的认识具有一个不断深化和完善的过程。

古代医家在吸收阴阳对立统一思想的基础上，结合长期积累的解剖、生理知识和疾病的防治经验，从而形成中医学的阴阳学说。主要是作为方法论，用以阐释生命现象的基本矛盾和生命活动的客观规律。并贯穿于中医临床诊断、调理用药等各个环节，成为中医药学之纲领。

一、阴阳的基本概念

阴阳，是对宇宙中相互关联的事物和现象对立双方属性的概括。阴阳的含义最初是指日光向背，即向日为阳，背日为阴。后来引申为气候的寒暖，方位的上下、左右、内外，光线的明暗，运动的动静等。古代哲学家发现宇宙万物都存在着正反两个方面，于是就以阴阳这一概念来解释其相互关系与运行发展变化的规律。

阴阳既可以存在于事物之间，代表两个既对立又统一的事物，又可以存在于同一事物内部，代表同一事物内部存在的对立统一的两个方面，如人之男女、天气之阴晴、气候之寒暖等。由此推论阴阳的属性，凡是运动的、外向的、上升的、温热的、明亮的、兴奋的、强大的、功能的都属于阳；静止的、内向的、下降的、寒冷的、晦暗的、抑制的、弱小的、物质的都属于阴。阴阳的相对属性引入到中医学领域，对人体具有推动、温煦、兴奋等作用的属于阳；对人体具有凝聚、滋润、抑制等作用的属于阴。必须指出，事物的阴阳属性存在于统一体内部相互联系、相互对立的双方之中，不是统一体内部相互联系、相互对立的双方就不能用阴阳来区分其相互属性。

事物的阴阳属性，并不是绝对的而是相对的。这种相对性，一方面表现为阴阳双方是通过比较而分阴阳的，因此，单一事物就无法定阴阳。例如，60℃的水，同10℃的水相比，当属阳；但同100℃的水相比，则应属阴了。另一方面，表现于阴阳中复有阴阳。例如，昼为阳，夜为阴，而白天的上午与下午相对而言，则上午为阳中之阳，下午为阳中之阴。由此可见，宇宙间的任何事物都可以概括为阴和阳两类，任何一种事物内部又可分为阴和阳两个方面，而每一事物内部的阴或阳的任何一方，还可以再分阴阳。这种事物既相互对立而又相互联系的现象，在自然界中是无穷无尽的。

事物阴阳属性举例如下。

阳——天、大、昼、春夏、温热、光亮、功能、活动、上升、向外、兴奋。

阴——地、小、夜、秋冬、寒冷、晦暗、物质、静止、下降、向内、抑制。

二、阴阳学说的基本内容

阴阳学说的基本内容包括阴阳相互对立、阴阳相互依存、阴阳相互消长、阴阳相互转变四个方面。

（一）阴阳相互对立

阴阳的对立是指阴阳作为一个统一体的矛盾双方的相互排斥、相互斗争。如春夏阳气上升且盛，抑制了寒凉之气，因而春夏温热；秋冬阴气上升且盛，抑制了温热之气，因而秋冬寒冷。如天为阳，地为阴；外为阳，内为阴；动为阳，静为阴等，说明阴阳代表了事物或现象中相互对立的而不可分割的两个方面，并且普遍存在于一切事物或现象之中。阴与阳相互制约和相互斗争的结果是取得了统一，即取得了动态平衡。

（二）阴阳相互依存

阴阳的相互依存即为阴阳的互根互用。互根是指一切事物或现象中相互对立着的阴阳两个方面，具有相互依存，互为根本的关系。即阴和阳任何一方都不能脱离另一方而单独存在。每一方都以相对的另一方的存在作为自己存在的前提和条件。如上为阳，下为阴，没有上也就无所谓下，没有下也就无所谓上。又如组成人体和维持人体生命活动的最基本物质气和血两者的关系，气属阳，血属阴，气为血之帅，血为气之母，二者是互根互用的。人体的阴津损伤，会累及阳气也伤；阳气损伤，会累及阴津也伤，也是基于阴阳互根互用的原理。如果由于某些原因导致阴阳之间互根互用的关系破坏，就会引起"阴损及阳"或"阳损及阴"的阴阳俱损的病变，最终导致"阴阳离决，精气乃绝"。

（三）阴阳相互消长

消有消减、衰弱之义，长有增加、盛大之意。阴阳的消长平衡，是指阴阳之间的相对平衡，不是静止或绝对平衡，而是指在一定限度内的"阴消阳长""阳消阴长"的相对平衡。比如四时气候的变化，从冬至春及夏，气候从寒冷逐渐转暖变热；由夏至秋及冬，气候由炎热逐渐转凉变寒。从子夜到中午，阳气渐盛，人体的生理功能逐渐由抑制转向兴奋，即阴消阳长；而从中午到子夜，阳气渐衰，则人体的生理功能由兴奋渐变为抑制，这就是阳消阴长。临床上常用的补气生血、补血养气，以及阴中求阳、阳中求阴等治法，均为此消彼长理论在调理上的具体应用。

（四）阴阳相互转变

阴阳转化是指事物的总体属性在一定条件下可以向其相反的方向转化。如果说阴阳的消长是一个量变过程，阴阳转化则是在量变基础上的质变。"寒极生热""热极生寒"，就是说明寒（热）发展到"极"的阶段，就要向热（寒）的方面转化。可见阴阳转化一般都发生在事物运动变化的"极"的阶段。例如气候，属阳的夏天可以转化为属阴的冬天，属阴的冬天又可转化成属阳的夏天。

三、阴阳学说的应用

（一）说明人体的组织结构

阴阳学说在阐释人体的组织结构时，认为人体是一个有机整体，人体内部充满着阴阳对立统一现象。人的一切组织结构，既是有机联系的，又可以划分为相互对立的阴、阳两部分。

阴阳学说对人体的阴阳属性，作了具体划分（表2-1）。

表2-1 人体的阴阳属性

类别	人体部位				组织和小儿推拿特定穴				
阳	体表	上部	背部	外侧	皮肤	六腑	六阳经	三关	外劳宫
阴	体内	下部	腹部	内侧	筋肉	五脏	六阴经	六腑	内劳宫

（二）说明人体的生理功能

中医学认为人体的正常生理活动，是由于阴阳双方保持着对立统一的协调平衡的结果。对人体的各种生理活动，也可以用阴阳来加以概括（表2-2）。

表2-2　人体生理功能的阴阳属性

类别	生理活动				气的运动	
阳	兴奋	功能亢进	温煦	形气未充	升	出
阴	抑制	功能衰退	滋润	脏腑娇嫩	降	入

（三）说明人体的病理变化

阴阳学说用来说明病理变化，是因致病因素作用于机体，破坏了阴阳的动态平衡，出现阴阳偏胜或偏衰的结果（表2-3）。

表2-3　人体病理变化的阴阳属性

阴阳盛衰	病理	临床表现
阴盛	寒	恶寒、怕冷、无汗、全身冷痛、指纹红
阳盛	热	发热、自汗、面赤、口渴、指纹紫
阴衰	内热	五心烦热、盗汗、舌红少津、指纹淡紫
阳衰	外寒	形寒肢冷、面色㿠白、舌淡、指纹淡红

（四）用于疾病的诊断

由于疾病发生发展的内在原因在于阴阳失调，所以，任何病症尽管它的临床表现错综复杂、千变万化，但都可用"阴证"和"阳证"加以概括说明（表2-4）。

表2-4　阴阳学说用于诊断

类别	疾病部位	疾病性质	面色	四肢	指纹	舌象
阴	里证	寒证	苍白	手足不温	红	舌淡白、苔白
阳	表证	热证	潮红	手足发热	紫	舌红、苔黄

（五）阴阳学说在小儿推拿中的应用

阴阳学说可用以指导小儿推拿。由于疾病发生发展的根本原因是阴阳失调，因此，调整阴阳，补偏救弊，促使阴平阳秘，恢复阴阳相对平衡，就是小儿推拿调理疾病的基本原则。

左为阳右为阴，不论男女，左侧均为阳、右侧均为阴。在小儿推拿中，主推小儿左手，因为左手属于阳，推拿左手可以更好地调动人体的阳气，提高免疫力而战胜疾病。在脏象中，五脏属于阴，六腑属于阳，五脏的经脉都属于阴经，比如手太阴肺经、足厥阴肝经等，而六腑的经脉都要加上阳字，比如手太阳小肠经、足太阳膀胱经。

小儿推拿的穴位也分阴阳，有阴穴和阳穴之分。阳穴其性似火，具有温煦的作用，属阳穴位多分布于人体的阳分，比如手背、前臂桡侧、后背等处。阴穴其性似水，具有滋润的作用，属阴穴位多分布于人体的阴分，比如手掌、前臂尺侧、胸腹部等处。

在调理上，属阴症状可用阳穴进行调理，例如久泻、久咳、久喘、畏寒、肢冷等，可用外劳宫、一窝风、三关、背部俞穴、足三里等。反之，阳病治阴，属阳症状理论上需要用阴穴调理，例如高热、神昏、急惊等，可用内劳宫、小天心、天河水、六腑、阴池、内八卦、腹部穴位等（表2-5）。

表2-5　阴阳学说在小儿推拿中的应用

阴阳盛衰	病理	调理原则	取穴
阴盛	阴盛则寒	寒者热之	三关、外劳宫
阳盛	阳盛则热	热者寒之	六腑、内劳宫、天河水
阴衰	阴虚则内热	虚者补（阴）之	二人上马、肾经
阳衰	阳虚则外寒	虚者补（阳）之	三关、命门

复习思考题

1. 阴阳的基本概念是什么？

2. 阴阳与矛盾有何区别？

3. 事物阴阳分属的依据是什么？

4. 阴阳学说在小儿推拿中是如何运用的？

第二节　五行学说

知识目标

    1.掌握五行的概念。

    2.掌握五行的生克、乘侮和母子相及的概念、规律。

    3.熟悉五行学说在小儿推拿中的应用。

技能目标

    1.通过五行的生克、乘侮加强小儿整体观念。

    2.学习运用五行学说分析小儿的生理病理现象。

德育目标

    1.提高学习小儿推拿的兴趣。

    2.培养热爱小儿推拿、热爱中国传统文化的感情。

    中国古代的西周末期，已经有一种朴素的唯物主义观点"五材说"，如《国语·郑语》："以土与金、木、水、火杂，以成万物。"《左传》："天生五材，民并用之，废一不可。"均记载了"五材说"。《尚书·洪范》："五行：一曰水，二曰火，三曰木，四曰金，五曰土。水曰润下，火曰炎上，木曰曲直，金曰从革，土爰稼穑。润下作咸，炎上作苦，曲直作酸，从革作辛，稼穑作甘。"开始把五行属性抽象出来，推演到其他事物，构成一个固定的组合形式。

    春秋战国时期，《黄帝内经》把五行学说应用于中医学中，这对研究和整理古代劳动人民长期积累的丰富临床经验，形成中医特有的理论体系，起到了重要的推动作用。它是古人探索宇宙本质和解释宇宙的一种世界观和方法论，属于中国古代唯物论和辩证法范畴。小儿的生长发育、保健养生一定要顺应五季（春、夏、长夏、秋、冬）的变化。小儿像初生的嫩芽一般，阴阳五行的规律在身体中表现得尤为明显，以阴阳五行学说为指导观念的小儿推拿针对常见病的疗效更为突出。

一、五行学说的基本概念

五行学说的五行是指木、火、土、金、水这五种物质运动（行）变化。木、火、土、金、水是自然界必不可少的最基本物质，并由此引申为世间一切事物都是由木、火、土、金、水这五种基本物质之间的运动变化生成的，这五种物质之间，存在着既相互资生又相互制约的关系，在不断地相生相克运动中维持着动态的平衡，这就是五行学说的基本涵义。

二、五行的特性

古人通过长期的生活和生产实践，在对木、火、土、金、水五种物质直接观察和朴素认识的基础上，进行抽象引申而逐渐形成了五行特性的基本概念。

（1）木的特性："木曰曲直。"曲，屈也；直，伸也。"曲直"是指树木的枝条具有生长、柔和、能屈又能伸的特性，引申为具有生长、升发、条达、舒畅等性质或作用的事物和现象，均归属于木。食指细长有节而灵活，与木生长、升发、条达的特性最为相似，故可将食指归属于木。

（2）火的特性："火曰炎上。"炎，热也；上，上升。"炎上"是指火具有炎热、上升、光明的特性。引申为具有温热、升腾、光明等性质或作用的事物和现象，均归属于火。中指最长，与火温热、上升的特性相似，故可将中指归属于火。

（3）土的特性："土爱稼穑。"春种曰稼，秋收曰穑，"稼穑"是指农作物的播种和收获。引申为具有生化、承载、受纳等性质或作用的事物和现象，均归属于土。拇指粗短、敦实，与土承载、受纳的特性相似，故可将拇指归属于土。

（4）金的特性："金曰从革。"从，顺从也；革，即变革。"从革"是指金有刚柔相济之性。金质地沉重而坚硬，可做兵器用以杀戮，但又有顺从人意而更改的柔和之性。引申为具有沉降、肃杀、收敛、洁净等性质或作用的事物和现象，均归属于金。环指（无名指）较不灵活，金具有沉降、肃杀、收敛的特性，具此特性之物必刚硬方正，刚硬方正之物多不灵活，环指与此特性相似，故可将其归属于金。

（5）水的特性："水曰润下。"润，即滋润；下，即向下、下行。"润下"是指水具有滋润和向下的特性。引申为具有寒凉、向下、滋润、闭藏等的性质或作用的事物和现象，均归属于水。小指短小精悍，水具有下行、闭藏的特性，具此特性之物必然深藏不露、精华内敛，小指与此特性相似，故可将其归属于水。

三、事物属性的五行归属

历代医家为了说明人体内外的整体性和复杂性，亦把人体的脏腑组织、生理活动、病理反应，以及与人类生活密切相关的自然界事物做了广泛地联系。五行学说把自然界及人体五脏配五行，五脏又联系自己所属的五腑、五体、五官等，从而把自然界及机体的各部分连接在一起，形成了中医学以及中国养生保健学说的以五行五脏为中心的体系，体现出人体是一个整体。而且，这个整体是按照五行生克制化规律相互联系和制约的一个有机的完整的整体（表2-6）。

表2-6　五行分类

自然界					人体				
五味	五色	五方	五季	五行	五脏	五腑	五官	五液	五指
酸	青	东	春	木	肝	胆	目	泪	食指
苦	赤	南	夏	火	心	小肠	舌	汗	中指
甘	黄	中	长夏	土	脾	胃	口	涎	拇指
辛	白	西	秋	金	肺	大肠	鼻	涕	环指
咸	黑	北	冬	水	肾	膀胱	耳	唾	小指

知识链接

现代学者解释五指归五行配五脏穴的原理如下。

食指形态类似于木的生长形态"枝干曲直"的特性，所以食指属木对应肝经穴。

拇指粗短、敦厚，而且拇指需要参与手的大部分功能活动，类似于土的承载、受纳、生化的特性，拇指属土对应脾经穴。

中指最长，类似于火的向上、温热的特性，中指属火对应心经穴。

环指类似于金的刚柔相济的特性，所以环指属金对应肺经穴。

小指细而短小，类似于水的下行、寒凉、闭藏、滋润的特性，所以小指属水对应肾经。

四、五行学说的基本内容

1.相生相克

五行的生克制化是有规律的，并且要保证相生和相克的关系是平衡的，只有五行的生克制化平衡，自然界才能和谐，人体才能健康。五脏与五行息息相关，在进行小儿推拿时，按五行相生相克的知识搭配使用，比单一的手法和穴位，更加有效。

相生指五行中的某一行依一定次序对另一行具有促进、助长和滋生的作用。

相克指五行中的某一行依一定次序对另一行有抑制、制约的作用。

五行学说认为，五行之间存在着生、克、乘、侮的关系。五行的相生相克关系可以解释事物之间的相互联系，而五行的相乘相侮则可以用来表示事物之间平衡被打破后的相互影响。相生即相互资生和相互助长。五行相生的次序是：木生火，火生土，土生金，金生水，水生木。相生关系又可称为母子关系，如木生火，也就是木为火之母，火则为木之子。相克即相互克制和相互约束。五行的相克次序为：木克土，土克水，水克火，火克金，金克木。相生相克是密不可分的，没有生，事物就无法发生和生长；而没有克，事物无所约束，就无法维持正常的协调关系。只有保持相生相克的动态平衡，才能使事物正常地发生与发展。

2.相乘相侮

相乘指五行在异常状态下，其中一行对所胜的一行克制太过，超过正常制约的程度，使事物之间失去了正常的协调关系。

相侮指五行在异常状态下，其中的一行过于强盛，对原来所不胜的一行进行反克。

五行中的某一行本身虚弱，使所不胜一行的克制显得相对太过，即乘虚侵袭之意。如：木克土，如果由于土本身的虚弱不足，而木并不过于强盛，造成木克土的力量相对增强，即称为"土虚木乘"。五行中的某一行本身过于虚弱，无力对所胜一行进行克制，反受其制约。如：木克土，如果木过于虚弱，无力克制土，则土要反过来制约木，称为"木虚土侮"。

相乘与相侮的区别主要是：相乘是与相克的次序相同的一种异常克制；相侮是与相克的次序相反的一种异常克制。两者的联系主要是：在发生相乘的同时，可以发生相侮；在发生相侮的同时，可以发生相乘。

五、五行学说在小儿推拿中的应用

《幼科推拿秘书》通过五指的经络、穴位（脾经穴、肝经穴、心经穴、肺经穴和肾经穴）与五脏建立联系，创立了"五指经穴通连理论"。五行学说将人体的五脏六腑分别归属于五行。从五脏的资生来看，肾水之精以养肝木，肝木藏血以济心火，心火之热以温脾土，火性温热、向上，补心易动火，火盛则易扰动心神、伤津耗气、生风动血，故心经宜清不宜补。需用补法时，多补后加清。而土为火之子，补子亦可令母实，故可补脾土以补心。肺属金而脾属土，土能生金，如欲补肺，可用补脾法以培土生金。这说明了五脏之间的相生关系。

从五脏之间的相互制约来看，肺气清肃下降，可以抑制肝阳上亢，即金克木；肝气条达，可以疏泄脾土的郁滞，如清肝经疏泄脾土的郁滞，即木克土；脾的运化，可以避免肾水的泛滥，即土克水；肾水的滋润，能够防止心火的亢烈，即水克火。

如果五行相生相克太过或不及，就会破坏正常的生克关系，而出现相乘或相侮的情况。相乘，即五行中的某一行对被克的一行克制过大。比如，木过于亢盛，而金又不能正常地克制木时，木就会过度地克土，使土更虚，这就是木乘土。比如小儿受暑受寒或伤乳食，出现腹痛吐泻，然日久则脾土虚弱，肝木乘之。其腹泻渐见青色，手足微搐无力，此为慢惊风。

相侮，即五行中的某一行本身太过，使克它的一行无法制约它，反而被它所克制，所以又被称为反克或反侮。比如，在正常情况下水克火，但当水太少或火过盛时，水不但不能克火，反而会被火烧干，即火反克或反侮水。小儿过敏性咳嗽中，由于久咳而致肺气不足，肺属金而肝木侮之，则出现咳嗽兼有肝经的症状：胸闷上气，善太息，面呈青色或口苦、口干、面赤、喉痒、急躁易怒。小儿推拿在运用五行学说时，从实际出发，根据患儿生理病理特点，依据具体病情辨证论治。

人体是一个有机的整体，阴阳平衡的失调会影响脏腑功能紊乱，如果有一个脏器受损，其他的脏器都会受到影响，从而导致人体平衡的失调。因此在做小儿推拿时，必须要注意小儿身体的整体调整和养护；还要注意尽早清理小儿体内不利因素，调节平衡、补充营养，达到所谓"正气存内，邪不可干"。

复习思考题

1. 什么是五行的生克和制化？
2. 五行相乘和相侮的概念、次序是什么？
3. 五行中各行的特性是什么？
4. 小儿推拿中使用五行学说的重要意义是什么？

第三节　藏　象

知识目标

1. 掌握藏象的概念。
2. 掌握心、肝、脾、肺、肾的主要生理特点。
3. 熟悉五脏与形窍志液时的关系。

技能目标

能运用心、肝、脾、肺、肾的生理功能判断小儿病理变化。

德育目标

1. 提高学习小儿推拿的兴趣。
2. 培养热爱小儿推拿、热爱中国传统文化的感情。

藏指藏于体内的内脏，象指表现于外的生理、病理现象。藏象学说是通过对人体生理、病理现象的观察，研究人体各个脏腑的生理、病理变化及其相互关系的学说。

知识链接

中医学上五脏与解剖学上五脏是有区别的，中医学上五脏的概念并不等同于解剖学上五脏的概念。中医学的心、肝、脾、肺、肾并不单指这五个脏器，而是包括了和这五个脏器有关联的各个系统的功能。比如"脾"不仅是指西医学的整个消化系统，而是多系统、多功能的，与神经（脾主肌肉四肢）、内分泌（脾主运化）、血液循环（脾主统血）、运动（脾主肌肉四肢）等系统均有密切关系。

心、肺、脾、肝、肾称为五脏，在经络学说中，心包络也作为脏，故又称六脏。但习惯上把心包络附属于心，称五脏即包括了心包络。五脏具有化生和贮藏精气的共同生理功能，又各有专司，同时各自的生理功能活动之间相互依存、相互制约、相互平衡，与形体官窍有着紧密的联系。

（一）心

位于胸中，两肺之间，膈膜之上，外有心包包裹。小儿"心常有余"的生理特点，预示着小儿病理上容易出现心火亢盛、心火上炎的证候。

心的主要生理功能：

（1）主血脉：指心气推动和调控血液在脉管中运行，流注全身，发挥营养和滋润作用。

（2）主神志：是指心有统帅全身的生理活动和主司精神、意识、思维、情志等心理活动的功能。

（3）与形窍志液时的关系：在体合脉，其华在面；在窍为舌；在志为喜；在液为汗；与夏气相通应。

心开窍于舌，舌才能柔软灵活，语言流利，若小儿心神失养，经脉不通，则出现舌强语謇或失语等症，如孤独症、抽动秽语综合征或小儿语言障碍等皆与心有密切关系。

（二）肺

位于胸腔，左右各一，覆盖于心之上，又称"华盖"。肺覆盖于其他脏腑之上，具有保护诸脏的作用。小儿"肺常不足"的生理特点，同时预示着小儿病理上容易出现感冒、咳嗽、肺炎、喘嗽等肺系疾患。

肺的主要生理功能：

（1）主气司呼吸：肺是体内外气体交换的场所，通过肺的呼吸作用，不断地呼浊吸清，吐故纳新，实现机体与外界环境之间的气体交换，以维持人体的生命活动。

（2）主宣发与肃降：宣发指肺气具有向上升宣和向外周散布的作用。肃降指肺气具有向下向内清肃通降的作用。

（3）主行水：肺气的宣发肃降作用推动和调节全身水液的输布和排泄。

（4）与形窍志液时的关系：在体合皮，其华在毛；在窍为鼻；在志为忧；在液为涕；与秋气相通应。

肺主宣发肃降，能够将津液宣散在全身和体表，通过肺的肃降作用，能够控制水液的排出，如出汗、排尿等。若小儿肺主宣发肃降功能失调，则水道不通，出现鼻塞、咳嗽、咳痰等症。

（三）脾

位于中焦，在膈之下，胃的左方。脾为后天之本，生化之源，小儿生机旺盛，发育迅速，且脏腑功能不足，脾胃负担比成年人相对较重，加之乳食不知自节，择食不辨优劣，因此小儿脾胃功能易于紊乱，而出现脾胃病，称之为"脾常不足"。

脾的主要生理功能：

（1）主运化：是指脾具有把水谷化为精微，并将精微物质吸收、转输至全身的生理功能。

（2）主统血：是指脾有统摄、控制血液在脉中正常运行而不逸出脉外的功能。

（3）主升清：是指脾气的运动以上升为主。上输水谷精微至心肺、头目，并通过心肺的作用化生气血，以营养全身。升举内脏以维持人体内脏位置的相对稳定，防止内脏下垂。

（4）喜燥恶湿：脾体干燥有利于脾气升运。在病理上湿邪容易困遏脾气。

（5）与形窍志液时的关系：在体合肉，主四肢；在窍为口，其华在唇；在志为思；在液为涎；与长夏之气相通应。

脾主肌肉，小儿体格发育离不开脾的运化功能。脾气健运，营养来源充足，小儿肌肉结实。反之，脾运不足的小儿生长发育落后、面黄肌瘦。脾开窍于口，脾与味觉有着密切的关系，脾功能正常的小儿食欲好，脾运不足的小儿则食欲不振。

（四）肝

位于腹腔，横膈之下，右胁之内。肝主人体生发之气，肝气生发则五脏俱荣；小儿生机蓬勃，精气未充，肝阳旺，肝风易动，故有"肝常有余"的生理特点。

肝的主要生理功能：

（1）主疏泄：是指肝气具有疏通、调畅全身气机的功能。主要体现在促进血液与津液的运行输布、促进脾胃运化和胆汁分泌、调畅情志和促进男子排精与女子排卵行经。

（2）主藏血：是指肝具有贮藏血液，调节血量和防止出血的功能。《素问·五脏生成篇》："故人卧血归于肝。"王冰注："肝藏血，心行之，人动则血运于诸经，人静则血归于肝藏。何者？肝主血海故也。"

（3）肝为刚脏：是指肝气主升主动，具有刚强躁急的特性。在病理上肝病的病势较为急重，如小儿抽搐、惊厥等症。

（4）与形窍志液时的关系：在体合筋，其华在爪；在窍为目；在志为怒；在液为泪；与春气相通应。

肝失疏泄致情志失调可见于多动症、抽动秽语综合征、孤独症等；若肝血不足，魂失所藏，夜游于外，则小儿自控力差、多梦、易惊恐、夜啼、躁扰不宁、卧寐不安。疏泄胆汁助消化功能失调，多影响脾胃，见小儿厌食、腹泻、便秘、呕吐等病症。

（五）肾

位于腰部，脊柱两侧，左右各一。小儿甫生，先天禀受肾精未充，既生之后，则赖后天脾胃摄取水谷之精的滋养，才能不断补充和化生。

肾的主要生理功能：

（1）藏精：肾藏先天之精和后天之精。先天之精又称生殖之精，禀受于父母，与人的生育繁殖有关。后天之精又称脏腑之精，由脏腑化生水谷精微而成，主人体生长发育、生殖。

（2）主水：指肾有主司和调节全身津液代谢的功能。肾在调节体内水液平衡方面起极为重要的作用。肾对体内水液的潴留、分布与排泄的调节，主要靠肾气的"开"和"阖"。"开"主要是输出和排泄水液；而"阖"指潴留一定量的水液在机体内。"开"和"阖"取决于肾阴、肾阳功能的协调。

（3）肾主纳气：肾有帮助肺保持吸气的深度，防止呼吸表浅的作用。"肺为气之主，肾为气之根"。肾主纳气的功能是肾主封藏功能在呼吸运动中的具体表现。

（4）与形窍志液时的关系：在体合骨，生髓，其华在发；在窍为耳及二阴；在志为恐；在液为唾；与冬气相通应。

小儿肾功能失常，会造成骨骼发育不良或生长迟缓、骨软无力、囟迟闭等。

复习思考题

1.心、肝、脾、肺、肾的主要生理特点有哪些？
2.中医的藏象和西医内脏有什么区别？
3.心、肝、脾、肺、肾与形窍志液时的关系是怎样的？

第四节　八纲辨证

知识目标

1.掌握八纲辨证中表、里、寒、热、虚、实证型的主要表现。
2.掌握表与里、寒与热；虚与实之间的区别。

技能目标

能运用阴阳、表里、寒热、虚实判断小儿病情变化。

德育目标

1.提高学习小儿推拿的兴趣。
2.培养热爱小儿推拿、热爱中国传统文化的感情。

　　辨证的过程，是以脏腑、经络、气血津液、病因等理论为依据，对通过望、闻、问、切四诊所搜集的症状、体征等资料进行综合、归纳、分析、推理、判断，辨明其内在联系以及各种病变相互之间的关系，从而认识疾病，作出正确的诊断。
　　疾病的表现尽管极为复杂，但基本上都可用八纲加以归纳。按病证的类别，可分为阴证和阳证；按病位的深浅，可分为表证和里证；按疾病的性质，可分为寒证和热证；按邪正的盛衰，可分为虚证和实证。运用八纲辨证就能将错综复杂的临床表现，归纳为阴与阳、表与里、寒与热、虚与实四对纲领性证候，从而找出疾病的本质。掌握好八纲辨证，能够很好地判断小儿的病情，抓住关键，切中病情，从而选择最适合的推拿方法和穴位。

一、表里辨证

1.表证

在肌表，如皮毛、肌肉、经络、关节等处。凡是外邪侵犯肌表，病症反映在机体浅层而出现怕冷、发热为主的证候，一般常见。恶寒发热，头痛身痛，项强，鼻塞流涕，有汗或无汗，舌苔薄白，脉浮，指纹浮。表证的共同特征：感受六淫、疫疠之气；新起恶寒或恶寒发热并见，脉浮，舌苔没有明显变化；内部脏腑症状不明显。

2.里证

凡病情深入脏腑、气血等反映出来的证候，称为里证。一般常见：高热不怕冷，汗出潮热，神昏烦躁，口渴，胸闷腹疼，大便秘结或泄泻，呕吐，小便短赤或不利，舌质红，苔燥黄，脉沉数，指纹沉。

3.半表半里证

指外感病邪由表入里的过程中，邪正相争，少阳枢机不利，病位处于表里进退变化之中所表现的证候。小儿多表现为流白黏涕或白中带黄的鼻涕、发热、咳嗽、没有食欲、腹泻、咽痛、面色萎黄、唇红、舌苔白厚。表里证鉴别见表2-7。

表2-7 表里证鉴别表

证型	病程	寒热	舌象	脉象	指纹
表证	短	恶寒发热并见	无明显变化	浮	浮
里证	长	只热不寒或只寒不热	变化多	沉	沉

二、寒热辨证

小儿的寒热辨证根据发病原因、季节、地区、体质进行区别。寒和热可以同时出现，但有所不同。有的寒多于热，有的热多于寒，有的兼有表证，有的兼有里证，有的兼有实证，有的兼有虚证。同时，寒热也可以互相转化，热多于寒，寒从热化，真热假寒，真寒假热，寒热夹杂。

1.寒证

是感受寒邪，或机体阴盛阳虚，导致机体功能活动衰退所表现的具有冷、凉特点的证候。多因外感阴寒之邪，或过服生冷寒凉，阴寒内盛；或内伤久病，阳气耗伤所致。常见证候表现：恶寒喜暖，面色㿠白，肢冷蹙卧，口淡不渴，痰、涩、涕清稀，小便清长，大便稀溏，舌淡苔白而润滑，脉迟或紧等。

2.热证

是感受热邪，或脏腑阳气亢盛，或阴虚阳亢，导致机体功能活动亢进所表现的具有温、热特点的证候。因外感火热之邪，或寒邪化热入里；或饮食不节，积蓄为热所致。常见证候表现：恶热喜冷，口渴喜冷饮，面红目赤，烦躁不宁，潮热盗汗，五心烦热，痰、涕黄稠，吐血、衄血，小便短赤，大便干结，舌红苔黄而干燥，脉数等。寒热证鉴别见表2-8。

表2-8　寒热证鉴别表

证型	寒热喜恶	面色	口渴与否	四肢	二便	舌象	脉象	指纹
寒证	喜热	面白	不渴	冷	尿清便溏	舌淡苔白	迟或紧	红
热证	喜冷	面红	渴喜冷饮	热	尿黄便结	舌红苔黄	数	紫

寒热夹杂的症状主要是寒热交错，寒证和热证的症状可同时出现，有以下四种情况：

（1）上寒下热：腹冷痛，呕吐清水，伴小便短、小便发红、尿痛、尿频、尿急。

（2）上热下寒：胸热烦躁，口干、咽干、咽痛，伴大便不成形、双下肢冰凉、肚子疼痛、喜欢温暖等。

（3）表寒里热证：恶寒、头痛，伴口渴、烦躁、气喘等。

（4）里寒表热证：表现为患者在外可能会表现为体温升高，但是里面是寒冷的症状，出现大便不成形、小便清长、四肢不温等。

真寒假热见身热、两颧潮红、躁扰不宁、脉浮大等，表面上看似有热象，但患儿喜热覆被，精神萎颓淡漠，蜷缩而卧，舌质淡白。为阴盛于内，格阳于外，其本质仍是寒证，故称"真寒假热"。

真热假寒见表情淡漠、困倦懒言、手足发凉、脉沉细等，表面上看好似寒证，但又有口鼻气热，胸腹灼热，口渴喜冷饮，大便秘结，小便短赤。舌红绛，苔黄干，脉虽沉细但数而有力。为阳热内郁不能外达，本质是热证，故称"真热假寒"。

真寒假热、真热假寒，是小儿病情严重的一种表现。

三、虚实辨证

虚实辨证，是辨别邪正盛衰的两个纲领。虚指正气不足，实指邪气过盛。即"邪气盛则实，精气夺则虚"。实证在推拿过程中手法要稍微重一点，而虚证则要轻柔缓慢。

1.虚证

是指人体阴阳、气血、津液、精髓等正气亏虚，而邪气不著，表现为以不足、松弛、衰退为特征的各种证候。虚证的形成，有先天不足和后天失调两个方面，但以后天失调为主。常见证候表现：阳气虚，症见面色淡白，精神萎靡，身疲乏力，心悸气短，形寒肢冷，自汗，大便滑脱，小便失禁，舌淡胖嫩，脉虚沉迟；阴血虚，症见面色萎黄无华，头晕目眩，形体消瘦，五心烦热，颧红盗汗，口咽干燥，舌红少苔，脉虚细数。

2.实证

是指人体感受外邪，或疾病过程中阴阳气血失调，体内病理产物蓄积，以邪气盛、正气不虚为基本病理，表现为以有余、亢盛、停聚为特征的各种证候。由于致病因素的性质及所在部位的不同，实证表现也很不一致。常可见：发热、脘腹胀满，疼痛拒按，胸闷烦躁，甚至神昏谵语，呼吸气粗，痰声漉漉，大便秘结，或下利、里急后重，小便不利或淋漓涩痛，舌苔厚腻，脉实有力。虚实证鉴别见表2-9。

表2-9　虚实证鉴别表

证型	病程	精神	体质	声音气息	疼痛	热象	寒象	舌象	指纹
虚证	长	不振	虚弱	声低息微	喜按	烦热、潮热	畏寒	舌嫩、苔少或无苔	淡
实证	短	兴奋	壮实	声高气粗	拒按	壮热	恶寒	舌质老、苔厚腻	滞

四、阴阳辨证

阴阳是八纲辨证的总纲，任何疾病都可以分为阴证或阳证。

凡病在里、在血、属寒，正气不足，机体反应多呈衰退的表现均属阴证的范畴。其症状为精神萎靡、面色苍白、畏寒肢冷、气短声低、口不渴、便溏、尿清、舌淡苔白、脉沉迟微弱等。其病因病机为年老体弱或内伤久病，或外邪内传脏腑等导致正气衰弱、阳虚阴盛。

凡病在表、在气、属实、属热，正气未伤，机体反应多呈亢盛的表现均属阳证的范畴。其症状为心情烦躁、面赤身热、气壮声高、口渴喜冷饮、呼吸气粗、腹痛拒按、大便秘结、尿短赤、舌红绛苔黄、脉浮洪或滑数有力等。其病因病机为邪气入侵，邪盛而正气亦强，正邪激争所致。

复习思考题

1.何谓八纲辨证？
2.何谓寒证、热证？各自的临床表现如何？
3.试述虚证、实证的鉴别要点。

第五节　经络学说

知识目标

1.掌握经络的基本概念。
2.掌握经络系统的组成内容。
3.掌握十二经脉命名、分布、交接、络属、表里和走向规律。
4.熟悉十二经脉的流注秩序。
5.熟悉十二经脉的循行、主治规律。
6.了解奇经八脉的名称和走向、主治规律。

技能目标

具有经络腧穴的相关知识和技术运用能力，能在小儿身体上准确画出经络，具有一定的就业、创业和继续学习的能力。

德育目标

通过学习中医经络知识，使学员能够将经络知识运用于小儿推拿，成为高素质技能型小儿推拿专业人才。

经络学说是中医学理论体系的重要组成部分。也是小儿推拿理论的重要组成部分。

经络是人体气血运行、贯通上下、沟通内外、联络肢节的系统，是经脉和络脉的总称。经，有路径的含义，是经络的主干络。络，有网络的含义，络脉纵横交错，遍布全身，较经脉细小，是经脉的分支。《灵枢·脉度》云："经脉为里，支而横者为络，络之别者为孙。"《灵枢·经脉》说："经脉十二者，伏行分肉之间，深而不见……诸脉之浮而常见者，皆络脉也。"可见经脉是主干，络脉是分支；经脉大多循行于深部分肉之间，络脉则循行于体表较浅的部位；经脉以纵行为主，络脉则纵横交错，网络全身。

经络系统，包括十二经脉、奇经八脉、十二经别、十五络脉及其外围所连系的十二经筋和十二皮部等，其中十二经脉是主体。经络系统的组成见图2-1。

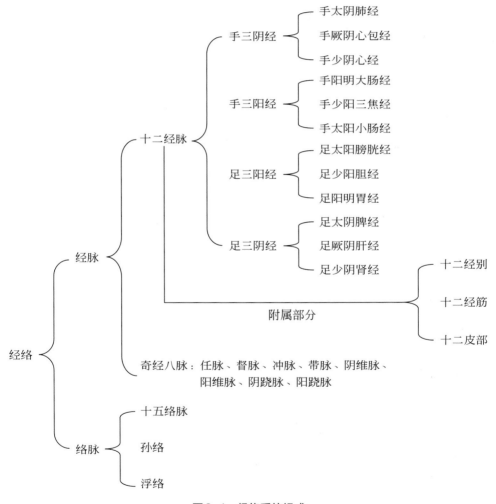

图2-1 经络系统组成

一、十二经脉

《灵枢·海论》说："夫十二经脉者，内属于腑脏，外络于肢节。"沟通机体内外上下的，主要是十二经脉。十二经脉是经络系统的主体。《灵枢》除了具体记载了十二经脉的循行部位和病候外，还论述了十二经脉的流注次序、走向规律。

（一）十二经脉的命名

十二经脉对称地分布于人体的两侧、分别循行于上肢或下肢内侧和外侧，每一经脉分别属于一个脏或一个腑。十二经脉的名称，是根据阴阳、手足、脏腑三部位而确定的。上肢通于手的三阴三阳经，下肢通于足的三阴三阳经，合称手足阴阳十二经。人体的四肢以内侧面为阴，外侧面为阳，所以四肢的内侧为三阴经、外侧面为三阳经。十二经脉内属脏腑，外络肢节，所以十二经脉，还冠以脏或腑的名称。

而经络的三阴三阳是从阴阳气的盛衰来分的；阴气最盛为太阴，其次为少阴，再次为厥阴。三阳中阳气最盛为阳明，其次为太阳，再次为少阳。十二经脉命名和四肢循行见表2-10。

表2-10　十二经脉命名和四肢循行

	阴经（属脏）	阳经（属腑）	循行部位（阴经行于内侧，阳经行于外侧）	
手	太阴肺经	阳明大肠经	上肢	前缘
	厥阴心包经	少阳三焦经		中线
	少阴心经	太阳小肠经		后缘
足	太阴脾经*	阳明胃经	下肢	前缘
	厥阴肝经*	少阳胆经		中线
	少阴肾经	太阳膀胱经		后缘

*在小腿下半部和足背部，肝经在前缘、脾经在中线；至内踝上八寸处交叉之后，脾经在前缘，肝经在中线。

（二）十二经脉的走向和交接规律

手三阴经从胸腔的内脏起，行至手指末端；手三阳经从手指末端起，行至头面部；足三阳经从头面部起，行至足趾；足三阴经从足趾起，行至腹腔（胸腔）。这是十二经脉的走向。十二经脉的交接规律如下：阴经与阳经交接于四肢末端，阳经与阳经交接于头面部，阴经与阴经交接于胸腹部。由于手三阳经止于头面部，足三阳经起于头顶部，手、足阳经在头面部交接，所以说"头为诸阳之会"。归纳起来就是：手三阴经，从胸走手；手三阳经，从手走头；足三阳经，从头走足；足三阴经，从足走胸腹。

（三）经络与脏腑的关系

经络学说与藏象学说的理论基本是一致的，藏象学说是说明十二脏腑深居于体内，其功能形象见诸于体外，也是通过十二经脉运行气血，内属外联而表现出来的。脏与腑及其阴阳属性的分类是："藏精气而不泻"者称脏，属阴；"传化物而不藏"者称腑，属阳。两者结合起来，即阴经属于脏，阳经属于腑。

（四）十二经脉的分布规律

十二经脉在体表的循行是有一定规律的，即阴在内、阳在外，以及阳明、太阴在前，太阳、少阴在后，少阳、厥阴居中。

十二经脉在四肢部，阴经分布在内侧面，阳经分布在外侧面。内侧面的三阴经和外侧面的三阳经，大体上是阳明、太阴在前缘，太阳、少阴在后缘，少阳、厥阴在中线。

十二经脉在头面部，只有阳经分布，阳明经行于面部、额部，太阳经行于面颊、头顶及头后部，少阳经行于头侧部。

十二经脉在躯干部，手三阳经行于肩脚部；足三阳经则阳明经行于胸、腹面，太阳经行于后背面，少阳经行于侧面。手三阴经均从腋下走出，足三阴经均行于腹面。十二经脉中循行于腹面的，自内向外的顺序为足少阴、足阳明、足太阴、足厥阴。

（五）十二经脉表里关系

由于十二经脉内行线和络脉、经别与阴阳经脉及脏腑之间的相互络属沟通，形成阴阳经脉、脏与腑之间互为表里的配合关系。十二经脉"内属于腑脏"，其阴经的内行线属于脏而络于腑，阳经的内行线则属于腑而络于脏。除了上述内行线的相互络属之外，阴阳经脉及脏腑之间，还有络脉和经别互相沟通。如十二经络脉均从四肢肘膝关节以下的络穴处分出，然后走向相表里的经脉十二经别从同名正经的四肢部别出后，走向胸腹腔内，与相表里的脏腑相联系，最后则阳经经别归入本经，阴经经别合入相表里的阳经。通过上述各部分的联系作用，进一步加强和完善了阴阳经脉及脏腑之间的表里配合关系。

（六）十二经脉流注次序

十二经脉循行于人体，其走向有上行、下行、"从脏走手""从足走腹"等，因而可首尾相贯，构成如环无端的气血流注关系。十二经脉的流注次序，是从手太阴肺经开始依次传至足厥阴肝经，再传至手太阴肺经。

流注次序：从手太阴肺经开始，依次传至手阳明大肠经、足阳明胃经、足太阴脾经、手少阴心经、手太阳小肠经、足太阳膀胱经、足少阴肾经、手厥阴心包经、手少阳三焦经、足少阳胆经、足厥阴肝经，最后再回到手太阴肺经。十二经脉是气血运行的主要通道，营在脉中，卫在脉外。所以，营气在脉中运行的顺序也就是十二经脉的顺序。

（七）十二经脉的循行与主治

以下原文出自《灵枢·经脉》。

1.手太阴肺经

【原文】肺手太阴之脉，起于中焦，下络大肠，还循胃口，上膈属肺。从肺系横出腋下，下循臑内，行少阴心主之前，下肘中，循臂内上骨下廉，入寸口，上鱼，循鱼际，出大指之端。其支者，从腕后直出次指内廉，出其端。

【循行】手太阴肺经起于中焦，向下络于大肠，回过来沿着胃的下口、然后上行，通过膈肌，进入胸腔，属于肺。横行到胸部外上方中府穴处腋下，沿着上臂内侧下行，行于上肢内侧前沿，向下到肘中，沿前臂内侧桡骨边缘，进入寸口，上向手鱼际部，沿鱼际，出大指的末端（少商穴）。它的支脉，从手腕后方（列缺穴），沿掌背侧走向食指桡侧，出其端，交于手阳明大肠经。

【主治】手太阴肺经腧穴主治有关肺及其经脉异常变动所发生的病症，如咳嗽、呼吸迫促、气喘声粗、心烦不安、胸部胀满、上臂及前臂的内侧前缘疼痛、厥冷，或手掌心发热。

2.手阳明大肠经

【原文】大肠手阳明之脉，起于大指次指之端，循指上廉，出合谷两骨之间，上入两筋之中，循臂上廉，入肘外廉，上臑外前廉，上肩，出髃骨之前廉，上出于柱骨之会上，下入缺盆，络肺，下膈，属大肠；其支者，从缺盆上颈，贯颊，入下齿中；还出挟口，交人中，左之右，右之左，上挟鼻孔。

【循行】手阳明大肠经起于食指桡侧端（商阳穴），沿食指桡侧缘出第一、第二掌骨间（合谷穴），上行于两筋（拇长伸肌腱和拇短伸肌腱）的中间，沿前臂桡侧，进入肘外侧，上行经过上臂伸侧前缘，上肩，至肩关节前缘，向后到第七颈椎棘突下（大椎穴），再向前下行入锁骨上窝（缺盆），进入胸腔络于肺，向下通过膈肌下行，属于大肠。它的支脉，从锁骨上窝上行，经颈部至面颊，进入下齿中，回出挟口两旁，左右交叉于人中。左边的向右，右边的向左，上行至鼻翼旁（迎香穴）入交于足阳明胃经。

【主治】主要调理头面、五官、咽喉病，神志病，热病及经脉循行部位的其他病症。调理热病常用商阳、合谷、曲池；调理头面五官疾病常用合谷；调理胃肠病常用合谷、曲池；调理咽喉病可用商阳、合谷；调理肩臂痛常用合谷、曲池、手三里、臂臑和肩髃；调理鼻疾常以合谷、迎香为主。

3.足阳明胃经

【原文】胃足阳明之脉，起于鼻之交頞中，旁纳太阳之脉，下循鼻外，入上齿中，还出挟口环唇，下交承浆，却循颐后下廉，出大迎，循颊车，上耳前，过客主人，循发际，至额颅；其支者，从大迎前下人迎，循喉咙，入缺盆，下膈，属胃，络脾；其直者，从缺盆下乳内廉，下挟脐，入气街中；其支者，起于胃口，下循腹里，下至气街中而合，以下髀关，抵伏兔，下膝膑中，下循胫外廉，下足跗，入中指内间；其支者，下膝三寸而别，下入中指外间；其支者，别跗上，入大指间，出其端。

【循行】足阳明胃经起于鼻翼旁（迎香穴），夹鼻上行，左右交会于鼻根部，旁行入目内眦与足太阳经相交，向下沿着鼻柱外侧，进入上齿中，回出挟口两旁，环绕嘴唇，在承浆穴处左右相交，退回沿下颌骨后下缘到大迎穴处，沿下颌角上行过耳前，经过上关穴（客主人），沿着发际，到额前。它的支脉，从大迎穴前方下行到人迎穴，沿喉咙向下后行至大椎，折向前行，入缺盆，进入体腔，下行穿过膈肌，属于胃，络于脾。直行者，从缺盆出体表沿乳中线下行，夹脐两旁（旁开二寸），下行至腹股沟处的气街穴。它的支脉，从胃下口幽门处分出，沿腹腔内下行至气街穴，与直行之脉会合，而后下行于大腿的内侧至膝髌中，沿下肢胫骨前缘下行至足背，入足第二趾外侧端（厉兑穴）。它的支脉，从膝下三寸处（足三里穴）分出，下行入中趾外侧端。它的支脉，从足背上冲阳穴处分出，前行入足大趾内侧端（隐白穴），交于足太阴脾经。

【主治】主治肠胃等消化系统、神经系统、呼吸系统、循环系统部分病症和咽喉、头面、口、牙、鼻等器官病症，以及本经脉所经过部位之病症，例如肠鸣腹胀，腹痛，胃痛，腹水，呕吐或消谷善饥，口渴，咽喉肿痛，鼻衄，胸部及膝髌等本经循行部位疼痛，热病，发狂等。其中足三里穴为保健要穴。

4.足太阴脾经

【原文】脾足太阴之脉，起于大指之端，循指内侧白肉际，过核骨后，上内踝前廉，上端内，循胫骨后，交出厥阴之前，上膝股内前廉，入腹，属脾，络胃，上膈，挟咽，连舌本，散舌下。其支者，复从胃别，上膈，注心中。

【循行】足太阴脾经起于足大趾内侧端（隐白穴），沿大趾内侧赤白肉际，经核骨（第一跖骨）后，上行过内踝前缘，沿小腿内侧正中线上行，在内踝上八寸处，交出足厥阴肝经之前沿大腿内侧前缘上行，进入腹部，属于脾，络于胃。向上穿过膈肌，夹食管两旁，连舌根，散布舌下。它的支脉，从胃别出，上行通过膈肌，注入心中，交于手少阴心经。

【主治】各种脾胃疾患如腹胀、腹痛、消化不良、身体困重、食欲不振、便秘、腹泻。脾经行于下肢内侧，下肢内侧的各种疼痛、麻木，膝关节、踝关节的疼痛或屈伸。小便不通，面目皮肤黄染，不能安卧入睡，足大趾活动障碍等。

5.手少阴心经

【原文】心手少阴之脉，起于心中，出属心系，下膈，络小肠。其支者，从心系，上挟咽，系目系。其直者，复从心系，却上肺，下出腋下，下循臑内后廉，行太阴、心主之后，下肘内，循臂内后廉，抵掌后锐骨之端，入掌内后廉，循小指之内，出其端。

【循行】手少阴心经起于心中，走出后属于心系，向下穿过膈肌，络于小肠。它的支脉从心系分出，夹食管上行，连于目系。直行者，从心系出来，退回上行经过肺，向下浅出腋下（极泉穴），沿上臂内侧后缘，下行至肘内，沿前臂内侧后缘，到掌后锐骨（豌豆骨）端，进入掌内后缘，沿小指桡侧出其端（少冲穴），交于手太阳小肠经。

【主治】神经及精神疾病，如神门等主治心悸、心痛、胸闷、失眠健忘、多梦、神经衰弱。心经是调解心理、安定神智的经络。胸胁疼痛，上臂、前臂内侧后边等经络循行部位的疼痛或厥冷，手掌心热痛。

6.手太阳小肠经

【原文】小肠手太阳之脉，起于小指之端，循手外侧上腕，出踝中，直上循臂骨下廉，出肘内侧两骨之间，上循臑外后廉，出肩解，绕肩胛，交肩上，入缺盆，络心，循咽，下膈，抵胃，属小肠；其支者，从缺盆循颈上颊，至目锐眦，却入耳中；其支者，别颊，上䪼，抵鼻，至目内眦。

【循行】手太阳小肠经起于小指外侧端（少泽穴），沿手背尺侧上向腕部，出尺骨小头部，直上沿尺骨下边，出肘内侧两骨（指尺骨鹰嘴和肱骨内上踝）之间，向上沿上臂外侧后缘，出肩关节部，绕肩胛部，交会于肩上（大椎穴），前行进入缺盆，深入体腔，络于心，沿食管，穿过膈肌，到达胃部，下行，属于小肠。它的支脉，从缺盆出来，沿颈部上行到面颊，到目外眦后，退行入耳中（听宫穴）。它的支脉，从面颊部分出，向上行到目眦下，再到达鼻，至目内眦（睛明穴）。交于足太阳膀胱经。

【主治】头、面、五官的各种疾患，如眼睛干、眼睛涩、鼻炎、牙龈肿痛、耳聋、耳鸣等，经脉所过颈、肩部的颈椎病、颈肩综合征、肩周炎等各种肩关节的疼痛、活动受限。小肠经内通于脏腑，尤其是内连小肠，因此小肠经也发挥着小肠分清泌浊的作用，对各种消化不良、小便不利，也会选取小肠经的穴位进行调理。

7.足太阳膀胱经

【原文】膀胱足太阳之脉，起于目内眦，上额，交巅。其支者，从巅至耳上角。其直者，从巅入络脑，还出别下项，循肩髆内，挟脊，抵腰中，入循膂，络肾，属膀胱。其支者，从腰中，下挟脊，贯臀，入腘中。其支者，从髆内左右别下，贯胛，夹脊内，过髀枢，循髀外，从后廉下合腘中，以下贯踹内，出外踝之后，循京骨至小趾外侧。

【循行】足太阳膀胱经起于目内眦（睛明穴），向上到达额部，在左右交会于头顶部（百会穴）。它的支脉，从头顶部分出，到耳上角部。直行者，从头顶部入络于脑，还出来分别下行到项部（天柱穴），下行交会于大椎穴，再分左右沿肩胛内侧，夹脊柱两旁（旁开一寸五分），进入脊柱两旁的肌肉（膂），络于肾，属膀胱。它的支脉，从腰部分出，沿脊柱两旁下行，穿过臀部，进入腘窝中（委中穴）。它的支脉，从项部分出下行，经过肩胛内侧，从附分穴夹脊（旁开三寸）下行至髋关节部（髀枢），沿大腿外侧后线下行至腘窝中与前一支脉会合，然后下行穿过腓肠肌，出走于足外踝后方，沿足背外侧缘至足小趾外侧端（至阴穴），交于足少阴肾经。

【主治】本经特有的背俞穴，是指五脏六腑之气输注于背部的腧穴，背俞穴全部分布于背部足太阳经第一侧线上，即后正中旁开1.5寸处。如肺俞、心俞、肾俞、膀胱俞等。不但能调理相应脏腑病，还可调理与该脏腑有相关联的五官病、肢体病。对膀胱经进行刺激，能同时对全身的五脏六腑起到良性调节的作用。

足太阳膀胱经主治泌尿生殖系统、神经精神方面、呼吸系统、循环系统、消化系统病症以及本经脉所经过部位的病症，如可调理寒热、头痛、项强、腰脊疼痛、鼻塞、目痛多泪，大腿、小腿及脚痛，小便不利、癃闭、遗尿、癫疾等症。

8. 足少阴肾经

【原文】肾足少阴之脉，起于小指之下，邪走足心，出于然骨之下，循内踝之后，别入跟中，以上端内，出腘内廉，上股内后廉，贯脊属肾，络膀胱。其直者，从肾，上贯肝、膈，入肺中，循喉咙，挟舌本。其支者，从肺出，络心，注胸中。

【循行】足少阴肾经起于足小趾下，斜行于足心（涌泉穴），出行于舟骨粗隆之下，沿内踝的后缘，分支进入脚跟中，向上沿小腿内侧后缘，至腘窝内侧，上股内侧后缘，入脊内（长强穴），穿过脊柱，属于肾，络于膀胱。直行者，从肾上行，穿过肝和膈肌，进入肺中，沿喉咙，夹舌根两旁。它的支脉，从肺中分出，络于心，注于胸中，交于手厥阴心包经。

【主治】本经主要调理妇科、前阴、肾、肺、咽喉病症。如月经不调、阴挺、遗精、小便不利、水肿、便秘、泄泻，以及经脉循行部位的病变。

9. 手厥阴心包经

【原文】心主手厥阴心包络之脉，起于胸中，出属心包络，下膈，历络三焦。其支者，循胸出胁，下腋三寸，上抵腋下，循臑内，行太阴少阴之间，入肘中，下臂，行两筋之间，入掌中，循中指，出其端。其支者，别掌中，循小指次指，出其端。

【循行】手厥阴心包经起于胸中，浅出属于心包络，向下穿过膈肌，依次络于上、中、下三焦。它的支脉，沿胸内浅出胁部，当腋下三寸处（天地穴），向上至腋窝下，沿上臂内侧中线进入肘中，下行至前臂，行于"两筋"（桡侧腕屈肌腱与掌肌腱）之间，进入掌中（劳宫穴），沿中指桡侧，出中指桡侧端（中冲穴）。它的支脉，从掌中分出，沿无名指出其尺侧端（关冲穴），交于手少阳三焦经。

【主治】本经主治"脉"方面所发生的病症，如心胸烦闷，心痛，掌心发热，心悸，心烦，心痛，胸胁胀闷，面赤，嬉笑无常等。

10. 手少阳三焦经

【原文】三焦手少阳之脉，起于小指次指之端，上出两指之间，循手表腕，出臂外两骨之间，上贯肘，循臑外上肩，而交出足少阳之后，入缺盆，布膻中，散络心包，下膈，遍属三焦；其支者，从膻中上出缺盆，上项，系耳后直上，出耳上角，从屈下颊至𩑔；其支者，从耳后入耳中，出走耳前，过客主人前，交颊，至目锐眦。

【循行】手少阳三焦经起于无名指尺侧端（关冲穴），上行于小指与无名指之间，沿手背，浅出于前臂伸侧桡骨、尺骨之间，通过肘尖，沿上臂外侧向上至肩部，向前行进入缺盆，分布于膻中，散络于心包，穿过膈肌，依次属于上、中、下三焦。它的支脉，从膻中分出，上行出缺盆至肩部，左右交会于大椎，上行到项，连系耳后（翳风穴），直上出耳上角，然后屈曲向下经面颊部至目眶下。它的支脉，从耳后分出，进入耳中，出走耳前，经过上关穴前，在面额部与前一支脉相交，至目外眦（瞳子髎穴），交于足少阳胆经。

【主治】本经主治的疾病主要包括头、目、耳、胸胁、咽喉病、热病以及手少阳三焦经循行部位的病症。如腹胀，遗尿，小便不利，水肿，耳聋耳鸣，咽喉肿痛，目赤肿痛，面颊肿痛，耳后、上臂肘部外侧的疼痛，热病，昏厥，疟疾，手指不能屈伸，手腕部位的疼痛等。

11.足少阳胆经

【原文】胆足少阳之脉，起于目锐眦，上抵头角，下耳后，循颈，行手少阳之前，至肩上，却交出手少阳之后，入缺盆。其支者，从耳后入耳中，出走耳前，至目锐眦后。其支者，别锐眦，下大迎，合于手少阳，抵于𩑔，下加颊车，下颈，合缺盆，以下胸中，贯膈，络肝，属胆，循胁里，出气街，绕毛际，横入髀厌中。其直者，从缺盆下腋，循胸，过季胁，下合髀厌中。以下循髀阳，出膝外廉，下外辅骨之前，直下抵绝骨之端，下出外踝之前，循足跗上，入小指次指之间。其支者，别跗上，入大指之间，循大指歧骨内，出其端，还贯爪甲，出三毛。

【循行】足少阳胆经起于目外眦（瞳子髎穴），上行至头角（颔厌穴），再向下到耳后（完骨穴），再折向上行，经额部至眉上（阳白穴），又向后折至风池穴，沿颈下行至肩上，退回交出手少阳三焦经之后，左右交会于大椎穴，然后前行进入缺盆。它的支脉，从耳后进入其中，出走耳前，至目外眦后方。它的支脉，从目外眦分出，下行至大迎穴，同手少阳三焦经分布于面颊部的支脉相合。行至目眶下，向下的经过下颌角部下行至颈部，与前脉会合于颈部，进入体腔，穿过膈肌，终于肝，属于胆，沿胁里浅出气街，绕阴部毛际，横向进入髋关节部（环跳穴）。直行者，从缺盆下行至腋，沿着胸侧，过季胁，下行至髋关节部与前脉会合后，再向下沿大腿外侧、膝关节外缘，行于腓骨的前面，直下至腓骨下端，浅出外踝之前，沿足背行进，入足第四趾外侧端（窍阴穴）。它的支脉，从足背（临泣穴）分出，前行出足大趾外侧端，折回穿过爪甲，分布于足大趾爪甲后丛毛处，交于足厥阴肝经。

【主治】本经主治头、面、五官的各种疾患，两胁胀满、下肢疾患。头、面、五官的各种疾患，如耳聋、耳鸣、听力下降、咽痒、咽干、偏头痛等。两胁胀满、两胁胀痛、髋关节疼痛以及大腿、小腿外侧的痛、麻、痒，踝关节扭伤等。此外还可以调理口苦、咽干、头晕、目眩、往来寒热等胆腹常见疾患。

12.足厥阴肝经

【原文】肝足厥阴之脉，起于大指丛毛之际，上循足跗上廉，去内踝一寸，上踝八寸，交出太阴之后，上腘内廉，循股阴，入毛中，过阴器，抵小腹，挟胃，属肝，络胆，上贯膈，布胁肋，循喉咙之后，上入颃颡，连目系，上出额，与督脉会于巅；其支者，从目系下颊里，环唇内；其支者，复从肝，别贯膈，上注肺。

【循行】足厥阴肝经起于大足趾爪甲后丛毛处，向上沿足背至内踝前一寸处（中封穴），向上沿胫骨内缘，在内踝上八寸处交出足太阴脾经之后，上行过膝腘内侧，沿大腿内侧中线进入阴毛中，环绕阴部，至小腹，夹胃两旁，属于肝，络于胆，向上穿过膈肌，分布于胁肋部，沿喉咙的后边，向上进入鼻咽部，上行连接目系，上行出于额部，与督脉会于头顶部。它的支脉，从目系分出，下行于颊里，环绕在口唇的里边。它的支脉，从肝分出，穿过膈肌，向上注入肺，交于手太阴肺经。

【主治】本经主治肝胆、泌尿生殖系统、神经系统、眼科疾病和本经脉所过部位的疾病。如胸胁痛、少腹痛、疝气、遗尿、小便不利、遗精、月经不调、头痛目眩、下肢痹痛等症。

二、奇经八脉

奇经八脉是督脉、任脉、冲脉、带脉、阴跷脉、阳跷脉、阴维脉、阳维脉的总称，因其不像十二经脉那样有走向、分布或交接规律，也无脏腑的直接相互络属关系和表里关系，故称奇经八脉。

奇经八脉纵横交叉于十二经脉之间，具有如下三方面的作用：进一步密切十二正经之间的联系；调节十二经气血；参与人体生殖及脑髓机能的调节，与肝、肾等脏及女子胞、脑、髓等奇恒之腑的关系密切。

1.督脉

【原文】《难经·二十八难》:"督脉者,起于下极之腧,并于脊里,上至风府,入属于脑,上巅,循额,至鼻柱。"

【循行】督脉起于会阴穴部,向后沿脊柱面上行,到项后风府穴处,入内连属于脑,并上行巅顶,沿前额下至鼻柱。

【主治】督,有总督之意。督脉行于背,背为阳。对全身阳经的脉气有统率、总督的作用。主治神志病,热病,腰骶、背、头项局部病症及相应的内脏疾病。

2.任脉

【原文】《素问·骨空论》:"任脉者,起于中极之下,以上毛际,循腹里上关元,至咽喉,上颐循面入目。"

【循行】任脉起于胞中,下出于会阴,经阴阜,沿腹部正中线上行,经咽喉部(天突穴),到达下唇内,左右分行,环绕口唇,交会于督脉之龈交穴,再分别通过鼻翼两旁,上至眼眶下(承泣穴),交于足阳明经。

【主治】任脉与六阴经有联系,称为"阴脉之海",具有调节全身诸阴经经气的作用。可调理疝气、带下、腹中结块等症,主要包括泌尿及生殖系统的疾病。任脉腧穴主治腹、胸、颈、头面局部病症及相应的内脏器官疾病,少数腧穴有强壮作用或可调理神志疾病。肚脐以下腧穴主治下焦病症,肚脐以上腧穴主治中焦及上焦病症。

3.冲脉

【原文】《素问·骨空论》:"冲脉者,起于气街,并少阴之经,夹脐上行,至胸中而散。"

【循行】冲脉起于胞中,下出会阴后,从气冲部起与足少阴肾经相并,夹脐上行,到达胸中而散布;从胸中再向上行,经喉,环绕口唇,到目眶下;与足少阴肾经的大络同起于肾下,向下从气街部浅出体表。沿大腿内侧进入腘窝,再沿胫骨内缘,下行到内踝的后面,进入足底;沿胫骨内缘进入内踝后分出,向前斜入足背进入大足趾;从胞中分出,向后与督脉相通,上行于脊柱内。

【主治】冲脉容纳和调节十二经脉、五脏六腑的气血,成为"十二经脉之海""五脏六腑之海"。冲脉是血海,又起于胞中,所以妇女的月经来潮同冲脉有密切的关系。主治月经不调、崩漏、不育等。此外还主治燥热、痿症等。

4.带脉

【原文】《难经·二十八难》:"带脉者,起于季胁,回身一周。"《灵枢·经别》:

"足少阴之正，至腘中，别走太阳而合，上至肾。当十四椎，出属带脉。"

【循行】带脉，起于侧胸的季胁部，环绕腰腹一周。足少阴经别，自腘窝部从本经分出，而与足太阳经别会合，上行至肾，当十四椎处出来，连属带脉。

【主治】少腹疼痛，牵引命门。女子月经不调，阴部寒冷，不能生育，男子少腹拘急或遗精。

5.阳跷脉、阴跷脉

【原文】《奇经八脉考》"阴跷者，足少阴之别脉，其脉起于跟中足少阴然谷穴之后，同足少阴循内踝下照海穴，上内踝之上二寸，以交信为郄，直上循阴股入阴，上循胸里入缺盆，上出人迎之前；至咽喉，交贯冲脉，入顽内廉，上行属目内眦，与手足太阳、足阳明，阳跷五脉会于睛明而上行。""阳跷者，足太阳之别脉，其脉起于跟中，出于外踝下足太阳申脉穴，当踝后绕跟，以仆参为本，上外踝上三寸，以跗阳为郄，直上循股外廉循胁后髀，上会手太阳、阳维于臑腧，上行肩膊外廉，会手阳明于巨骨，会手阳明、少阳于肩髃，上人迎夹口吻，会手足阳明、任脉于地仓，同足阳明上而行巨窌，复会任脉于承泣，至目内眦，与手足太阳、足阳明、阴跷五脉会于睛明穴，从睛明上行入发际，下耳后，入风池而终。"

【循行】阴跷脉、阳跷脉均起于足踝下。阴跷脉从内踝下照海穴分出，沿内踝后直上下肢内侧，经前阴，沿腹、胸进入缺盆，出行于人迎之前，经鼻旁，到目内眦，与手足太阳经、阳跷脉会合。阳跷脉从外踝下申脉穴分出。沿外踝后上行，经肩部，颈外侧，上夹口角，到达目内眦，与手足太阳经、阴跷脉会合，再上行进入发际。向下到达耳后，与足少阳经会于项后。

【主治】腿腹肌削，痿痹无力，下肢阴经弛缓或阳经拘急的足外翻，癫狂、嗜睡或失眠，目内眦赤痛，眼睑下垂或两目开合失司。

6.阴维脉、阳维脉

【原文】《奇经八脉考》："阴维起于诸阴之交，其脉发于足少阴筑宾穴，为阴维之郄，在内踝上五寸腨肉分中，上循股内廉上行入小腹，会足太阴、厥阴、少阴、阳明于府舍，上会足太阴于大横、腹哀，循胁肋会足厥阴于期门，上胸膈夹咽，与任脉会于天突、廉泉，上至顶前而终。凡一十四穴。""阳维起于诸阳之会，其脉发于足太阳金门穴，在足外踝下一寸五分，上外踝七寸，会足少阳于阳交，为阳维之郄，循膝外廉上髀厌，抵少腹侧，会足少阳于居髎，循胁肋斜上肘上，会手阳明、手足太阳于臂臑，过肩前，与手少阳会于臑会、天髎，却会手足少阳、足阳明于肩井，入肩后，会手太阳、阳跷于臑腧，上循耳后，会手足少阳于风池，上脑空、承灵、正营、目窗、临泣，下额与手足少阳、阳明五脉会于阳白，循头入耳，上至本神而止。凡三十二穴。"

【循行】阴维脉：阴维脉左右成对，起始于小腿内侧足少阴经之筑宾穴，沿下肢内侧上行至小腹部，与足太阴脾经相会合，通过胸胁部，到达咽喉之舌根，与任脉相会合。阳维脉：阳维脉左右成对，起始于足跟外侧之金门穴，向上出于外踝，经足少阳胆经之阳交穴，沿下肢外侧之髋部，循胁肋后侧，从腋后上肩，过颈部、面颊部到达前额，再经头顶折向项后，与督脉相会合。

【主治】阴维脉主一身之里，对心痛、胸腹痛、胃痛、精神不宁等病症具有一定的预防和调理功效；阳维脉主一身之表，对恶寒、发热等病症具有一定预防调理的功效。

三、十二皮部

小儿推拿穴位呈面状分布为多，大部分是直接作用于皮肤，因此与十二皮部的关系密切。因小儿皮肤敏感，所以小儿的十二皮部其实就是充当了成人的十二经脉的作用，通过经络辨证，归纳患儿临床表现所属经脉，以循经皮部推按以治之。

皮部，是指体表的皮肤按经络的分布部位所作的分区。《素问·皮部》："应有分部""皮者，脉之部也。"十二经脉及其所属络脉，在体表各有一定的分布范围，与之相对应，全身的皮肤也就分为十二个部分，称十二次部。《素问·皮部》："欲知皮部，以经脉为纪，诸经皆然""凡十二经络脉者，皮之部也。"因此，皮部就是十二经脉及其所属络脉在皮表的分区，也是十二经脉之气的散布所在。

皮部作为十二经脉的体表分区，与经脉和络脉的不同之处在于：经脉呈线状分布；络脉呈网状分布；而皮部则着重于面的划分。由于十二皮部分属于十二经脉，而十二经脉又"内属于府藏"，所以，脏腑、经络的病变亦能在相应的皮部分区反映出来，故在临床上观察不同部位皮肤的色泽和形态变化，即可以诊断某些脏腑、经络的病变。

复习思考题

1. 熟练说出十二经脉的名称。

2. 十二经脉中，与胃有联系的经脉有哪几条？试用原文描述它们与胃的联系。

3. 十二经脉中，循行过腹的有哪几条？

第六节　脏腑辨证

知识目标

1.掌握心与小肠辨证，肺与大肠辨证，脾与胃辨证，肝与胆辨证，肾与膀胱辨证。

2.了解各辨证证型小儿推拿选穴。

技能目标

初步学会运用脏腑辨证分析小儿典型病例的方法和具备运用相关穴位的能力。具有一定的就业、创业和继续学习的能力。

德育目标

培养学员的中医思维，树立起在将来的小儿推拿工作中使用脏腑辨证的习惯，激发学员学习中医知识并积极探索的精神。

脏腑辨证是根据脏腑的生理功能和病理特点，辨别脏腑病位及脏腑阴阳、气血、虚实、寒热等变化，为调理提供依据的辨证方法。小儿因在生理病理上与成人有异，所以在此讨论具有小儿特色的脏腑辨证。

一、心与小肠辨证与选穴

（一）生理功能与特点

心位于胸中，心与小肠以经络相连，构成表里关系。主要生理功能为藏神和主血脉；心开窍于舌，在液为汗，其华在面，其色赤与火相应。神有广义和狭义之分，广义的神为整个人的生命活动，狭义的神是指人的精神、思维和意识状态。心为火脏，小儿知觉未开，自我控制之力较差，易喜、易怒、易惊。故中医儿科认为"小儿心常有余"。

（二）心与小肠辨证

1.心气虚

心气不足，鼓动无力，以心悸、神疲及气虚症状为主症表现的虚弱证候。

表现：心悸心慌、胸闷、气短懒言、自汗，活动后诸症加重，甚至喘咳，神疲倦怠、嗜睡、不愿离开父母、面色㿠白，舌淡苔白，脉细无力，指纹色淡。

选穴：补心经、补脾经、推三关、揉内关、振揉膻中、揉心俞。

2.心阳虚

心阳虚衰，鼓动无力，虚寒内生，以心悸胸闷痛及阳虚症状为主要表现的虚寒证候。

表现：在心气虚主症的基础上出现畏寒肢冷，手足青紫、蜷缩，小便清长，面色㿠白，冷汗，舌淡胖或紫暗，苔白滑，脉沉迟而细，指纹紫滞。

选穴：在心气虚调理的基础上加揉心俞、揉关元、揉气海、运丹田。

3.心血虚

指心血亏虚失于濡养，以心悸失眠及血虚证症状为主要表现的虚弱证候。主要表现为心神病变和血虚。

表现：心悸怔忡，烦扰难眠，夜啼，头昏，头痛，健忘，注意力不集中，面色无华、唇甲色淡，舌质淡，脉细弱，指纹色淡。

选穴：补心经、补脾经、揉神门、揉血海、揉心俞、揉足三里、揉膈俞。

4.心阴虚

指心阴亏损，虚热内扰，以心悸、失眠、多梦及阴虚症状为主要表现的虚热证候。主要表现为心神病变和阴虚。

表现：在心血虚的基础上出现两颧发红，小儿常于午后、夜间吵闹，夜啼，低热盗汗，舌红苔少，脉细数，指纹色深红。

选穴：揉神门、揉心俞、补肾经、揉内劳宫、揉二人上马、点揉三阴交。

5.心胆虚怯

心虚胆怯证主要为气血亏损导致心神失养、惶恐不安，主要有心慌不安等。

表现：心悸不宁，坐卧不安，多梦、易惊醒，夜啼，恶闻声响，食少纳呆，苔薄白，脉细数，指纹色淡。

选穴：补心经、清肝经、揉小天心、掐揉五指节、揉内关、揉心俞、揉百会及四神聪。

6.心火亢盛

指心火内炽，以发热、心烦、吐衄、舌赤生疮、尿赤涩灼痛等为主要表现的实热证候。主要表现为心神、舌窍的病变。

表现： 夜卧不安，夜啼响亮，面赤口渴，小便黄，舌尖红绛或有芒刺，或口生舌疮、口腔溃疡，脉数有力，指纹色绛或暗紫。

选穴： 清心经、清小肠、捣揉小天心、揉二人上马、掐总筋、水底捞月、清天河水。

7.痰迷心窍

痰浊蒙蔽心神，以神志抑郁、错乱、痴呆、昏迷为主要表现的证候。又称痰迷心窍。

表现： 面色晦滞，意识模糊，语言不清，喉有痰声，严重则昏不知人，舌苔白腻，脉滑；或表情淡漠，神志痴呆，举止失常；或突然仆地，不省人事，口吐痰涎，喉中痰鸣，两目上视，手足抽搐，舌苔白腻，脉滑，指纹紫滞。

选穴： 补脾经、清心经、运内八卦、掐揉五指节、捣揉小天心、揉丰隆、掐老龙。

8.痰火扰心

指火热痰浊交结扰闭心神，以狂躁、神昏及痰热为主要表现的证候。又名痰火闭窍证。

表现： 患儿面赤气粗，口渴，烦扰不宁，夜啼，小便黄，大便干结，甚至精神错乱，神昏谵语，躁狂，妄动，舌质红，苔黄腻，指纹紫滞。

选穴： 清心经、清肝经、清小肠、推天柱骨、运内八卦、掐揉五指节、捣揉小天心、清天河水。

9.小肠实热

由心移热于小肠或脾胃积热，下移小肠，导致小肠里热炽盛，影响到小肠分清泌浊和下焦气化功能的病证。通常表现为口疮、尿血和便秘。

表现： 心烦口渴，口舌生疮，小便赤涩，尿道灼痛、尿血，舌红苔黄，脉数。

选穴： 清心经、清小肠、揉总筋、掐揉小天心、清天河水、揉二人上马、推箕门、拿足膀胱。

二、脾与胃辨证与选穴

（一）生理功能与特点

脾与胃居于中焦。二者以经络相连，构成表里关系。脾主运化、其气主升、喜燥恶湿；脾主统血，主四肢，在体合肌肉；脾开窍于口，其华在唇，其色黄而应土；胃主受纳，主通降，脾胃为后天之本，两者共同完成饮食的消化吸收及精微输布。因气血充足是小儿出生后生长与发育的必要条件，气血的主要生成和来源主要在脾胃，故传统中医将脾胃誉为"气血生化之源"和"后天之本"。相对于小儿对气血的需求，脾的运化显得不足，这就是"脾常不足"的观点。照护脾气在小儿推拿过程中十分重要。运化与升清功能失常，生理上脾的运化包括运化水谷和水湿，一旦脾失健运，水谷和水湿的运化将会失常。

（二）脾与胃辨证

1.脾气虚

脾气虚主要指由于脾气不足、运化水谷精微及运化水湿功能减弱所致的证候，是小儿常见的主证候。脾气虚的症状主要表现在两个方面：一是由于脾失运化功能减弱所致精微不布、水湿内生表现的症状；二是气血化生不足的症状。

表现： 不欲饮食或食少，饮食稍有不慎则便溏腹泻，食后脘腹胀满，肢体倦怠乏力，气短懒言，面色无华，或见久泻不愈，舌淡苔白，指纹色淡。

选穴： 补脾经、清胃经、推四横纹、顺运内八卦、揉中脘、揉足三里。

2.寒湿困脾

由于涉水冒雨、久居湿地、饮食辛辣油腻等因素或者由于脾胃功能失调而致内生痰湿导致寒湿之邪内侵脾胃，导致脾胃运化功能受限，而出现的脘痞呕恶、腹胀便秘或者大便溏泻不爽、肢体浮肿、食少纳呆等表现。

表现： 头身困重、疼痛、麻木，脘腹痞胀，食欲不振，泛恶欲吐，口淡不渴，大便溏薄，皮肤晦暗发黄如烟熏，苔白腻，指纹滞。

选穴： 补脾经、顺运内八卦、揉外劳宫、揉一窝风、按揉足三里、推三关、摩腹、揉脐。

3.湿热蕴脾

是指由于外感湿热之邪，或患儿过度服用一些肥甘厚腻之品，导致脾胃运化功能失常，日久郁而化热，湿热内蕴中焦所表现出来的证候。有明显的季节性，以夏季常见；也有明显的地域性，以我国南方为主。

表现：食欲不振，脘腹胀满，溢乳、呕吐，大便不爽、秽臭，或有发热，汗出热不解，皮肤疹子、瘙痒，或见小便黄、身黄如橘子色，苔黄腻，指纹滞。

选穴：清大肠、清脾经、清胃经、清小肠、逆运内八卦、退六腑、揉天枢、推下七节骨。

4.食滞胃脘

是指食物停滞胃脘不能腐熟所表现的证候。多由饮食不节，过食肥甘，或脾胃素弱、运化失健等因素引起。

表现：脘腹胀满，疼痛拒按，纳呆厌食，嗳气酸馊，恶心呕吐，矢气频频，泻下酸腐臭秽，舌苔厚腻，指纹滞。

选穴：清胃经、清大肠、捏挤板门、掐揉四横纹、按揉中脘、补脾经、揉天枢、捏脊。

5.脾阳不足

是脾的正常生理功能遭到破坏而产生的各种临床表现。具体有胃冷痛不适、喜温喜按、食冷或受凉后疼痛发作或加重、泛吐清水、食少、手足不温、大便溏薄等。

表现：气怯形寒，四肢不温，脘腹冷痛，喜蜷卧，得温则舒，面色少华，食欲不振，大便溏薄，或水肿，舌淡苔白，指纹淡。

选穴：补脾经、运内八卦、揉二人上马、揉一窝风、揉中脘、推三关、摩腹、横擦腰骶、揉足三里。

6.脾气下陷

脾气下陷属气陷证的一种，多由脾气虚发展而来，是指脾气虚损，升举无力，气机下陷，降多升少，对脏腑维系升举之力减弱，内脏器官位置相对下移，脾气虚陷，可导致清浊升降失调，清阳不升，浊气不降，故可并见小儿脱肛，便意频频之症。

表现：头晕目眩，肢体倦怠乏力，或肢体痿软不能步，少气懒言，食欲不振，食后腹胀，大便溏薄，脱肛，或胃下垂、肾下垂等，舌淡苔白，脉弱无力，指纹淡。

选穴：补脾经、补大肠经、推上三关、揉百会、揉气海、揉龟尾、推上七节骨、捏脊。

7.胃强脾弱

胃强，主要是指胃的消化功能过好，胃火比较旺盛，容易引起饥饿、大便秘结和牙龈肿痛；脾弱，主要是指脾的运化功能不好，不能正常的消化和吸收，容易导致虚胖，也很容易导致体内生痰，诱发其他疾病

表现：胃脘空豁感、疼痛，呕吐，泛酸、嘈杂，消谷善饥，烦渴，多饮，消瘦，少气懒言，大便先干后溏，舌苔薄白，指纹滞。

选穴：补脾经、清胃经、清补大肠经、揉板门、掐揉四横纹、捏脊。

三、肺与大肠辨证与选穴

（一）生理功能与特点

肺位于胸腔高位，左右各一，有"华盖"之称，通过经络与大肠形成表里关系。肺开窍于鼻，主皮，其华在毛，在液为涕，在志为忧（悲）。肺为人体之藩篱，外界的任何气候变化大多由肺直接感受并调节，故肺特别容易受大自然影响。为此，中医称肺为"清虚"之脏或"娇脏"，言其不能耐受寒热。肺开窍于鼻，气经鼻入肺，肺气上出于咽喉，外合于皮毛。所以皮毛的病症是肺在外的表现，如常见的荨麻疹、湿疹。

（二）肺与大肠辨证

1.风寒束肺

是指由于感受风寒之邪，肺卫失宣而致出现的证候。由于抵抗力下降，受到了外界的寒邪入侵，而使肺受到了寒邪入侵，而出现一些症状。常见于咳嗽、感冒。本证多因风寒外邪，侵袭肺卫，致使肺卫失宣而成。

表现：恶寒、发热、鼻塞、流涕、喷嚏、咳嗽、痰稀薄、无汗，头痛、身痛，苔薄白，脉浮紧，指纹浮红。

选穴：清肺经、清肝经、掐揉二扇门、推三关、揉掌小横纹、开天门、推坎宫、运太阳、掐揉耳背高骨、拿风池、拿风府、拿合谷。

2.风热犯肺

是指外感风热或风寒郁久化热，以致肺气宣降失常，肺卫受病所表现的证候。多见于感冒的症状，或者急性支气管炎、慢性支气管炎。

表现：恶风、发热、鼻塞、浊涕、咳嗽、痰黄、口渴、咽喉不利、有汗，苔薄黄，脉浮数，指纹浮。

选穴：清肺经、清肝经、点肺俞、揉掌小横纹、清天河水、开天门、推坎宫、运太阳、掐揉耳背高骨、拿肩井、分推肩胛骨。

3.燥邪伤肺

燥易伤肺，肺为五脏六腑之华盖，性喜清肃濡润而恶燥，称为娇脏。肺主气而司呼吸，直接与自然界大气相通，且外合皮毛，开窍于鼻，燥邪多从口鼻而入。燥为秋令主气，与肺相应，故燥邪最易伤肺。

表现：口干，鼻干或痒，咽干，耳干，干咳无痰，咽喉不爽；或恶风发热，舌红、苔薄而干，脉浮数，指纹浮而滞。

选穴：清肺经、清肝经、揉二人上马、清天河水、开天门、推坎宫、运太阳、掐揉耳背高骨、点揉天突、推天柱骨、揉膻中及乳旁乳根。

4.痰热壅肺

痰热壅肺证，多与外邪犯肺，长期郁积化热，热伤肺津，炼液成痰，或者可能是经常有宿痰，内蕴日久化热，痰与热结，壅阻于肺等原因有关。一般患者常出现咳嗽痰多、胸闷气喘、烦躁不安、发热口渴等症状。

表现：咳嗽、气喘息粗，痰多、黏稠、色黄、不易咯出，鼻流浊涕，咽痛口渴，伴有发热头痛，烦躁不宁，尿少色黄，大便臭秽稀黄，舌红苔黄腻，脉滑，指纹色紫。

选穴：清肺经、运内八卦、揉掌小横纹、清天河水穴、拿肩井、揉肺俞、分推肩胛骨、分推腹阴阳。

5.痰湿阻肺

由脾气亏虚，或久咳伤肺，或感受寒湿等外邪所引起。外邪袭肺，肺宣降失常，肺不布津，久之水液停聚而为痰湿；脾气虚输布失司，水湿凝聚为痰，上贮于肺；或久咳伤肺，肺输布水液功能减弱，聚湿成疾。常见于慢性支气管炎。

表现：咳嗽重浊、咳声不扬、声嘶，鼻塞，气喘息粗，痰多、黏稠色白，胸闷纳呆，苔白腻，脉滑，指纹滞。

选穴：清肺平肝、逆运内八卦、揉掌小横纹、按天突、揉丰隆、揉膻中、开璇玑。

6. 肺阴虚

是指阴液不足而不能润肺，主要表现为干咳、痰少、咽干、口燥、手足心热、盗汗、便秘、苔少质红少津、脉细而数或咯血等。多由久咳久咯耗伤肺之阴液；或因痨虫袭肺，燥热之邪犯肺灼伤肺阴；或是汗多不固，阴津耗泄等，均可导致肺阴亏虚。

表现：干咳无痰或痰中带血，或痰少而黏、不易咯出，或阵咳连声，咽干口燥、欲饮、喉痒声嘶、手足心热、潮热、盗汗，舌红少苔，脉细数，指纹滞。

选穴：清补肺经、补肾经、揉二马、水底捞明月、清天河水、推揉膻中穴、揉肺俞穴。

7. 肺气虚

是肺的生理功能减弱，多由久咳耗伤肺气或平素体弱、肺气不足，或因脾虚、水谷精微不能上荣于肺所致，多见于疾病的后期或慢性肺系疾患之中，属虚证。

表现：自汗畏寒，反复感冒，咳嗽气短，声低气怯，懒于言语，舌淡苔白，脉虚弱。

选穴：补肺经、补脾经、推三关、揉肺俞、按揉膻中、拿肩井

8. 大肠湿热

大肠湿热证是指湿热侵袭大肠所表现的证候。多因外感湿热之邪，或因饮食不节等因素造成。病程较短，身体不亏。

表现：腹痛，下痢赤白脓血，里急后重；或暴注下迫，色黄而臭，或腹泻不爽，粪质黏稠腥臭。伴有肛门灼热，小便短赤，身热口渴，舌红苔黄腻，脉滑数或濡数。

选穴：清大肠、推下七节骨、揉脾俞、揉龟尾、清脾经、按揉足三里、按揉阴陵泉。

9. 大肠液亏

是指体内津液不足，不能濡润大肠所表现的证候。多因久病热病伤阴，或素体阴亏，或婴儿失血致阴血内亏等因素引起。

表现：大便秘结干燥，难以排出，数日一行，口干咽燥，或伴有口臭、头晕等症。舌苔黄燥，舌质少津，脉细涩。

选穴：清大肠、揉二人上马、补脾经、补肺经、揉太溪、按涌泉。

四、肝与胆辨证与选穴

（一）生理功能与特点

肝位于胁下，络胆，其经络绕阴器，布于两胁，向上连于目系；肝主疏泄，藏血，在体合筋，开窍于目，其华在爪，其色青而应风。肝之疏泄条达主要表现为：调畅气机，调畅情志，疏泄胆汁以助消化。小儿肝气条达，则情绪正常，不抑郁，不烦躁；由于小儿如春天草木，生长发育迅速，患病又多动、多惊风，故古人谓"小儿肝常有余"。

（二）肝与胆辨证

1.肝风内动

是指临床出现眩晕欲仆、震颤、抽搐等症状的病证。多由肝肾阴液精血亏虚，血不养筋，肝阴不能制约肝阳而肝阳亢奋无制所致。根据造成肝肾阴亏的原因，临床可分为肝阳化风、热极生风、阴虚动风、血虚生风四种证型。小儿多见热极生风和阴虚动风两证。

表现：肝风内动也有虚实之分，实证见突然发病，面红目赤，头疼头胀剧烈，眩晕伴剧烈呕吐，喷射状呕吐，或牙关紧闭，颈项强直，四肢拘急抽动，强直性抽搐，甚至角弓反张，舌红或红绛，苔黄燥或黄腻，脉象弦滑。虚风内动见四肢颤动，或口角面肌眴动，或口眼歪斜，或半身偏瘫，软瘫，语言不利，或头晕目眩，乏力，舌质干红少津，脉象弦细或细数。

选穴：清肝经、清心经、掐五指节、掐太冲、清天河水、掐人中、掐精宁、掐威灵、点三阴交、擦涌泉。

2.肝郁气滞

肝郁气滞证是指由于肝的疏泄功能异常，疏泄不及而致气机瘀滞的病证。对于小儿，可见经常生闷气或者是情绪比较低落，如果受到比较大的刺激，一直调整不过来，也会表现出肝郁气滞。肝郁气滞还和小儿的性格有关，如果经常发脾气、易怒的性格也容易表现出肝郁气滞。

表现：情志抑郁或性情急躁，胸闷、喜叹息，食欲不振，胁痛，脘腹胀痛，嗳气，口苦，大便不调，苔薄白，脉弦，指纹滞。

选穴：清肝经、清心经、推太冲、运内八卦、揉膻中、搓摩胁肋、掐太冲。

3.肝火上炎

是由于肝气郁结，郁而化火，肝经气火上炎所致的病证。临床以气火上逆热象明显为特征。常因肝气郁结日久，或过食辛温之品，或热内蕴化火上逆所致。

表现：面红目赤，衄血，头痛头晕，胁肋疼痛，急躁易怒，烦躁难寐，夜啼，多动，惊风，口干，口苦，或呕吐黄苦水，小便短赤，大便秘结，舌红苔黄，脉弦数，指纹紫。

选穴：清肝经、清心经、推六腑、水底捞明月、推桥弓、搓摩胁肋、分推腹阴阳、推下七节骨、推箕门。

4.肝经风热

是由于风热之邪侵袭人体肝经后引起的病证。患者常出现口干咽干、目眩、口苦厌食、眼睛分泌物增多等症状。

表现：目赤痒痛，迎风流泪，眵多而黄，或兼发热、恶风、汗出、口渴，舌红，脉浮数，指纹浮。

选穴：清心经、清肝经、开天门、推坎宫、揉太阳、掐揉四白、捣揉小天心、掐太冲。

5.肝血虚

是指以血液亏损，肝失濡养为主要表现的病证。生化不足，或慢性病耗伤肝血，或失血过多，均可导致肝血虚。

表现：面色、爪甲无华，眼睛干涩，或视物模糊，夜盲，弱视、斜视与近视，夜啼，惊惕，肢体麻木，肌肉瞤动，骨节时有疼痛，舌淡，脉细。

选穴：补肾经、补脾经、揉二人上马、揉血海、揉膈俞、揉肾俞、摩腹、按揉足三里。

6.寒滞肝脉

是指寒邪凝滞肝脉的病证。肝的经脉络于外阴部，经过小腹，分布两胁，寒邪凝滞于肝脉，可使经脉挛急。

表现：少腹冷痛、拘急，小儿因痛而哭闹，得温则舒，遇寒更甚，或见疝气，或兼见形寒肢冷，舌淡苔白滑，脉沉紧或迟，指纹滞。

选穴：补肾经、揉外劳宫、运外八卦、揉一窝风、推三关、搓摩胁肋、横擦小腹和腰骶。

7.肝胆湿热

是指湿热之气侵犯人体，内蕴于肝胆，导致肝胆疏泄失常，出现以皮肤、巩膜发黄，以及头身困重、发热、湿热、舌苔黄腻、脉搏频数的湿热症状。常因为感受湿热病邪，偏食辛辣油腻刺激食物化生湿热，导致脾胃功能失常，从而湿气蕴结化生热气。

表现：面黄、目黄，黄色鲜明，倦怠乏力，食少，脘腹痞满、胀闷或痛，或皮肤疱疹、瘙痒，小便短赤，大便不调，苔黄腻，脉滑数，指纹紫滞。

选穴：清肝经、清大肠、清小肠、掐揉四横纹、揉板门、运内八卦、清天河水、搓摩胁肋、推箕门、推下七节骨。

8.心虚胆怯

指心中空虚，容易恐惧的一种证候。多因心血不足、心气衰弱所致。与精神因素有一定关系。

表现：易受到惊吓而害怕，出现坐卧不安、失眠、多梦且易惊醒，以及心神不安、食欲不振、舌苔薄白、脉象细数或细弦等表现。

选穴：补肝经、补脾经、推太冲、补心经、推胆经、揉小天心、分推手阴阳。

五、肾与膀胱辨证与选穴

（一）生理功能与特点

肾位于腰部，左右各一，与膀胱互为表里。肾藏精，主生殖与生长发育，统摄一身之水液，主纳气，主骨、生髓、通于脑，开窍于耳及前后二阴，其华在发，其色黑，应水。小儿初生，生长发育旺盛，对精血需求与日俱增，故古人谓"小儿肾常不足""肾病多虚"等。

（二）肾与膀胱辨证

1.肾阳虚

是由肾阳虚衰、温煦失权、气化失职导致的一类症状，常见原因多由先天禀赋不足和后天失养引起。肾阳虚以后的生长发育也很慢。

表现：面色㿠白，神疲气怯，嗜睡，形寒肢冷，完谷不化，腰膝无力，行迟、立迟，遗尿。舌淡苔白，脉细，或沉迟无力，两尺尤甚，指纹淡。

选穴：补肾经、运土入水、揉外劳宫、摩腹、运丹田、横擦腰骶和小腹。

2.肾虚水泛

是由于肾阳虚，气化功能失调，导致体内水液代谢障碍、水湿泛滥所引起的病理变化。肾主水，人体水液代谢与肺、肾、脾、膀胱等脏腑密切相关，肾为水脏，是调节水液代谢的主要脏器，其调节功能主要依赖于肾阴肾阳的相互作用，如果肾中阴阳失于平衡，阳虚阴盛，开少合多，不能够化气行水，会导致小便异常，水钠潴留泛溢于肌肤而引起水肿、小便短少等。

表现： 尿少身肿，小便清冷，畏寒，腹胀或心悸。

选穴： 补肾经、清小肠、揉外劳宫、推三关。

3.肾阴虚

指肾脏阴液不足之证，又称肾水不足或真阴不足。是由于肾阴亏损、失于滋养、虚热内生所表现的证候。

表现： 形体消瘦，颧红，午后潮热、盗汗，耳鸣耳聋，口燥咽干，夜啼，易惊，舌干红少苔，脉细数，指纹淡。

选穴： 补肾经、清小肠、水底捞明月、揉二人上马、清天河水、揉三阴交、擦涌泉。

4.肾气不固

是肾气虚衰、封藏失职的一种病理变化。中医认为肾脏主水、主封藏、主生殖。肾气不固之后，相应的功能就会受到影响。

表现： 神疲、气短、久喘、久咳，二便失禁，小便清冷，大便水样，舌淡，脉虚，指纹淡。

选穴： 补肾经、补脾经、揉百会、揉关元、揉气海、推上七节骨、揉龟尾、横擦腰骶。

5.肾精不足

指肾脏所藏的精不足。肾精是肾脏储藏的一种物质，包括先天之精和后天之精。小儿肾精不足多为先天所致。可能是父母体质不好、肾精不足，导致先天禀赋不足，也可能是营养不良，导致后天之精补充不足。

表现： 五迟、五软，头颅、形体发育不良，身材矮小，动作迟缓，语言、智力低于同龄小儿，视力下降、近视、弱视，耳鸣耳聋。

选穴： 补肾经、补脾经、揉二人上马、点百会、推上三关、擦揉腰部、捏脊、摩关元。

6.膀胱湿热

是湿热蕴结于下焦膀胱。凡感受湿热之邪、饮食不节、脾胃内伤、湿热内生、下注膀胱等均可引起本症。临床上主要症状为尿频、尿急，解小便疼痛，小便量减少，尿色发黄，甚至尿色发红等现象。

　　表现：尿频、尿急、尿痛，因尿痛而哭，尿黄赤或混浊，舌红，苔黄，脉数。

　　选穴：清天河水、清小肠、捣揉小天心、揉二人上马、推箕门。

复习思考题

1.小儿肾阳虚有哪些表现？推拿时一般选哪些穴位？

2.小儿脾气虚和脾阳虚有何异同？

3.小儿肾阴虚和肾阳虚有何异同？

【第三章】正常人体解剖基础知识

知识目标

1. 熟悉解剖学描述语言。
2. 熟悉骨骼在人体的分布。
3. 熟悉人体肌肉的分布。
4. 了解婴幼儿内脏的生理特点。

技能目标

通过人体解剖学的学习，能熟练地运用人体解剖学的基本内容和基本技能，正确使用解剖术语并把解剖知识运用于小儿推拿。

德育目标

通过了解幼儿解剖特征，学会关爱婴幼儿身体健康。

人体解剖学是研究人体正常形态结构的科学，其任务在于理解和掌握人体各器官的形态结构、位置和毗邻关系，只有掌握人体正常形态结构及生命活动的规律，才能懂得如何保持和增进小儿健康，提高小儿生命的质量，促进小儿推拿从业人员理论和技能的提高发展，保障小儿推拿的安全。

第一节　解剖学描述语言

1. 解剖学姿势

身体直立，两眼向正前方平视，两足并立，足尖向前，上肢下垂于躯干两侧，手掌向前。对人体结构描述，均以此姿势为标准。

2.人体的轴

根据标准姿势，人体可有互相垂直的三种类型的轴。

（1）矢状轴：由前→后，与身体长轴和冠状轴相垂直的轴。

（2）冠状轴：由左→右，与身体长轴和矢状轴相垂直的轴，又称额状轴。

（3）垂直轴：由上→下，与身体长轴平行的轴。

3.人体的切面

（1）矢状面：以前后方向将身体分成左右两部的纵切面。若将身体分成相等的左右两半，称为正中矢状面。

（2）冠状面：以左右方向将身体分成前后两部的纵切面。

（3）水平面：与垂直轴相垂直，将身体分为上、下两部的切面。

4.常用方位术语

腹侧——近腹面；背侧——近背面；上（颅侧）——近头；下（尾侧）——近足；内侧——近正中面；外侧——距正中面较远；内——近内腔；外——距内腔较远；浅——近体表；深——距体表较远；近侧——近肢根；远侧——距肢根较远。

第二节　骨　骼

正常成人共有206块骨，可分为颅骨、躯干骨和附肢骨三部分。

由骨组织等构成的骨，坚硬而有弹性，并有丰富的血管、淋巴管及神经。活体骨是一种有生命的活的器官，具有新陈代谢和生长发育的特点，并有修复和改建的能力。正常的体力劳动和经常进行体育锻炼，可促进骨骼的良好发育。

幼儿骨组织中的水分和有机物质多，而无机盐少，骨的这些结构特点使骨的弹性较好而坚固性较差，所以幼儿的骨不易完全折断，但易于发生弯曲和变形，应注意正确姿势的培养。幼儿的掌、腕、指骨尚未骨化，因此不能让他们做长时间的过细的手工劳动和书写。儿童期骺软骨板的强度不及韧带和关节，易发生骨骺骨折。

骨骼按形态可以分为四类。长骨，主要为人体的四肢骨，中间是长骨干，两端是干骺端，在长骨干有髓腔的存在。短骨，足部和手部的骨骼以及腕骨都属于短骨。不规则骨，锁骨、肩胛骨以及腰椎的骨骼都属于不规则骨。扁状骨，主要由内外两侧皮质、中间板障组成，人体的颅骨、颜面骨等属于扁骨。

骨由骨质、骨膜、骨髓和神经、血管等构成。

骨质是骨的主要成分，由骨密质和骨松质组成。

骨密质由紧密排列的骨板层构成，抗压、抗扭曲能力强，分布于骨的表层。长骨的骨干（中间较细的部分）由骨密质构成。在颅盖骨，骨密质构成内板与外板。

骨松质由交织成网的骨小梁构成，位于骨的内部，如长骨两端（称骺）及其他骨的内部，颅盖骨的松质称为板障。骨小梁的排列有一定的规律。

骨膜是由纤维组织构成的膜，新鲜骨的表面（除关节面外）都覆有骨膜。骨膜可分为内、外两层，内层含有成骨细胞和破骨细胞。骨膜含有丰富的血管、神经，对骨的营养、新生、修复和感觉有重要作用。

一、躯干骨

躯干骨包括七块颈椎、十二块胸椎、五块腰椎、一块骶骨、一块尾骨、十二对肋骨及一块胸骨。

颈椎是位于头以下、胸椎以上的部位。共7块，围绕在颈髓及其脊骨膜的四周。由椎间盘和韧带相连，形成向前凸的生理弯曲。婴儿在3个月时学会抬头，此时颈椎才形成此弯曲，要注意多加保护。颈椎的特点是椎体较小，呈椭圆形，椎动脉和椎静脉由横突孔通过；颈椎上下关节突的关节近似水平位，使颈部能灵活运动。相邻椎骨上下切迹围成椎间孔，有脊神经和血管通过。

胸椎共有12个，位于颈椎下、腰椎以上。椎体的横切面呈心形，上位胸椎近似颈椎，下位胸椎则近似腰椎。在椎体侧面后份上下缘有上肋凹和下肋凹与肋头相关节，上肋凹一般较下肋凹大。椎孔为圆形，较颈椎的小。第1胸椎的椎体的横径较矢状径大二倍，第2胸椎以下椎体横径变小，矢状径增长。第11、12胸椎椎体只有一个圆形的肋凹，横突短而无横突肋凹。婴儿在6个月时学会独坐，此时脊柱形成了第二个弯曲，即胸椎后凸。

腰椎共有5个，位于胸椎下、骶骨以上。椎体高大，前高后低，呈肾形。椎孔大，呈三角形，大于胸椎，小于颈椎。关节突呈矢状位，上关节突的关节面凹，向后内侧，下关节突的关节面凸，向前外侧。幼儿在1岁左右开始学会行走，此时脊柱形成了第三个弯曲，即腰椎前凸。

肋骨一共有十二对，是一种弧形小骨，一端连于躯干部脊椎骨的两侧，另一端呈游离状态或连于胸部中央的胸骨上。肋骨的腹端和胸骨相连，共同构成胸廓。胸廓既可保护心脏、肺，又有加强呼吸的功能。

胸骨是长形扁骨，上宽下窄，位于胸廓前壁正中的皮下。胸骨的上部和两侧，分别与锁骨、上位7对肋软骨相连结。用手可以触摸到剑突部位，位于两侧肋骨内缘之间，胸骨柄是胸骨最上端，位于与锁骨的交接处。

二、颅骨

颅由23块形状、大小不一的扁骨和不规则骨组成。除下颌骨和舌骨以外，彼此以缝或软骨牢固连结成一体。除下颌骨及舌骨外，其余各骨彼此借缝或软骨牢固连结，起着保护和支持脑、感觉器官以及消化器官和呼吸器官的起始部分的作用。

颅骨由脑颅和面颅两部分组成。脑颅由8块骨组成，包括成对的颞骨和顶骨，不成对的额骨、筛骨、蝶骨和枕骨。面颅共9种15块骨，最大的是上颌骨和下颌骨，其余均较小，围绕大的骨块分布。新生儿的颅骨是比较柔软的，因颅骨尚未发育完全，所以骨与骨之间存在缝隙，并在头的顶部和枕后部形成两个没有骨头覆盖的区域，分别称为前囟门和后囟门。囟门的表面是头皮，下面分别是脑膜、大脑和脑脊液。囟门未闭时操作囟门穴要轻柔。

三、上肢骨

上肢骨包括两个部分，首先是上肢带骨，上肢带骨是指锁骨和肩胛骨。其次是自由上肢骨，包括肱骨、桡骨、尺骨以及手骨，手骨又包括8块腕骨、5块掌骨和14节指骨。

锁骨横于颈胸交界处，是连接上肢与躯干的唯一骨性支架。锁骨上面光滑，下面粗糙，形似长骨，但无骨髓腔，可区分为一体两端。中间部分是锁骨体，内侧2/3凸向前，外侧1/3凸向后。锁骨全长在皮下均可摸到，是重要的骨性标志。

肩胛骨位于胸廓的后面，平第2至第7肋高度。肩胛骨背侧面的横嵴称肩胛冈。冈上、下方的浅窝分别称冈上窝和冈下窝。肩胛冈向外侧延伸的扁平突起称肩峰，与锁骨外侧端相接。肩胛下角是定位第七胸椎的重要标志。

肱骨位于上肢肩关节和肘关节之间，分为肱骨体和肱骨的两端，肱骨上端为圆形的肱骨头，与肩胛骨的关节盂形成盂肱关节，肱骨头周围的环状结构称为解剖颈，同时周围还会有两个明显的隆起，分别称为大结节和小结节，大结节是冈上肌腱的止点。

桡骨位于前臂外侧部，分一体两端。上端膨大称桡骨头，头上面的关节凹与肱骨小头相关节；周围的环状关节面与尺骨相关节；头下方略细，称桡骨颈。下端前凹后凸，外侧向下突出，称桡骨茎突，下端内面有关节面，称尺切迹，与尺骨头相关节，下面有腕关节面与腕骨相关节。

尺骨位于前臂内侧，是前臂两根长骨之一，可分为一体两端。位于小手指的一侧。分上端、下端和体三部分。上端粗大，前面有一半月形的关节面，称半月切迹，与肱骨滑车相关节。切迹后上方的突起称为鹰嘴，可在肘后皮下摸到，前下方的突起称为冠突。冠突的前下方有一粗糙隆起，称尺骨粗隆。前下方的突起称为冠突。冠突的前下方有一粗糙隆起，称尺骨粗隆。冠突的外侧面有一关节面，称为桡骨切迹。

手骨包括8块腕骨、5块掌骨和14节指骨。腕骨位于手腕部，由8块小骨组成，排列成两排，近侧排自桡侧向尺侧分别为手舟骨、月骨、三角骨及豌豆骨，除豌豆骨外，均参与桡腕关节的组成。

四、下肢骨

下肢骨包括下肢带骨和自由下肢骨。下肢带骨即髋骨，自由下肢骨包括股骨、髌骨、胫骨、腓骨及7块跗骨、5块跖骨和14块趾骨。

髋骨由坐骨、耻骨、髂骨组成，在腰部两侧可以触摸到。幼年时，坐骨、耻骨、髂骨主要由软骨连结在一起，随着年龄的增长软骨会逐渐骨化，三块骨头最终会融合在一起而组成髋骨。左、右两块髋骨和骶骨、尾骨共同组成骨盆，坐位时承重的是坐骨，生殖器周围能摸到的是耻骨。髋骨是连接下肢与躯干的重要结构，人体的重力即由髋骨传向下肢。同时髋骨参与骨盆的组成，能保护体内脏器。

股骨是人体中最大的长管状骨，可分为一体两端。新生儿出生之后，身体骨骼会迎来发育生长的高峰期，在临床上对小儿发育进行衡量的标准是测量小儿的股骨长度。其末端膨大呈球形，叫股骨头，与髋臼相关节。股骨头的中央稍下方，有一小凹，称股骨头凹，为股骨头韧带的附着处。头的外下方较细的部分称股骨颈。颈体交界处的外侧，有一向上的隆起，称大转子，其内下方较小的隆起称小转子。大转子的内侧面有一凹陷称为转子窝。大、小转子间，前有转子间线，后有转子间嵴相连。

髌骨位于膝关节前方，股骨的下端前面，是人体内最大的籽骨，包埋于股四头肌腱内，为三角形的扁平骨。底朝上，尖向下，前面粗糙，后面为光滑的关节面，与股骨的髌面相关节，参与膝关节的构成。可在体表摸到。髌骨从婴儿出生起就存在，只不过是软骨状态，随着儿童的成长，髌骨也一直在发育中，直到8岁左右才会发育完全。

胫骨是小腿内侧的长骨，分一体两端。胫骨近侧端膨大，向两侧突出成为内侧踝与外侧髁。

腓骨是下肢较细的小腿长骨。在小腿外侧。上端膨大称腓骨小头，其内上方有关节面与胫骨的腓关节面相关节。下端较膨大称外踝，其内侧面有平坦的外踝关节面，参与构成踝关节。

跗骨是足骨的一部分，上方距骨、下方跟骨，中列是距骨前方的足舟骨，足舟骨和距骨、跗骨、三块楔骨占脚部的三分之一；前列则包括外侧楔骨、内侧楔骨、跟骨前方骰骨、中间楔骨。距骨的上面是关节面，前宽后窄，称为距骨滑车，和外踝、内踝、胫骨下关节面进行连结。

跖骨属于长骨，共5块，由内侧向外侧依次为第1～5跖骨。跖骨近侧为底，中部为体，远侧端为头。

趾骨位于脚趾部，是最远端的小的短管状骨。一般趾骨由2～3节组成，与近端的跖骨相关结。

第三节　骨连结

骨连结是指骨与骨之间的连结。骨与骨之间借助纤维结缔组织、软骨或骨相连，形成骨连结。依据连结的不同方式，可分为直接连结和间接连结。

1.直接连结

两骨之间借结缔组织、软骨或骨相连结。中间无腔隙，活动范围很小或不活动。如各椎弓间的韧带连结、胸骨和第一肋骨的软骨连结，以及骶椎间的骨性连结等都属直接连结。

2.间接连结

两骨之间借膜性囊互相连结。其间具有腔隙，活动度较大，这种连结称关节。每个关节都有关节面、关节囊和关节腔。

（1）关节面：是相邻两骨的接触面。多为一凸一凹，凸面称关节头，凹面称关节窝。其表面覆有一层关节软骨。由于软骨的表面光滑并有弹性，因此有减少摩擦和缓冲两骨撞击的作用。关节软骨内无血管、神经，营养由滑液和关节囊周围的血管供应。

（2）关节囊：由结缔组织构成，附着于关节面周缘的骨面上，包围整个关节。囊壁分内、外两层：外层是纤维层，厚而坚韧，由致密结缔组织构成。内层为滑膜层，薄而柔软，由疏松结缔组织构成，紧贴纤维层的内面，并附着于关节软骨的周缘。滑膜层能分泌滑液，增加润滑，减少摩擦。

（3）关节腔：是关节囊所围成的腔，里面含少量滑液，有润滑和营养关节软骨的作用。腔内为负压，这对于维持关节的稳固有一定的作用。

3.躯干骨及其连结

脊柱位于背部正中，由骨（24个椎骨、1块骶骨及1块尾骨）及连结（韧带、椎间盘及关节、突关节）组成。脊柱功能有牢固连结相邻的椎体、承受压力、减缓冲击以保护脑髓。

胸廓由胸椎、肋、胸骨构成。有支持和保护胸、腹腔内的器官，并参与呼吸和运动的作用。新生儿胸廓呈圆桶状；身体瘦弱或肌和肺发育不良的人，胸廓扁平、狭长。胸廓的运动主要是辅助呼吸，呼吸时可使肋体和肋的前端上升或下降，上升时胸廓向两侧和前方扩大，其容积增加，空气进入肺，胸廓下降时，胸廓容积缩小，空气从肺排出。

4.上肢带骨连结

包括胸锁关节、肩锁关节、肩关节、肘关节、桡尺近侧关节和桡尺远侧关节、桡腕关节、腕骨间关节、腕掌关节、掌指关节和手指关节。肩关节肱骨头大，关节盂小，关节囊松弛，因此运动灵活，关节囊下部缺肌肉和肌腱加强，是其薄弱部，肩关节脱位时，肱骨头多从此处脱落。

5.下肢骨的连结

包括骶骨关节、耻骨联合、骨盆、髋关节、膝关节、胫腓关节、跗骨间关节、跗跖关节、跖关节、趾间关节。

6.颅骨的连结

颅骨之间大多以缝或软骨结合，舌骨以韧带与颅底相连，仅下颌骨与颈骨构成颞下颌关节。关节面覆盖纤维软骨，关节囊松弛，关节囊内有关节盘，将关节腔分成上下两部。囊的外侧有韧带加强。颞下颌关节属联合关节，可做张口、闭口、前伸、后退及侧方运动。

第四节　肌　肉

肌肉一般附着于骨，可随人的意志而收缩或舒张，故又称骨骼肌或随意肌。它在人体内分布广泛，约占体重的40%。

一、肌肉的形态和构造

肌肉由肌腹和肌腱两部分构成。

肌腹主要由横纹肌纤维组成，色红，柔软，有收缩能力。肌腹外包有肌外膜。由肌外膜发出若干纤维隔进入肌腹内将其分割为较小的肌束，包被肌束的结缔组织称肌束膜。肌束内每条肌纤维还包有肌内膜。

肌腱主要由平行的胶原纤维束构成，色白，强韧，无收缩能力。位于肌腹的两端，附着于骨。

肌肉的形态多种多样，按外形分为长肌、短肌、扁肌、轮匝肌。

二、肌肉的起止、配布和作用

肌肉附着于两块以上的骨，中间跨过一个或多个关节，收缩时牵动骨而产生运动。

起点：肌肉在固定骨上的附着点。多附于身体的正中线或肢体的近侧。

止点：肌肉在移动骨上的附着点，多附于身体远离正中线或肢体的远侧。

肌肉的起点、止点在一定条件下可以相互置换。

肌肉收缩时，肌腹缩短变粗。大多数肌肉是通过骨骼的杠杆运动来表现出不同的动作。

肌肉大多配布在关节的周围，每个运动轴的相对侧配布有两组作用相反的肌肉，每个动作都是由多个肌肉共同来完成的。

原动肌：起主要作用的肌肉。

协同肌：与原动肌功能相同的肌肉。

拮抗肌：在同一关节的两侧作用相反的肌肉。

固定肌：对附近关节起固定作用，以防原动肌产生不必要的动作。

在神经系统的支配下，上述四组肌肉互相协调又互相配合。

肌肉的工作如下。

静力工作：使身体各部之间保持一定的姿势，取得相对的平衡。

动力工作：如伸手取物、行走和奔跑等动作。

肌可根据其形状（如三角肌）、位置（如肋间肌）、起止点（如胸锁乳突肌）、作用（如旋后肌）及肌束走向等命名。

三、肌肉的辅助装置

肌肉的辅助装置位于肌肉周围，具有保护肌肉和辅助肌肉活动的作用。包括：

（1）筋膜：分两种。浅筋膜，即脂肪及组织。深筋膜，包裹肌肉，并随肌肉的分层而分层，能保护肌肉免受摩擦，分隔肌群，以保证各肌群能单独活动。

（2）滑液囊：位于肌腱与骨面接触处，以减少两者间的摩擦。

（3）腱鞘：套在肌腱表面的鞘管，有固定及减少摩擦的作用，由内层（腱滑液鞘）和外层（腱纤维鞘）构成。前者又分为脏、壁两层，两层相互移行处构成腱系膜。

（4）籽骨：由肌腱骨化而成，有消除肌腱与骨面之间的摩擦的作用。

四、主要肌肉的名称、位置及功能

1.头肌

（1）颅顶肌：由前后两个肌腹及其间的帽状腱膜构成。额腹位于额部皮下，枕腹位于枕部皮下，前者可提眉并使前额皮肤出现皱纹，后者可向后牵拉帽状腱膜。

（2）眼轮匝肌：位于眶周，闭合眼睑，同时可扩张泪囊，使泪液经鼻泪管→

鼻腔。

（3）颊肌：位于面颊深部，使唇、颊紧贴牙齿，帮助咀嚼和吸吮。

（4）口轮匝肌：位于口周，闭口。

（5）咀嚼肌：强而有力，作用于颞下颌关节，包括四对咬肌、翼内肌、颞肌、翼外肌。

2.背肌

（1）背阔肌：位于背下部，自脊柱下半段的棘突、髂嵴到肱骨小结节嵴。有使肩关节后伸、内收和内旋的作用。

（2）肩胛提肌：在斜方肌深面，自上4个颈椎横突至肩胛骨内侧角。有上提肩胛骨的作用。

（3）菱形肌：在斜方肌深面，自颈椎（6，7）及胸椎（1～4）棘突到肩胛骨脊柱缘。使肩胛骨向内上方。

（4）竖脊肌：是背肌中最长、最大的肌，纵行于脊柱沟内，自骶骨、髂嵴后部到肋骨、乳突。使脊柱后伸和仰头。

3.颈肌

（1）胸锁乳突肌：大部分被颈阔肌所盖，以二头起自胸骨柄及锁骨胸骨端，斜向后上方、止于乳突。一侧收缩时使头向同侧屈，脸转向对侧并向上仰。两侧收缩时使头后仰。

（2）舌骨上肌群：位于舌骨和下颌骨之间，有上提舌骨的作用。当舌骨固定时有张口作用。

（3）舌骨下肌群：在颈部中线的两旁、喉和甲状腺的前方，有下拉舌骨的作用。

（4）斜角肌：起自颈椎横突，分别止于第一肋（前、中斜角肌）及第二肋（后斜角肌）。有上提第一、二肋的作用（深吸气）。前、中斜角肌止点之间有斜角肌间隙，内有臂丛神经及锁骨下动脉通过。

4.胸肌

（1）胸大肌：位于胸廓前上部的皮下。自锁骨的内侧半、胸骨和上部肋软骨→肱骨大结节嵴。有使肩关节前屈、内收、内旋的作用。

（2）胸小肌：位于胸大肌的深部，自3～5肋至肩胛骨喙突。使肩胛骨向前下。

（3）前锯肌：贴在胸廓的侧壁，自上9肋经过肩胛骨前面至肩胛骨的脊柱缘。使肩胛骨向前。

（4）肋间外肌：位于肋间隙浅层，纤维自后上→前下，在肋间隙前部呈膜性。

提肋（吸气）。

（5）肋间内肌：在肋间外肌的深面，纤维向内上方，在肋角以后呈膜性。降肋（呼气）。

5. 腹肌

（1）腹外斜肌：位于胸下部和腹部的前外侧皮下，是腹肌中最宽大的扁肌，外半部是肌腹，内半部是腱膜。起自下8肋，向前止于腹白线，后部纤维止于髂嵴。肌纤维从后上到前下方。

（2）腹内斜肌：在腹外斜肌深面，起自胸腰筋膜、髂嵴及腹股沟韧带的外侧1/2，止于腹白线及下3肋。肌纤维方向自后下到前上方。

（3）腹横肌：在腹内斜肌深面，起自下6肋软骨内面、胸腰筋膜、髂嵴及腹股沟韧带的外侧1/3，止于腹白线。

（4）腹直肌：位于腹前正中线两侧，为腹直肌鞘所包裹，起自耻骨嵴，止于剑突和第5～7肋软骨。肌的全长被3～4条横行的腱划所中断。前屈脊柱。腹前外侧群肌肉有保护腹腔脏器，增加腹内压及使脊柱前屈、侧屈和旋转的作用。

（5）腰方肌：位于腰椎两侧，髂嵴→第12肋，侧屈脊柱。

（6）腰大肌：位于腰方肌的前面，自腰椎体→股骨小转子。使脊柱侧屈。

6. 上肢带肌

（1）三角肌：位于肩部皮下，使肩部呈圆隆形，自肩胛冈、肩峰和锁骨肩峰端至肱骨三角肌粗隆。外展肩关节。

（2）冈上肌：位于冈上窝内，斜方肌深面，自冈上窝至大结节上部。外展肩关节。

（3）冈下肌：在冈下窝内，自冈下窝至大结节中部。外旋肩关节。

（4）小圆肌：在冈下肌下方，自肩胛骨腋缘的背面至大结节下部。外旋肩关节。

（5）大圆肌：在小圆肌下方，自肩胛骨下角到小结节嵴。内收、内旋、后伸肩关节。

（6）肩胛下肌：在肩胛下窝内，自肩胛前面至小结节。内收、内旋肩关节。

7. 臂肌

（1）肱二头肌：位于上臂前面，肌腹呈梭形，有长、短二头。长头以腱起自肩胛骨盂上结节，通过肩关节囊，经结节间沟穿出，短头起于喙突，两头移行为肌腹，向下止于桡骨粗隆。主要作用为屈肘关节并使前臂旋后。

（2）喙肱肌：位于肱二头肌上半的内侧，自肩胛骨喙突至肱骨中部内侧。使肩关节前屈和内收。

（3）肱肌：在肱二头肌下半的深面，自肱骨下半前面到尺骨粗隆。屈肘关节。

（4）肱三头肌：位于上臂后面，起端有三个头。长头以腱起于盂下结节，外侧头起自肱骨后面桡神经沟以上部分；内侧头起自桡神经沟以下部分。三个头在下方以一共同腱止于尺骨鹰嘴。伸肘关节。

（5）肱桡肌：自肱骨外上髁上方至桡骨茎突。屈肘关节。

（6）旋前圆肌：自肱骨内上髁到桡骨中部外侧面。前臂旋前。

（7）桡侧腕屈肌：自肱骨内上髁至第2掌骨底。屈腕关节并外展。

（8）掌长肌：有细长的腱，自内上髁至掌腱膜。屈腕。

（9）尺侧腕屈肌：自内上髁至豌豆骨。屈腕关节并内收。

8.大腿肌

（1）缝匠肌：在大腿前面及内侧，为全身最长的肌肉，呈扁带状，起自髂前上棘到胫骨上端内侧面。屈髋、屈膝关节。

（2）股四头肌：有四个头，股直肌起自髂前下棘；股内侧肌起自股骨嵴内侧唇；股外侧肌起自股骨嵴外侧唇。股中肌在股直肌深面，起自股骨干前面。四个头向下形成一腱，包绕髌胫骨粗隆。伸膝关节。

（3）耻骨肌：位于大腿上部，髂腰肌的内侧，有屈髋关节兼内收作用。

（4）长收肌：在耻骨肌内侧。

（5）股薄肌：在大腿最内侧。

（6）短收肌：在耻骨肌和长收肌的深面。

（7）大收肌：位于上述各肌的深面，止于收肌结节处的肌腱和股骨之间有一裂孔，称收股腱裂孔。

（8）股二头肌：位于股后外侧，有两个头（长头起自坐骨结节，短头起自股骨嵴），共同止于腓骨头。可伸髋、屈膝，并使小腿旋外。

（9）半腱肌：在股后内侧，半膜肌在半腱肌的深面，都止于胫骨上端内侧。伸髋，屈膝，并使小腿内旋。

9.小腿肌

（1）腓肠肌：有内、外侧头，分别起于股骨内、外上髁。

（2）比目鱼肌：起自胫腓骨近端，与腓肠肌会合，组成粗大的跟腱和跟结节，是踝关节有力的跖屈肌。

（3）趾长屈肌：自胫骨后面到第2～5趾末节趾骨底。屈2～5趾，足跖屈。

（4）胫骨后肌：自胫、腓骨及骨间膜后面到舟骨、楔骨。足跖屈并内翻。

（5）足拇长屈肌：自腓骨及骨间膜后面到足拇趾末节趾骨底。屈足拇趾并使足跖屈。

（6）腘肌：自股骨外上髁到胫骨近端后面。屈膝关节并使小腿内旋。

（7）腓骨长肌：起自腓骨外侧面，经外踝后方，斜行到足底的内侧缘到第一跖骨底。

（8）腓骨短肌：在腓骨长肌深面，经外踝后方，止于第五跖骨粗隆。腓骨长、短肌有跖屈踝关节和使足外翻的作用。

知识链接

小儿怎样练习肌肉

小儿可以从学龄期开始进行适当肌肉练习，练习的方法有：

（1）各种游戏及跑跳等增强下肢肌力的活动。

（2）练习跳绳既增强下肢肌力又锻炼上肢肌力。

（3）仰卧起坐、爬竿、掷沙袋或做沙袋操等。

这些对增强小儿肌肉力量十分有益。由于是徒手或较轻的负荷，因此，对小儿各器官功能的发展无任何不利影响。但由于小儿心脏功能还较弱，对肌肉用力时憋气不易很好适应，因此在练习时负荷要轻；持续的时间要短；正确呼吸；避免较长时间憋气。

第五节　内　脏

内脏包括消化、呼吸、循环、神经、泌尿和生殖等系统。每个系统包括一系列器官，按其基本结构可分为两大类。

（1）中空性器官：内有空腔，管壁自内向外由黏膜、黏膜下层、肌织膜（主要为平滑肌）和外膜四层构成。

（2）实质性器官：无明显空腔，是柔软的组织集团，表面包以结缔组织的被膜，并向内部伸入，隔成若干小叶，血管、神经、淋巴管及导管出入处称为门。大多属于腺体，具有分泌功能。

1.消化系统

消化系统包括消化管和消化腺两大部分。消化管由口腔、咽、食管、胃、小肠和大肠组成，在临床工作中，通常把从口腔到小肠的起始部（十二指肠）称为上消化道；其余部分则称为下消化道。消化腺包括大唾液腺、肝、胰，以及散在于整个消化管管壁上的小腺体，它们的分泌物均借排出管排入消化管腔内。

消化系统的主要功能是摄取食物、消化食物、吸收营养和排出糟粕。是保证机体新陈代谢活动正常进行的重要功能系统。

新生儿及婴幼儿口腔黏膜薄嫩，血管丰富，唾液腺不发达，口腔黏膜干燥，易受损伤和发生局部感染。3个月以下小儿唾液中淀粉酶含量低，不宜喂淀粉类食物。3～4个月时唾液分泌开始增加，婴儿口底浅，不能及时吞咽所分泌的唾液，常出现生理性流涎，5～6个月最明显。婴儿胃呈水平位，幽门括约肌发育良好而贲门括约肌发育不成熟，加上吸奶时常吞咽过多空气，易发生溢奶和胃食管反流。婴儿期胃的容量也相对较少，足月的新生儿胃容量是30～35毫升，3个月时增加到100毫升，1岁的时候可以达到300毫升。喂哺婴儿食物容量不能太多，过多就会引起孩子呕吐。

小儿肠系膜相对较长且活动度大，易发生肠套叠和肠扭转。纯人乳喂养儿粪便呈黄色或金黄色，均匀糊状，偶有细小乳凝块，不臭，有酸味，每日排便2至4次。一般在添加辅食后次数减少，1周岁后减至每日1～2次。

人的一生中，先后有两组牙齿发生。第一组乳牙，共20个，在出生后约6个月开始萌出，至3岁时全部出齐。另一组叫恒牙，共32个，约6岁开始换牙，至20岁左右完成。

知识链接

儿童到了6周岁，在第二乳磨牙的后面萌出第一恒磨牙，因其在6岁左右萌出，所以习惯称为"六龄齿"。六龄齿是恒牙列中最强壮的。它牙冠最大，牙尖最多，咀嚼面积最宽，承担的咬合力和咀嚼功能都比其他恒牙大。六龄齿本身是恒牙，它不替换任何一颗乳牙，易被小儿家属忽略。

2.呼吸系统

呼吸系统的主要功能是进行机体与外环境间的气体交换。由呼吸道和肺组成。

呼吸道包括鼻、咽、喉、气管及左右支气管等，以骨或软骨作为支架，保持管腔的开放，保证气流通畅，呼吸道的黏膜上皮具有纤毛，可帮助尘埃和异物的排出。临床上将鼻、咽、喉归为上呼吸道；气管、支气管归为下呼吸道。肺由肺泡及肺内的各级支气管构成。

婴幼儿鼻腔比成人短，无鼻毛，后鼻道狭窄，黏膜柔嫩，血管丰富，易于感染，发炎时后鼻腔易堵塞而发生呼吸与吮奶困难。鼻窦黏膜与鼻腔黏膜相连续，鼻窦口相对较大，故急性鼻炎常累及鼻窦。婴儿出生后6个月便可患急性鼻窦炎，以上颌窦与筛窦最易感染。咽鼓管较宽、直、短，呈水平位，故鼻咽炎时易致中耳炎。

婴幼儿的气管、支气管较狭小，软骨柔软，缺乏弹力组织，支撑作用弱，黏膜血管丰富，纤毛运动较差，清除能力薄弱，易因感染而充血、水肿，分泌物增加，导致呼吸道阻塞。左支气管细长，位置弯斜，右支气管粗短，为气管直接延伸，异物易坠入右支气管内。

小儿因代谢旺盛，需氧量高，但因解剖特点，呼吸量受到一定限制，只有增加呼吸频率来满足机体代谢的需要。年龄愈小，呼吸频率愈快。婴儿由于呼吸中枢发育尚未完全成熟，易出现呼吸节律不齐，尤以早产儿、新生儿最为明显。

3.泌尿系统

泌尿系统包括肾（生成尿液的器官）、输尿管（输送尿液入膀胱的管道）、膀胱（贮存尿液的器官）及尿道（将尿液排出体外）。

肾位于脊柱两旁，紧贴后腹壁，右肾略低，左肾上端平第11胸椎下缘，下端平第二腰椎下缘；右肾上端平第12胸椎，下端平第3腰椎。第12肋斜过左肾后面的中部，右肾后面的上部，肾区是指竖脊肌外侧缘与第12肋之间的部位。肾盂肾炎患者，叩击或触压该区时常引起疼痛。

输尿管位于腹膜后方，沿腰大肌前面下降，至小骨盆上缘则越过髂总血管前方进入盆腔，最后斜穿膀胱壁。在女性，输尿管过子宫颈外侧面至膀胱底。在距子宫颈外侧缘约2厘米处，有子宫动脉从外侧至内侧越过输尿管前方。婴幼儿输尿管长而弯曲，管壁弹力纤维和肌肉发育不良，容易受压扭曲而导致梗阻、尿潴留及继发感染。女婴尿道较短，外口接近肛门，易受粪便沾染，男婴尿道较长，但常有包皮过长或包茎积垢而导致感染。

膀胱在小骨盆腔内，前方为耻骨联合，后方在男性为精囊腺、输精管壶腹和直肠，在女性为子宫和阴道。

大多数新生儿在生后24小时内排尿，99%在48小时内排尿；出生后头几日每日仅排尿4～5次，1周后因进水量增多而膀胱容量较小，每日排尿增至20～25次，1岁时每日排尿控制在15～16次，至学龄前和学龄期每日排尿6～7次。

4.生殖系统

生殖系统的主要功能是繁殖后代和分泌激素。

男性生殖系统由睾丸、附睾、输精管、射精管、尿道、精囊腺、前列腺、尿道球腺、阴茎、阴囊组成。女性生殖系统由卵巢、输卵管、子宫、阴道、前庭大腺、女阴组成。小儿生殖器的发育很缓慢，处于幼稚状态，进入青春期，在内分泌的影响下，内、外生殖器官迅速发育。

5.循环系统

包括心脏、血管系统和淋巴系统，是人体内一套封闭的连续管道系统。机体通过脉管系统将营养物质、氧及激素等输送到各器官和组织，并收集它们的代谢产物和二氧化碳，运送到排泄器官，以保证器官和组织不断进行新陈代谢，而维持机体内环境的动态平衡。

心血管系统包括心脏、动脉、静脉和毛细血管。心是动力器官，动脉是由心室发出的血管，静脉是引导血液流回到心房的血管，毛细血管是连于动、静脉之间呈网状的极微细血管。

小儿的心率较快，主要因为小儿的新陈代谢旺盛，身体组织需要较多的血液供给，而小儿的每搏输出量有限，只有增加心率满足需要。同时，婴幼儿以交感神经兴奋占优势，所以心率容易加速。一般新生儿120～140次/分；1岁以内110～130次/分；2～3岁100～120次/分；4～7岁80～100次/分；8～14岁70～90次/分。

6.神经系统

神经系统的组成见图3-1。

人体在大脑皮质的控制和调节下，对内外环境里各种刺激产生的反应叫反射，是神经系统的基本活动方式，执行反射的全部结构叫反射弧，由感受器、传入神经、中枢、传出神经、效应器五个部分组成。

在胎儿期，神经系统的发育领先于其他各系统，新生儿脑重已达成人脑重的25%左右，此时神经细胞数目已与成人接近。出生后脑重的增加主要是神经细胞

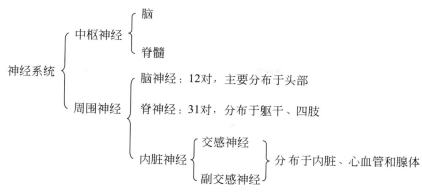

图3-1　神经系统组成图

体积的增大和树突的增多、加长，以及神经髓鞘的形成和发育。神经髓鞘的形成和发育约在4岁完成，在此之前，尤其在婴儿期，各种刺激引起的神经冲动传导速度缓慢，且易于泛化，不易形成兴奋灶，易疲劳而进入睡眠状态。

脊髓随年龄而增长。在胎儿期，脊髓下端在第2腰椎下缘，4岁时上移至第1腰椎，在进行腰椎穿刺时应注意。握持反射应于3个月时消失。婴儿肌腱反射较弱，腹壁反射和提睾反射也不易引出，到1岁时才稳定。3～4个月前的婴儿肌张力较高，2岁以下儿童巴宾斯基征阳性亦可为生理现象。

复习思考题

1.在人体上指出锁骨、肩胛骨、肱骨、桡骨、尺骨的位置。

2.在人体上指出肱二头肌、肱三头肌、三角肌、肱桡肌、旋前圆肌、桡侧腕屈肌的位置。

3.在人体上指出股四头肌、股二头肌、腓肠肌的位置。

第四章

小儿推拿概述

知识目标

1.掌握小儿推拿的概念；小儿推拿调理对象、调理操作顺序、时间和调理特点。

2.掌握小儿推拿的适应证与禁忌证；熟悉小儿的生理、病理特点。

3.了解生长发育特点。

4.熟悉小儿推拿操作注意事项。

5.掌握望小儿指纹、舌诊。

6.熟悉儿科其他望诊。

7.了解儿科闻、问、切诊。

技能目标

1.通过学习儿科的四诊要点，具备运用中医传统诊法，对小儿推拿适应证初步辨证的能力。

2.养成严谨的学习态度和自学能力，能将学习内容前后贯串结合。

德育目标

通过学习小儿推拿概述，树立起关爱小儿、为小儿服务的理念。

第一节　推拿知要

一、小儿推拿疗法的含义

小儿推拿疗法即医生用手触及小儿肢体的某些部位和穴位，根据病情的不同采取不同的手法操作以求达到疏通经络、调和气血、平衡阴阳、促进机体的自然抗病能力的防病治病方法。

二、小儿推拿发展简史

小儿推拿疗法是一门古老的医疗学科，是祖国医学宝库重要的组成部分之一，是我国劳动人民对于小儿防病治病的一种特殊调理方法。小儿推拿疗法有着其独特的风格、神奇的疗效，被愈来愈多的人们所接受。在我国有着悠久的历史，早在隋唐时期就有用推拿调理小儿疾病的记载，但没有形成一个独立完整的体系，如唐代《千金方》中记载了用五物甘草生摩膏方调理及预防小儿疾病的方法。相传宋代《颅囟经》是最早儿科专著。小儿推拿的发展经历了如下几个阶段。

1.秦汉时期——萌芽时期

小儿推拿在此时期随着推拿学和儿科学的出现而开始萌芽。首先，此时期出现了最早的儿科医生和儿科病历。

2.晋唐时期——奠基时期

隋朝的官方医学校"太医署"设有"按摩博士"。唐代的"太医署"规模更大，除按摩博士外，还设有按摩师、按摩工、按摩生等。太医署除了设有按摩科外，还有少小科。唐代孙思邈应用膏摩防治小儿疾病。

3.宋金元时期——形成前期

儿科名家钱乙结合自己的临床经验，著成了《小儿药证直诀》。该书的问世，标志着中医儿科学理论体系的建立，这也为小儿推拿学的形成与发展奠定了坚实的基础。小儿推拿方面，出现了运用掐法调理新生儿破伤风的最早记载。

4.明清时期——形成时期

小儿推拿疗法独特体系的形成是在明、清时代，当时有许多有关小儿推拿专著问世。现存最早的是明代（1601年）《小儿按摩经》又叫《保婴神术》。当时在推拿调理疾病方面已经积累了丰富的经验，形成了小儿推拿这一独特的体系。同时期的小儿推拿专著有《小儿推拿秘诀》《小儿推拿广意》《幼科推拿秘书》《保赤推拿法》《厘正按摩要术》等，使小儿推拿理论更为完善，为当时婴幼儿的医疗保健做出了很大的贡献，同时也为今天小儿推拿疗法的发展，奠定了一个良好的基础。

5.近现代——发展时期

民国时期，小儿推拿活跃于民间并得到广泛的流传和应用，小儿推拿按照各自地域流行特点和民间需求形成了各具特色的推拿流派。

中华人民共和国成立后，小儿推拿也得到了快速发展。随着中医药走向全世界，小儿推拿这一古老而新兴的学科，必将得到更为广阔的应用和发展。

三、小儿推拿的适应证与禁忌证

1.适应证

小儿推拿疗法对于小儿一般的常见病都可适用，如小儿感冒、发烧、支气管炎、肺炎、哮喘、急慢性咽炎、急性鼻炎、消化不良、厌食、腹痛、腹泻、呕吐、便秘、泌尿道感染、遗尿、扭伤、体弱多病等，疗程一般3～5天。另外，还可调理一些疑难杂症，如小儿肌性斜颈、脑性瘫痪、小儿麻痹后遗症、智力低下、小儿多动症、小儿孤独症等。

正常健康的小儿如果经常进行保健推拿，还能够增强体质、提高智力，使孩子健康、聪明、活泼。对于小儿急慢惊风、麻疹、水痘、麻痹等症也有开窍镇静、透发解肌及增长肌肉的作用。

2.禁忌证

各种出血症，如外伤出血、便血、尿血等。各种感染性疾病，如骨髓炎、化脓性关节炎等。各种急性传染病，如急性肝炎、乙型脑炎等。各种皮肤病患处。某些严重疾病，如小儿白血病、恶性肿瘤等。烧伤、烫伤及溃疡性皮炎的局部。急腹症，如胃、十二指肠急性穿孔等。有严重症状而诊断不明者。

四、推拿操作注意事项

（1）推拿室的要求：清洁卫生、温度适宜、空气流通。

（2）操作者的要求：经常修剪指甲，操作前后洗手消毒。

（3）推拿时应配合介质。

（4）小儿过饥过饱均不利于手法的疗效。

（5）小儿推拿操作程序：一般遵循先头面、次上肢、再胸腹腰背、后下肢的操作程序。也有从上肢始者，或据病情先做重点部位。明清时期小儿推拿大多男左女右。现代小儿推拿习惯只推左手。一些上肢穴位如五经（脏）、掐四横纹、揉板门、揉小天心等可同时操作两手。胸腹、腰背和下肢穴也宜对称同时操作。

（6）时间的长短：并不受严格的时间限制，每次操作时间大约20分钟。时间太短达不到阈上刺激，太长恐小儿哭闹。慢性病每日操作1次，或每周2～3次，以周或月为疗程。急性病可每日操作1～2次，1～3日为一疗程。

（7）现代普遍认为小儿推拿对6岁以下儿童有较好效果。临床上14岁以下儿童都可适用小儿推拿。

五、推拿介质

在进行推拿的时候，使用了介质，会让小儿更舒服、更加配合，还能防止手法损伤皮肤，而且一些特性的介质还有增强推拿效果的作用。常用的介质有以下几种。

（1）清水：清水有清凉肌肤和退热的作用，一般用于外感热证。

（2）滑石粉：医用滑石粉或爽身粉，一年四季皆可用之。能滑润皮肤，防止小儿皮肤破损。

（3）薄荷水：新鲜薄荷叶适量，用水浸泡后，滤汁去渣，即可应用。夏天多用，有滑润皮肤、清热解表的作用。

（4）姜水：将生姜切碎、捣烂或用料理机粉碎后滤汁去渣，然后加入适量的水，便可应用，冬春季节可用。有滑润皮肤、温阳散寒、发汗解表的作用。

（5）葱水：葱白切碎或用料理机粉碎后滤汁去渣，即可应用，多在冬春季节使用。有滑润皮肤、散寒解表的作用。

（6）鸡蛋清：鸡蛋1至2个，取蛋清使用。有润滑皮肤、清胃热的作用。

（7）麻油：它是古代常用的润滑剂，我国民间多用于刮法推拿中。有滑润皮肤、温通经络的作用。

（8）冬青油：具有温经散寒和润滑作用，常用于软组织损伤以及小儿虚寒性腹泻。

（9）山茶油：山茶油具有润肤护肤、滋养秀发、消炎杀菌止痒等功效。有效缓解预防婴儿尿疹、湿疹，能消红、退肿，特别适用于婴幼儿摔伤、碰伤，安全有效。婴儿胀气，可取山茶油轻敷于腹部并按摩，可消除腹部胀气。

第二节　小儿生理病理及生长发育特点

一、解剖学认识

（1）呼吸系统：婴幼儿没有鼻毛，鼻黏膜柔弱且富有血管，故易受感染，感染时鼻黏膜充血肿胀，常使狭窄的鼻腔更加狭窄，甚至闭塞，发生呼吸困难。鼻窦在新生儿时只有始基，或未发育，到青春期后才发育完善，由于年幼儿鼻窦发育较差，故虽易患上呼吸道感染，但极少引起鼻窦炎。肺脏弹力组织发育差，血管丰富，毛细血管及淋巴组织间隙较宽，间质发育旺盛，肺泡数量较少，肺含气量相对较少，故易发生感染。

（2）消化系统：新生儿及婴儿的食管缺乏腺体，弹力纤维和肌层发育不全，胃呈水平位，贲门较宽，且括约肌不够发达，所以容易发生呕吐或溢乳。小儿胃黏膜血管丰富，腺体和杯状细胞较少，分泌的盐酸和各种酶均比成人少。小儿肠管相对较长，肠壁薄，黏膜富于血管，通透性好，故利于吸收。但肠壁屏障功能差，肠腔内毒素易通过肠壁进入血液，引起中毒症状。

（3）心血管系统：新生儿期迷走神经张力较高，兴奋迷走神经，如吸吮、恶心、呕吐等均可出现心动过缓，故新生儿期窦性心率的频率极不稳定。年龄愈小，心率愈快，血流速度也愈快。

（4）泌尿系统：小儿肾脏相对较大，下端位置较低，肾盂及输尿管比较宽，管壁肌肉及弹力纤维发育不完全，容易扩张并易受压及扭曲而导致梗阻，造成尿潴留，引起泌尿系感染。女婴尿道很短，外口暴露且接近肛门，易受细菌污染。男婴尿道较长，但常有包茎，积垢时也可引起细菌上行性感染。

（5）造血系统：小儿出生后主要是骨髓造血。出生后前5年，所有骨髓均为红髓，全部参与造血，以满足生长发育需要。以后随年龄增长，黄髓增多而红髓相应减少。

二、生长发育特点

适用于小儿推拿的年龄分期有新生儿期、婴儿期、幼儿期、学龄前期和学龄期。

（1）新生儿期：从出生到28天为新生儿期。此期对新生儿的喂养、保暖、隔离、消毒、护理、防止皮肤黏膜损伤等方面都应特别注意。由于此期在生长发育和疾病方面具有非常明显的特殊性，且发病率高，死亡率也高。

（2）婴儿期：从出生后第28天到一周岁为婴儿期，亦称乳儿期。对营养需求高，各系统器官的生长发育虽然也在持续进行，但是不够成熟完善，尤其是消化系统常难以适应大量食物的消化吸收，容易发生消化道功能紊乱。故应注意合理喂养，按时进行各种预防接种，增强抗病能力。

（3）幼儿期：从一周岁到三周岁为幼儿期。此阶段消化系统功能仍不完善，营养的需求量仍然相对较高，而断乳和转乳期食物添加须在此时进行，因此适宜的喂养仍然是保持正常生长发育的重要环节。此期小儿对危险的识别和自我保护能力都有限，因此意外伤害发生率非常高，应格外注意防护。由于户外活动增多，接触感染机会增加，因此小儿急性传染病的发病率高，应做好预防保健工作。并应重视对幼儿的早期教育。

（4）学龄前期：从三岁到六或七周岁。此时体格生长发育速度已经减慢，处于稳步增长状态；而智力发育更加迅速，知识面能够得以扩大，自理能力和初步社交能力能够得到锻炼。理解和模仿能力强，语言逐渐丰富，对周围新鲜事物好奇心大，常因不知危险而发生意外，因此要防止中毒、跌扑等意外事故的发生。

（5）学龄期：从六或七周岁到十二周岁。此期已能适应复杂的学校和社会环境，体格生长速度相对缓慢，除生殖系统外，各系统器官外形均已接近成人。智力发育更加成熟，可以接受系统的科学文化教育。

三、小儿的生理特点

1.脏腑娇嫩、形气未充

脏腑指五脏六腑；形气指形体结构、精血、津液和气化功能。

所谓脏腑娇嫩、形气未充是指小儿出生以后，五脏六腑都是娇嫩的，其形体结构、四肢百骸、筋骨筋肉、精血津液、气化功能都是不够成熟和相对不足的。具体表现在肌肤柔嫩、腠理疏松、气血未充、脾胃薄弱、肾气未固、神气怯弱、筋骨未坚等方面。这种生理现象主要表现于三岁以下的婴幼儿。

从脏腑娇嫩的生理特点表现来说，五脏六腑的形气皆属不足，但其中以肺、脾、肾三脏表现更为突出，而心、肝两脏相对有余。根据小儿五脏三不足两有余的特点，可以进一步认识小儿生理特点在脏腑中的表现。

（1）小儿脾常不足：这是针对小儿脾胃薄弱而言，脾胃后天之本主运化水谷精微，为气血生化之源，小儿发育迅速，生长旺盛，营养精微需求相对要多，而小儿脾胃薄弱，运化未健，若稍有饮食不节，饥饱不适宜损伤脾胃而生病，故小儿有脾常不足的生理特点。

（2）小儿肺常不足：这是针对小儿卫外功能不足而言，肺主皮毛，肺脏娇嫩，卫外不固，而易为外邪所侵，故小儿比成人更易患时行疾病，同时脾与肺为母子关系，脾之运化赖肺气散布以滋养，肺之气化赖脾之精微而充养，小儿脾胃薄弱，肺气也薄弱，故小儿有肺常不足的生理特点。

（3）小儿肾常不足：这是针对小儿气血未充肾气未固而言，肾为先天之本，肾中元阴元阳为生命之根，各脏腑之阴取自于肾阴之滋润，各脏腑之阳依赖于肾阳之温养，小儿生长发育、抗病能力以及骨髓、脑髓、发、耳、齿等正常发育与功能皆与肾有关。小儿出生，发育不够成熟，脏腑娇嫩，气血未充，肾气未盛，先天有五迟五软等疾病，病后易出现肾气虚衰，阴盛格阳证，故小儿有肾常虚的生理特点。

（4）小儿肝常有余：小儿五脏六腑之气血均属不足，所谓肝常有余，不是指小儿肝阳亢盛的病理概念，而是指小儿生长旺盛易动肝风而言。

（5）小儿心常有余：所谓小儿心常有余同样不是指小儿心火亢盛的病理概念，而是指小儿发育迅速，心火易动而言。

2.生机蓬勃、发育迅速

生机指各种活动机能；发育指生长过程。

小儿时期机体各组织器官的形态发育和气化功能都是稚弱而不够成熟完善的，但又是不断成熟和完善并向成人方向发展的。这好比旭日东升，草木方萌，蒸蒸日上，欣欣向荣。小儿为稚阴稚阳之体，生长发育迅速，机体对水谷精气的需要比成人更迫切。

四、小儿的病理特点

小儿的病理特点，主要表现在发病容易、传变迅速和脏气清灵、易趋康复几个方面。

1.易于感触、易于传变

易于感触，即小儿容易感染病邪，发病容易。由于小儿脏腑娇嫩，形气未充，阴阳二气均属不足，因此，在病理上不仅发病容易而且传变迅速，年龄越小，越为突出。小儿肌肤疏薄，脾胃不足，抗病力弱，加上寒暖不能自调，饮食不知自节，一旦调护失宜则易于感触病邪，特别是肺脾肾三脏病证最多。易于传变，即小儿病后容易发生变化，传变迅速。小儿脏腑娇嫩，内脏精气未充，感邪之后最易传变。

2.易虚易实、易寒易热

虚实主要是指人体正气强弱与病邪的盛衰而言。"邪气盛则实，精气夺则虚"。小儿患病以后实证可以迅速转化为虚证或者虚实并见、正虚邪实、虚实错杂的证候。寒热主要是指疾病病理表现两种不同的证候。小儿为纯阳之体，发育旺盛，易患时行疾病，并易从热化。但小儿毕竟脏腑薄弱，气血未充，邪气易实，正气易伤，故热病又易寒化。特别是阳虚之体，更易寒从内生，而出现阴寒内盛之征。

3.脏气清灵、易趋康复

小儿体禀纯阳，生机蓬勃，又少七情之害，脏气清灵，反应灵敏，疾病比较单纯，故小儿患病以后，只要辨证正确，调理及时，护理仔细，也易康复。张景岳《景岳全书·小儿则》说："其脏气清灵，随拨随应，但能确得其本而撮取之，则一药可愈，非若男妇损伤积痼痴顽者之比。"

第三节　儿科四诊

四诊即望、闻、问、切四种诊察疾病的方法。由于小儿具有独特的生理病理特点，疾病的表现形式也常与成人有所不同，所以儿科四诊有它自己的特点。儿科疾病的诊察，与其他各科一样，也应当望、闻、问、切四诊合参。但是，由于小儿的生理、病理特点，四诊应用有其特殊情况。闻诊诊察范围有限；婴幼儿不会叙说病情，较大儿童的主诉也不一定可靠；切脉按诊易因小儿啼哭叫闹而受到影响。所以，历来儿科医家在四诊中最为重视望诊。现代在传统四诊的基础上，又在不断尝试将听诊器、化验检查、影像学检查等诊察方法取得的疾病信息资料，充实到四诊检查结果中来，正是摸索宏观辨证与微观辨证相结合的新型辨证方法。

一、望诊

（一）望神色

望神色是指观察小儿精神状态和面部气色两个方面。

1.精神状态

凡精神振作，两目有神，表情活泼，面色红润，呼吸调匀为气血调和健康的表现，虽或有病也多轻浅易愈。

反之，精神萎靡，两目无神，面色晦暗，疲乏嗜睡，表情呆滞或痛苦烦躁、呼吸不匀，为有病且病情较重的表现。若神知昏迷、谵语则病情危重。

2.面部气色

一般以五色主病和五部配五脏的方法来进行望面色的。

（1）五色主病

① 面呈白色：多为寒证、虚证。若面白浮肿，为阳虚水泛；面色惨白、四肢厥冷为阳气暴脱；面白无华、唇色淡白为血虚；外感初起，风寒束表，也可见面色苍白。

② 面呈红色：多为热证。面红耳赤、咽痛脉浮为风热外感；面颊红赤、唇红口臭，多为食积化热；午后颧红，多为阴虚内热；面红兼见皮疹或如涂丹，为风热挟毒，血分有热；面赤隐青，双目窜视，为热极生风。新生儿面色红嫩为正常。

③ 面呈黄色：多为脾虚或湿盛。面色萎黄，肌瘦腹胀，为疳积之证，属脾虚失运；面黄而垢，见于暑夏，或伴发热吐泻，为感受暑湿；面黄发热，舌苔黄腻，多为湿温；面目鲜黄如橘皮色，为黄疸，属湿热阳黄；面目晦黄如烟熏色，亦为黄疸，属寒湿阴黄；面黄无华，伴白斑，多有寄生虫。

④ 面呈青色：多为寒证、痛证、瘀证、惊风或惊恐之证。面色青白并见乍青乍白、皱眉痛苦，多为里寒腹痛；面青晦暗、神昏抽搐为惊风或癫痫发作；面色青灰、两目呆视要注意惊风先兆；面青唇紫呼吸急促为肺气闭塞，气血瘀滞；面色青灰惨白、呼吸微弱、冷汗肢厥为心阳欲脱之危证。

⑤ 面呈黑色：多为寒证、痛证、水饮之证。面色青黑、手足逆冷，多属阴寒；面色青紫发黑或兼见腹痛呕吐，应注意食物中毒；面色青黑惨暗，多属肾气衰绝，病情危重。

（2）五部配五脏：一般以左腮主肝，右腮主肺，额上主心，鼻主脾，颌主肾，结合五色之变化，来推测脏腑寒热虚实的变化。

（二）望形态

指观察病儿的形体与动态。

1.望形体

包括头囟、躯体、四肢、毛发、指、趾。

检查时应按顺序观察。凡发育正常，筋骨强健，肌丰肤润，毛发黑泽，姿态活泼，皆是健康的表现。若筋骨软弱，肌瘦形瘠，皮肤干枯，毛发萎黄，囟门逾期不合，或囟陷、囟填、囟隆，解颅，鸡胸，龟背，神态呆滞者为病态。

（1）望头部：头方发稀，囟门闭迟，或头大颈细，头发枯黄为先天不足，后天失养，多见于疳证、五迟证；囟门宽大闭迟，颅缝开解，眼珠下垂，是为解颅，或因先天不足或因风痰所致；囟门高隆，多伴抽搐、呕逆，为风火痰上攻；囟门凹陷，眼眶凹陷，多为腹泻耗伤气虚液脱；头面眼睑浮肿，多为阳水；耳垂、腮颊肿胀，多为痄腮、湿毒蕴结所致。

（2）望胸腹：胸骨突出形如鸡胸者为鸡胸，多属于先天不足、后天失养；肌肉消瘦，肚大青筋或肚腹凹陷如舟，均属于疳证；肚腹胀大明亮有水为腹水之证；脐部凸隆为脐疝；脐部湿疹为脐湿；脐部湿烂红肿为脐疮。

（3）望腰背：脊背弯曲后凸为龟背，多因先天不足，发育不良；腰背凹陷成坑或膨出，亦因先天不足或因后天失养，多属疳证。

（4）望四肢：下肢浮肿为水肿；关节红肿为痹症；外伤或跌仆后，某一肢体肿大为扭伤，若疼痛难忍者应注意骨折。

（5）望肌肤：皮肤面目皆黄为黄疸，色鲜艳者为阳黄，色晦暗者为阴黄；皮肤浮肿为水肿；皮肤干燥皱瘪为津液耗伤；肌瘦肤皱，面貌如老人者多为先天不足后天失养所致。除此之外，还应注意肌肤局部的变化情况，如红肿，化脓等，范围大者为痈，范围小者为疖；漫肿无头深入肌层而皮服颜色不变者为疽；若局部皮肤红赤如丹游走不定者为丹毒。

（6）望指趾：爪甲的形色可推断气血的盛衰。正常的小儿气血充盈，爪甲红润光泽，如指甲苍白无华、质脆软为气血亏虚，指甲青紫为气滞血瘀；指端肥大如杵状为肺气不足、心气失养。

2.望动态

包括身体各部位的动静姿态、变化。正常健康小儿身体各部位发育正常、活动自如，无痛苦不适的表现。若发育异常，活动不适，皆为病态。另：小儿喜搓眼—肝风；揉耳—肾阴不足；抠嘴—脾胃湿热；抠鼻—肺热。

（三）审苗窍

是指观察目、鼻、耳、口、舌、前后二阴的变化。苗窍是脏腑的窗口，审苗窍可知脏腑的变化。

（1）察目：目为肝之窍，五脏六腑之精皆上注于目，所以审查眼目对于推测脏腑气血虚实寒热很有价值，首先要望眼神，"神者，目中光彩是也。"健康的小儿反应灵敏，神采奕奕，是脏腑气血充盈，精力充沛的表现。若两目无神，神色呆滞，或闭目不视，或欲闭不闭，欲开不开，反应迟钝，是脏腑气血受损的病态表现。

除此之外，还要注意观察两目的白睛、瞳子、眼睑等的变化

白睛红赤为热，或因风热外感，或因肝火上冲；白睛出血为热伤血络；白睛黄染均为黄疸；白睛有蓝斑为虫证所致；瞳子散大或缩小多为肝肾衰败，正气欲脱；两侧瞳子大小不等或不圆为内闭外脱之证候；黑珠下落，白睛显露多为肾衰水阻常兼解颅；黑睛白翳为肝肾不足，目睛上窜斜视为惊风之证。

（2）察眼睑：眼睑下垂，开合无力为脾虚，睡中露睛，眼睑半开半合亦属脾虚；眼睑浮肿为风水；目眶凹陷为阴液耗伤；眼结膜苍白为气血不足；眼结膜红肿赤烂为风湿上攻或肝火上炎；目赤畏光、泪水汪汪常为麻疹先兆；目内外眦赤痛为心火；睑缘赤烂为脾热。

（3）察鼻：鼻为肺之窍，鼻窍的变化常反映肺系的变化。鼻塞流清涕为风寒郁表，肺卫失宣；鼻流浊涕为风热犯表，肺失清肃；鼻窍干燥或干裂为外感风燥肺失清润，亦为肺热伤津之证。鼻孔出血为鼻衄，多属于肺热伤络；鼻内生疮，糜烂多为肺火上炎；鼻翼扇动为肺闭之证；麻疹患儿鼻准部出现三五疹点为麻疹出齐之象。鼻黄为脾虚、湿热，鼻白为气血亏虚，鼻红为脾肺有热。

（4）察耳：耳为肾之窍，又为肝胆经所绕，故耳窍的变化与肝胆肾的疾病关系密切。健康的小儿耳窍丰厚，颜色红润，乃先天肾气充沛的表现；反之则肾气不足或体质较差，如早产儿的耳窍即较薄而紧贴两颞、耳周轮廓不清。耳内流脓疼痛为肝胆风火上扰；耳背络脉隐现，耳尖发凉兼身热多泪常为麻疹先兆；若以耳垂为中心漫肿红热，常为痄腮。耳轮淡白为气血亏虚；耳郭瘦小而薄为先天亏损肾气不足。

（5）察口：包括口腔、唇、龈、齿、咽喉等。

① 口唇：脾开窍于口，其华在唇，又手足阳明经脉环绕口唇，故口唇的变化常反映脾胃的病变。唇色淡白为脾虚血亏；唇色红赤为脾胃积热；唇色深红为热盛伤阴；唇色青紫为气滞血瘀，亦主寒证；口唇红肿溃烂为脾胃火热上炎；口舌生疮或糜烂，亦多脾胃火热上炎或兼心火；满口白屑状如雪花为鹅口疮，多为脾胃湿热上蒸；口腔两颊部黏膜有白色小点，周围红晕为麻疹黏膜斑，预示出麻疹。口角流涎波及两颐称为滞颐。口唇干裂为津液损伤；新生儿撮口不能吸吮为脐风。

② 齿龈：齿为骨之余，为肾所主。齿龈为阳明经脉分布之处，属胃，故齿龈的变化常反映肾与胃的病变。牙齿逾期不出或稀疏细小，多为肾气不足。新生儿牙龈有白色的斑块影响吮乳，俗称板牙，齿龈红肿溃烂多为胃火上冲；齿龈出血为胃火伤络或脾虚不摄；齿龈干燥为津液受伤，见于热病后期；牙关紧闭为惊风

之症或惊风先兆。睡中啮齿为胃热或虫积。

③ 咽喉：咽喉是肺胃之门户，常反映肺胃的病变。咽红常因外感所致，风热居多；咽红乳蛾或乳蛾脓点多属外感风热，内蕴积热；咽喉红肿且灰白假膜附着不易拭去者为白喉，由肺热阴虚复感时疫所致。

（6）察舌：舌诊是四诊中重要的部分，它不仅反映心经的病变，而且反映疾病的表里、进退、寒热、虚实、脏腑气血的变化，察舌包括观察舌体、舌苔、舌质等。

① 舌体：舌体胖大，板硬麻木为木舌，皆多属心脾积热；舌下肿起形如二舌为重舌；舌体伸出于外，收回缓慢为吐舌；舌体伸出于外，来回拌动不灵为弄舌，为心经有热或心气不足，或先天不足。舌体胖嫩而有齿痕多为脾肾阳虚或有水饮痰湿内阻；舌体肿大青紫可见于中毒；舌体强硬转动不灵多为肝热动风；舌体短缩干绛多为热伤阴液。

② 舌质：舌质淡白为气血亏虚；舌质红紫，舌上红刺为热入营血，阴血受损；舌质紫暗或有瘀斑为气血瘀滞；舌起粗大红刺，状如杨梅者，常为猩红热。

③ 舌苔：舌苔色白为寒；舌苔色黄为热；舌苔色黑而燥为热盛；舌苔色黑而滑为寒盛；舌苔薄少为邪少；舌苔厚腻为邪盛；舌苔厚薄的变化，常反映疾病病邪进退的变化；苔黄腻为湿热；花剥苔为胃之气阴不足。须辨别染苔。

（7）察二阴：是指观察前后二阴，前阴包括生殖器和尿道口。男孩肾囊不松不紧，稍有色素沉着是肾气充沛、健康的表现。若阴囊松弛，多为体虚或发热之象；阴囊紧缩为寒，阴囊时膨时收，因啼哭膨甚者为疝气；阴囊肿大，明亮为水肿所致；尿道口红肿属湿热；女孩前阴红赤而湿多属下焦湿热；前阴瘙痒潮热应注意蛲虫；肛门灼热为下焦湿热；肛门脱出为脱肛，多因中气下陷；肛门翻出为翻肛，为大肠积热；肛门开裂出血为肛裂；新生儿肛门及会阴部大片红赤为红臀，因为湿热所致。

（8）察二便：是指观察大小便的变化。

① 大便：健康小儿的正常大便一般为色黄而干湿适中，一日一至二次或一二日一次。凡大便燥结或形如羊屎为里热内结或为阴虚内热；大便稀薄泄泻为腹泻，有寒热虚实之分；大便泄泻稀薄清冷夹有泡沫为风寒，大便泄泻黄浊臭秽为湿热；若暴注下迫则热盛；大便泄泻夹有白色凝块或食物残渣为食滞；大便泄泻清冷或溏稀兼见面白肢冷纳呆神倦为脾肾两虚；大便下利赤白黏冻，腹痛，里急解之不爽为痢疾，以湿热多见；婴儿大便下血或果酱样，哭闹不安，要注意肠套叠。

② 小便：一岁以内小儿小便较多。小便黄短涩痛主热为湿热下注，膀胱不利；

小便清长，夜尿较多，为肾阳不足，膀胱气化不利；小便浑浊如米泔之水为脾胃虚弱，乳食积滞；小便深黄而短为湿热内蕴，黄疸之证；小便深红而少为湿热伤络血尿之证；小便不利多见于水肿；小便频数属尿频，睡中遗尿为遗尿。

（四）看指纹

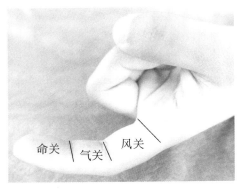

图4-1

看指纹是儿科特有的一种诊断方法，用于三岁以下的婴幼儿。指纹是指小儿两手虎口至食指两侧的浅静脉，按部位分为风、气、命三关：风关——指掌第一节；气关——指掌第二节；命关——指掌第三节（见图4-1）。

诊察时，医生用一手握住患儿食指，用另一手拇指轻轻沿小儿食指桡侧从命关推向风关，以观察指纹显露情况。

正常小儿指纹多数为红黄隐隐在风关之内，若发生疾病，指纹的显露则发生变化，主要有浮沉、色泽、部位几个方面。

（1）指纹的浮沉：浮指浮露易见；沉指沉隐难见。指纹浮露主表，主外感新邪。

（2）指纹的色泽：鲜红而嫩者主外感风寒；红艳而深者主外感风热；红而紫者主邪热炽盛；红紫而滞者主热瘀血滞；青色为惊风或痛证；色淡为虚。

（3）指纹的部位：指纹现于风关病轻浅易治；现于气关病转重转深；现于命关病情更为深重。若直透指甲，称为"透关射甲"，病情多危重。

指纹辨证纲要：三关测轻重、浮沉分表里、红紫辨寒热、淡滞定虚实。

1.三关测轻重

根据络脉在食指三关出现的部位，可以测定邪气的浅深，病情的轻重。

（1）指纹显于风关：是邪气入络，邪浅病轻，可见于外感初起。

（2）指纹达于气关：是邪气入经，邪深病重。

（3）指纹达于命关：是邪入脏腑，病情严重。

（4）指纹直达指端（称透关射甲）：提示病情凶险，预后不良。

据现代研究，心气心阳虚衰和肺热病患儿，大多数指纹向命关伸延，这是由于静脉压升高所致。因指纹充盈度与静脉压有关，静脉压愈高，指纹充盈度就愈大，也就愈向指尖方向发展。血虚患儿由于红细胞及血红蛋白减少，则指纹变淡。

2.浮沉分表里

（1）指纹浮而显露：为病邪在表，见于外感表证。因外邪袭表，正气抗争，鼓舞气血趋向于表，故指纹浮显。

（2）指纹沉隐不显：为病邪在里，见于内伤里证。因邪气内困，阻滞气血难于外达，故指纹沉隐。

3.红紫辨寒热

指纹的颜色变化，主要有红、紫、青、黑、白等。

（1）指纹偏红：属外感表证、寒证。因邪正相争，气血趋向于表，指纹浮显，故纹色偏红。

（2）指纹紫红：属里热证。因里热炽盛，脉络扩张，气血壅滞，故见紫红。

（3）指纹青色：主疼痛、惊风。因痛则不通，或肝风内动，使脉络郁滞，气血不通，故纹色变青紫。

（4）指纹淡白：属脾虚、疳积。因脾胃气虚，生化不足，气血不能充养脉络，故纹色淡白。

（5）指纹紫黑：为血络郁闭，病属重危。因邪气亢盛，心肺气衰，脉络瘀阻，故见紫黑。

一般来说，指纹色深暗者，多属实证，是邪气有余；纹色浅淡者，多属虚证，是正气不足。故《四诊抉微》说："紫热红伤寒，青惊白主疳。"

4.淡滞定虚实

（1）指纹浅淡而纤细者，多属虚证。因气血不足，脉络不充所致。

（2）指纹浓滞而增粗者，多属实证。因邪正相争，气血壅滞所致。

二、闻诊

闻诊是指医生用听觉和嗅觉来诊察疾病的一种诊断方法，主要包括听声音和嗅气味两个方面。

（一）听声音

是根据小儿的啼哭、呼吸、咳嗽及语言等声音的高亢、低微的不同来分辨疾病的寒热虚实。

1.啼哭声

正常健康小儿啼哭之声洪亮而长，有泪。

腹痛引起啼哭，声音尖锐，忽缓忽急，时作时止；若啼哭声尖锐阵作，伴呕吐及果酱样或血样大便，须考虑肠套叠；哭叫拒食，伴流涎烦躁，多为口疮；哭声嘶哑，伴吸气不利，多为咽喉肿痛；每每夜间啼哭为夜啼；哭声低弱目干无泪为气阴衰竭。

2.咳嗽声

咳声重浊，痰液稀白，鼻塞流涕，为外感风寒；咳声轻扬，痰液黄稠，鼻流黄涕，为外感风热；干咳或咳嗽少痰，咳声高亢，声音嘶哑，痰稠而黏，为外感风燥；咳嗽气粗，痰黄伴喘，为痰热壅肺；咳嗽而喉间痰鸣，为痰湿阻肺；咳声低而嘶哑或干咳无痰，为肺阴不足；咳声低而微，面白痰稀，为肺气不足。

实证咳声高亢，虚证咳声低微。另外，百日咳为连声咳嗽，咳嗽末有鸡鸣样回声；白喉或喉炎咳声多嘶哑或如犬吠样，多伴有吸气困难。

3.呼吸声

正常小儿呼吸均匀平和，快慢适中。新生儿时期呼吸可偶见不均，若无病状，亦属正常。

呼吸异常多反映肺肾的病变。

呼吸气粗，甚则喘促气急、痰鸣，是肺气闭塞，多主邪实；呼吸气弱，喘促气短，为肺肾衰竭；哮喘无力，动则甚为肾虚不纳。

（二）嗅气味

指嗅病儿口中气味及大小便、痰涎、汗液、呕吐物等的气味。

1.口中气味

口气臭秽，多为肺胃积热上蒸，可见于积滞、口疮、牙疳等证；口气酸腐，多因伤食；口气腥臭，多见于血证；口气腥臭兼吐脓痰带血，多属肺痈。

2.大小便气味

大便臭秽黏腻异常，多因湿热积滞；大便酸腐，多因伤食；大便臭味不显，兼下利清谷，为脾胃虚寒；大便腥臭为脾虚湿盛；小便气味腥臭，多因湿热下注；小便清长少味，多属脾肾阳虚。

3.呕吐物气味

吐物酸腐，多因食滞化热；吐物臭秽，多因肠道气机阻滞，粪气上逆。

4.痰涎气味

痰涎腥臭多属肺痈。

5.汗液气味

汗液热臭，多因积热熏蒸；汗液无气味，多因阴阳失调。

三、问诊

问诊是通过病儿或其家长、亲属、保育员等知情人员，询问患儿病情的一种诊断方法。

（一）问年龄

应详细询问患儿实足年龄，二岁以下应问明实足年月龄，新生儿应问明出生天数。

在临床上一些疾病的发病年龄有以下特点：脐风、胎黄、脐湿、脐疮、脐血等见于出生一周内；鹅口疮、脐突、夜啼等多见于新生儿和乳婴儿；腹泻多发于婴幼儿；肾炎多见于幼童或儿童。

某些传染病也与年龄有关，如：麻疹多发于出生六个月以后；水痘、百日咳、白喉等在学龄前期多见。

十二岁以后小儿所患疾病基本上接近于成人。

（二）问病情

包括询问病症及其持续时间，病程中的病情变化，可以引发的因素等。

1.问寒热

小儿发热可通过体温计测量或通过接触的感觉测知。小儿恶寒可以从患儿姿态的改变来测知。

年龄较大的儿童可直接问出寒热的问诊内容，主要包括寒热的甚微、进退、发作的时辰、季节、持续的时间以及汗出的有无。

发热有汗为外感风热；寒热往来为邪郁少阳；但热不寒为里热、为阳盛；但寒不热为里寒、为阳虚；大热大汗兼见烦渴为阳明热盛；发热持续，热势高，面黄苔厚为湿热蕴滞；发热而汗出即解，舌苔薄者为时邪外感；发热而汗出不解，或降而复升，苔厚腻者为食滞内伤；发热不扬，早暮热势高张，或有汗或无汗，多为邪实；午后或夜间发热，低热如潮，伴有盗汗，多为阴虚；若见于夏季发热，持续不退，兼见无汗、多尿、口渴，须考虑夏季热。

2.问汗

问汗主要询问汗出的有无、多少、部位、自汗、盗汗、热汗、冷汗等。而上述汗出的情况是通过望诊观察和切诊触摸来完成的。

外感风寒，发热无汗；外感风热，发热有汗；外感暑湿，发热而汗出不透；外感秋燥，发热而无汗，皮肤干燥；内伤饮食，食滞发热，则发热有汗，或手足汗出。

自汗指不分寤寐皆自汗出，动则尤甚，多为阳气虚弱，营卫不和，表卫不固；盗汗指寐则汗出，寤则汗止，自己全然不觉，多为阴血亏损；热汗指汗出而热气蒸腾，多为里热熏蒸；冷汗指汗出湿冷，多为阳气虚衰。

3.问头身

是指询问患儿头身各部位的痛痒不适和活动情况。

4.问胸腹

是指询问患儿胸腹疼痛胀满等情况。

5.问睡眠

是指患儿睡眠的时间、安睡的程度等。

6.问二便

是指询问患儿一日内大便小便的数量、次数、性质、颜色，以及排便时的感觉。

7.问饮食

是指询问患儿饮食和饮水的情况。

8.问其他

指除上述之外，与疾病有关的诸方面，与发病有关的可能因素，如事物、药物、外界刺激、异物异声、突然的惊吓等。

（三）问个人史

指询问患儿个人的生产、喂养、发育、预防接种史等。

四、切诊

切诊是指通过医生用手对患儿身体某些部位进行触摸的感觉以及患儿的反映，来诊察疾病的一种方法。包括脉诊和按诊两方面。

（一）脉诊

小儿寸脉部位较小，采用一指定三部的方法。

小儿的脉较成人为快，随着小儿岁数的增长，脉搏次数相对减少，如按成人正常呼吸定息计算，初生婴儿合成人每次呼吸脉搏7～8次（120～140次/分），一至三岁儿合成人每次呼吸脉搏6～7次（110～120次/分），四岁至六岁儿合成人每次呼吸脉搏6次（110次/分），七岁儿合成人每次呼吸脉搏5次（90次/分），十二岁以上与成人相同。小儿脉搏次数，每因哺乳、啼哭、走动等而激增，故睡眠安静时诊察最为准确。

历代医家，对小儿脉法以浮、沉、迟、数、弦、滑六脉为基本脉象，来辨别疾病的表里、寒热、虚实以及邪正的盛衰。

（1）浮脉：浮脉主表，属阳，其病在外。有力为表实，无力为表虚。临床上一般多见浮数之脉。若脉浮而重按不现者为正气将绝，属危候，下痢见脉浮者，为逆证。

（2）沉脉：沉脉主里，属阴，其病在内。有力为里实，无力为里虚。临床上有食积气滞者，多见沉脉，对于体质虚弱者，其脉象多沉细无力。

（3）迟脉：迟脉多见于寒证。脉迟而有力为寒滞实证，迟而无力为虚寒证。

（4）数脉：数脉多见于热证。数而有力为实热，数而无力为虚热，浮而数为表热，沉而数为里热。

（5）弦脉：弦脉多见于肝胆疾患。临床急惊之脉多见弦数，各种痛证亦见弦脉。

（6）滑脉：滑脉主痰饮、食积。如小儿消化不良，多见滑脉，痰热内结多滑而数，痰食多为沉滑，风痰多为浮滑。

（二）按诊

按诊就是医者用手触摸和按压患儿的皮肤、头、胸、腹、背、胁、四肢等部位，以诊察病症的一种方法。

（1）按头面：包括检查小儿头面的大小、凸凹、紧张程度以及头囟和囟缝的闭开情况，头颅骨的坚硬程度等。

① 囟陷者：按之软弱，气虚较甚；按之干瘪，阴虚较甚。

② 囟填者：按之紧张为风火痰热上冲，肝火上亢；热盛生风之候，因此可根据囟门的凸隆的程度和按触紧张的强弱来测知疾病的急缓，如高隆而按之如弓者，病情凶险。

（2）按颈腋：主要触摸颈项部及腋下有无结节包块。

（3）按胸腹：检查胸部有无鸡胸及有无龟背等情况。

（4）按腹部：主要检查有无包块，是否胀满，有无疼痛。

（5）按四肢：主要检查四肢温凉，肌肉结实与软弱，关节活动，下肢皮肤凹陷等情况。四肢厥冷属阳气虚弱或阳气不达，手足心发热而兼全身发热多为外感发热或阳热之证；四肢肌肉软弱松弛为脾气虚弱气血失养；肌肉萎缩也为脾虚，或属疳证，或热病后遗症，小儿麻痹后遗症；肌肉瘫痪或软弱无力，肌肉萎缩松弛或关节僵硬，肌肉紧张均为热证伤津，耗气，气阴亏损以致筋脉失养产生后遗症。

（6）按皮肤：主要检查皮肤温凉及汗湿干燥情况。皮肤汗多为阳气不足；肤热无汗为热闭于内；肤热汗出为热熏于外；皮肤干燥、干瘪不起为吐泄阴液耗脱之证。

（三）辨斑疹

斑和疹是见于皮肤黏膜的两种疾病体征。凡形态大小不一，不高出皮面，颜色红紫，压之不退色的称之为斑，凡形小如粟米，高出皮面，周围有红晕，压之退色的称之为疹。一般来说，斑属于血分，为热入血分或气不摄血所致；疹属气分，为风热郁于肺卫发于肌肤，同时扰动营血所致。斑和疹多见于外感温病和许多传染病的病程之中，是湿热邪毒外透的一种表现，其疹宜松活而不宜紧束，宜散在稀疏而不宜密集成片。

（1）斑：小儿温病发斑可见于流脑、流行性出血热、败血症等疾病。斑点稀少而斑色红艳为热毒较轻；斑点大片而斑色红紫为热毒较重，病多危重；杂病发斑可见于紫癜等疾病；斑色淡者为气不摄血，斑色深者为血分热盛。在临床上，一般斑色红艳而鲜者为初发，斑色紫暗而晦者为久发。

（2）疹：包括细疹、疱疹、风团等。细疹，疹点细小如麻粒，色红，可发于全身，主要有麻疹、风疹、幼儿急疹、烂喉丹痧等。

复习思考题

1.如何理解小儿的脾常不足，肝常有余？

2.小儿"纯阳"之体的具体含义是什么？

3.小儿的发病原因有哪些？

4.面部望诊有何作用？方法有哪些？

5.听声音中的语言声与啼哭声，应掌握寒热虚实的总原则是什么？

6.正常小儿指纹表现怎样？看指纹应怎样正确操作？

7.为什么历代儿科医家都十分重视望诊？

【第五章】常用推拿手法

知识目标

1.了解小儿推拿手法的动作结构的概念及特点；了解小儿推拿手法操作时注意事项。

2.掌握推拿手法技能的基本要求。

3.熟悉小儿推拿手法与成人推拿手法的异同点。

4.熟悉复式操作手法的动作要求。

技能目标

通过讲解、示范和操作练习，学员具有独立进行小儿推拿手法操作的能力。

德育目标

具有良好的协作能力，并能在练习中培养相互交流，共同进步的精神。

小儿推拿手法是以操作者的手或者借助一定的器具，在小儿身上某部位或穴位用不同的操作方法，或清（泻）、或补、或清补兼施等手法，达到疏通经络，调和气血，扶正祛邪的目的，即称小儿推拿手法。手法按传统分为单式手法和复式手法两种。

小儿推拿手法的基本要求是均匀、柔和、平稳，从而达到深透祛病的目的。均匀，是指手法动作要有节律性，不能时快时慢，用力要轻重得当，即要有轻有重。柔和，是指手法用力要灵活、缓和，要求手法轻而不浮，重而不滞；小儿最喜柔和，手法柔和是小儿推拿得以进行的基本保证。平稳，其一，指单一手法操作时，力度、频率、幅度基本保持一致；其二，指不同手法的转换不能太突然。通过均匀、柔和、平稳的操作，最后达到深透祛病的目的。手法是否深透，可以根据推拿时局部皮肤温度、皮肤柔软度、皮肤色泽及指下感觉等综合判断。

第一节　常用单式手法

推　法

可分为直推法、旋推法以及分推法。

【操作方法】

（1）直推法：直推法可分为拇指直推法和食指、中指二指直推法，分别以拇指桡侧或者螺纹面、食指和中指二指螺纹面做"线形"直线推动。直推法力度相对较轻，作用于表皮（图5-1）。

（2）旋推法：旋推法是以拇指螺纹面在穴位上做"面状"旋转推法，以顺时针方向旋转推动，力度相对较轻，作用于表皮（图5-2）。

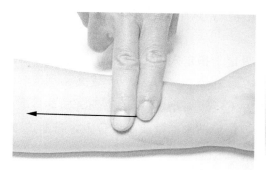

图5-1

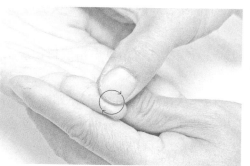

图5-2

（3）分推法：分推法是以两手拇指桡侧或螺纹面，或食指、中指二指螺纹面自穴位中点同时向两旁分向做直线推动（←·→），或做弧线推动"↙·↘"。力度相对较轻，作用于表皮（图5-3）。

【手法要求】手法快，频率为200～300次/分；手法轻，力度作用于表皮，不得挤压至皮下组织，带动皮下组织。

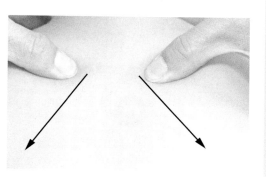

图5-3

【动作要领】

（1）直推法：用拇指着力做直推法时，主要依靠腕部带动拇指；用食指、中指并指直推时，主要依靠肘部做屈伸活动。直推时动作要轻快连续，一拂而过，如春风拂面，皮肤不发红为好。操作时必须直线进行。

（2）旋推法：施术时肩、肘、腕、掌指关节均要放松，仅拇指做小幅度的旋转推动。动作要轻快连续，犹如用拇指做摩法，仅在皮肤表面推动，不得带动皮下组织。速度较直推法稍缓慢。

（3）分推法：操作时双手用力要均匀，动作要柔和而协调，节奏要轻快而平稳。

【临床应用】推法为小儿最常用手法之一，可用于身体任何部位。手法补泻分明，直推时，向心方向直推为补法；离心方向直推为泻法；来回直推为平补平泻法。

揉　法

以手指的指端或螺纹面、手掌大鱼际、掌根着力，吸定于一定的调理部位或穴位上，做轻缓的回旋揉动。揉法可分为指揉法、掌揉法、鱼际揉法。

【操作方法】

（1）指揉法：是以中指或拇指螺纹面吸定于指定穴位上，带动皮下组织，做环形旋转揉动（图5-4）。

（2）掌揉法：是以手掌掌跟吸定于指定穴位上，带动皮下组织做环形旋转揉动。

（3）鱼际揉法：是以手掌大、小鱼际吸定于施术部位或者穴位上，带动皮下组织做环形旋转揉动（图5-5）。

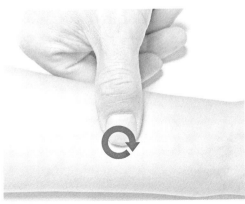

图5-4

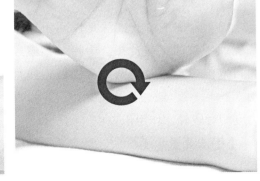

图5-5

【手法要求】手法频率为200～250次/分。揉动时手要吸住皮肤，带动皮下组织随揉而滑动，不可在皮肤上擦。

【动作要领】腕关节放松，紧贴体表，带动皮下或肌肉组织，动作应轻柔。

着力部分不能用力下压。

【临床应用】揉法为小儿常用手法之一，可用于身体任何部位。单手操作时，逆时针方向揉动为补法；顺时针方向揉动为泻法。双穴双手操作时，向里旋动为补法；单穴向外旋动为泻法。拇指与中指揉适用于全身各部位或穴位，食指、中指双指揉适用于背俞穴，鱼际揉法适用于头面部、胸腹部等部位，掌根揉法适用于腰背部、腹部及四肢部面积较大处。

拿 法

拿法可分为对拿法、握拿法。

【操作方法】拿法是以拇指与食指、中指两指相对用力，或用拇指与其余四指相对用力，在一定部位或者穴位上反复做一松一紧的提拿动作（图5-6）。

【手法要求】手法动作要缓和连贯，用力要由轻到重，不可突然用力。

【动作要领】

（1）肩、肘、腕关节要放松。

（2）操作时拇指与余指主动运动，以其相对之力进行捏提揉动。

（3）用力要由轻到重，缓慢增加，逐步深透，动作柔和、灵活。

（4）以指面着力，不能用指端与爪甲接触患儿皮肤。

（5）操作时不可突然用力或使用暴力，一拿即放。

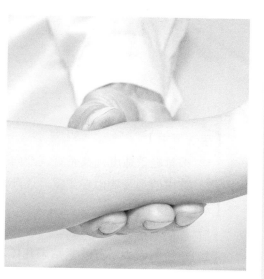

图5-6

【临床应用】主要适用于颈项、肩部、腹部、四肢部。

按 法

按法可以分为指按法和掌跟按法。

【操作方法】

（1）指按法：分为拇指按法和中指按法，分别以拇指、中指螺纹面固定于一定穴位上，逐渐用力垂直向下按压（图5-7）。

（2）掌按法：是以掌根或鱼际固定在一定的穴位上，逐渐用力垂直向下按压（图5-8）。

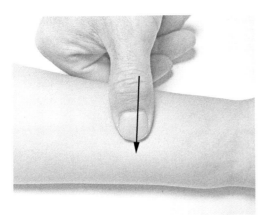

图5-7

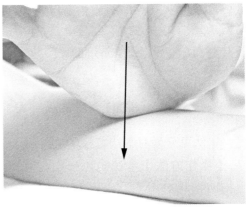

图5-8

【手法要求】

（1）按时轻重适度，要垂直逐渐向下用力。

（2）按压的力量要由轻到重，逐渐增加。

【动作要领】

（1）按法平稳而持续。

（2）按压时着力部分要紧贴患儿体表的部位或穴位上，不能移动。

（3）操作时，切忌用力迅猛、暴力，以免造成组织损伤。

（4）按法结束时逐渐减轻按压的力量。

【临床应用】按法多与揉法配合使用，称按揉法，其含义有二，一为向下按的同时揉之；二为按与揉交替进行。按法的强度与补泻有关，重按为泻法，轻按为补法。

摩　法

【操作方法】摩法是以全手掌面或食指、中指、无名指、小指的螺纹面附着于一定的穴位上，以腕关节带动前臂做顺时针方向或逆时针方向环形移动摩擦。分为指摩法与掌摩法两种（图5-9）。

【手法要求】手法频率为60～100次/分。指摩时要指实掌虚；掌摩时要全手掌接触皮肤。

【动作要领】

（1）肩、肘、腕均要放松。

（2）通过放松的腕关节使着力部分形成摩动。

（3）动作要和缓协调，用力要轻柔、均匀。

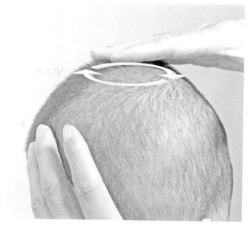

图5-9

【临床应用】本法多用于胸腹部位。操作时，逆时针方向及慢速摩动为补法；顺时针方向及快速摩动为泻法。

捣　法

【操作方法】捣法是以中指端或屈曲的食指第二指间关节在一定的穴位上做有节律的叩击（见图5-10）。

【手法要求】操作前要将指甲修剪圆钝、平整。手法节律要均匀，频率为90～100次/分。快而重的捣有兴奋作用；慢而轻的捣有抑制作用。

【动作要领】

（1）以前臂发力，腕关节放松。

（2）捣击时取穴要准确，用力要稳，而有弹性。

（3）捣击时不要使用暴力。

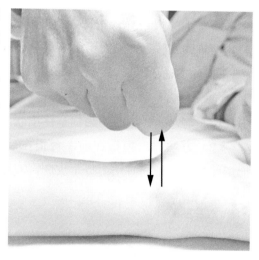

图5-10

【临床应用】主要适用于小天心穴。

掐　法

以拇指爪甲切掐患儿的穴位或部位，称为掐法。

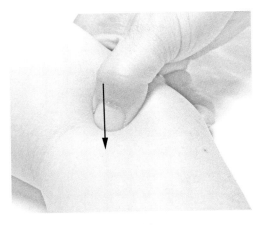

图5-11

【操作方法】手握空拳，拇指伸直，指腹紧贴在食指中节桡侧缘，以拇指指甲着力，吸定在患儿需要调理的穴位或部位上，逐渐用力进行切掐（图5-11）。

【手法要求】操作时切忌掐破皮肤，宜其他各法操作完毕后施用。

【动作要领】

（1）应垂直用力掐，可以持续用力，也可以间歇性用力。

（2）不能掐破皮肤。

（3）掐后常继用揉法，以缓和刺激。

【临床应用】本法为强刺激手法，多用于急救。

捏　法

以双手的拇指与食指、中指两指或拇指与四指的指面做对称性着力，夹持住患儿的肌肤或肢体，相对用力挤压并一紧一松逐渐移动者，称为捏法。

【操作方法】

（1）方法一：拇指在后，食指和中指在前。用拇指桡侧在后顶住皮肤，食、中二指在前，三指同时用力提拿住皮肤，双手交替向前捏动。

（2）方法二：拇指在前，食指在后。用屈曲的食指中节桡侧在后顶住皮肤，拇指前按，两指同时用力提拿皮肤，双手交替向前捻动（图5-12）。

【手法要求】提拿皮肤多少及用力大小适中，捻动向前时，应做直线运动。

【动作要领】

（1）肩、肘关节要放松，腕指关节的活动要灵活、协调。

（2）操作要有节律性和连贯性。

（3）操作时间的长短和手法强度要适中，用力均匀。

（4）捏脊时要用指面着力，不能以

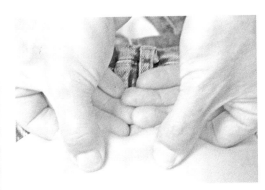

图5-12

指端着力挤捏。

【临床应用】第一种捏法刺激量小，适用于3岁以下的小儿；第二种捏法刺激量大，适用于年龄较大的儿童。两手拇指指腹沿脊柱由骶尾部上推，双手食指交替捏拿，所提捏肌肤在手下滚动至大椎穴，连捏7遍为正捏脊，有健脾胃壮气血、补阳作用。反之，为倒捏脊，有滋阴降火退热作用。

运　法

运法是以拇指或中指指端在一定穴位上由此及彼做弧形或环形推动，称运法。

【操作方法】以拇指或食指、中指的螺纹面着力，轻附着在调理部位或穴位上，做由此穴向彼穴的弧形运动或在穴周做周而复始的环形运动（图5-13）。

【手法要求】手法宜轻不宜重，宜缓不宜急，频率为80～120次/分。

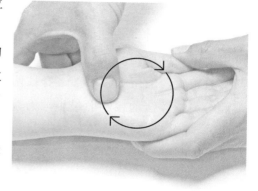

图5-13

【动作要领】

（1）操作时，要着力部分要轻贴体表。

（2）用力宜轻不宜重，只在皮肤表面运动，不带动皮下组织。

（3）运法的方向常与补泻有关。

【临床应用】多用于弧线形穴位或圆形面状穴位。如运八卦、运水入土等。

擦　法

做快速直线往返摩擦运动，称为擦法。分为掌擦法、大鱼际擦法、小鱼际擦法、指擦法等（图5-14）。

【操作方法】以指面、手掌面或小鱼际部分着力，附贴在体表稍用力下压，使着力部分在患儿体表做上下或左右方向的直线往返摩擦运动，使之产生一定的热量。擦后所擦部位不可再使用其他手法。

【手法要求】手腕伸直，使前臂与手掌面处于同一平面，以手的掌指面或鱼际贴附于施术部位皮肤，稍用力下压，以肩为支点，上臂做主动运动，带动手做均

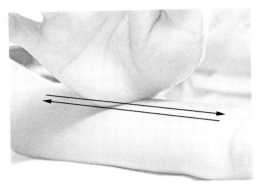

图5-14

匀的上下或左右的往返直线摩擦移动，以局部皮肤微红为度。擦法动作要稳，不论横擦或直擦均应在一条直线上，不能忽快忽慢。

【动作要领】

（1）快速直线往返运动，局部透热为度。

（2）一定要使用介质，不可擦破皮肤。

（3）操作时不可屏气。

【临床应用】擦法的接触面大，产热量较低，适用于肩背、胸腹、胁肋部，可用于调理呼吸道、消化道疾患以及体虚乏力等。小鱼际擦法的接触面较小，产热量较大，适用于腰骶部、脊柱两侧、肩胛上部及足底部，可用于调理脾肾阳虚等。指擦法的接触面最小，力较轻，适用于头面、夹脊穴、膀胱经等线状穴区。

拍　法

食、中两指并拢或五指并拢用指螺纹面拍打体表，称为拍法（图5-15）。

【操作方法】五指并拢，掌指关节微屈，使掌心空虚。腕关节放松，前臂主动运动，上下挥臂平稳而有节奏地用虚掌拍击施术部位。

【动作要领】

（1）肩、肘、腕关节放松，掌指关节微屈。

（2）腕关节做轻微屈伸动作。

（3）拍时须轻重适度，有节奏感。

【临床应用】拍法适用于肩背、腰臀及下肢部，对小儿烦躁不安，哭闹不休，具有调和气血的作用，对肩部知觉迟钝或肌肉痉挛等症，有促进血液循环、消除肌肉疲劳和缓解肌肉痉挛的作用。

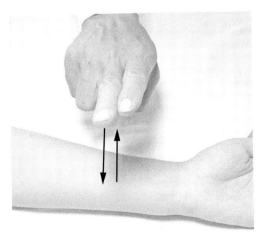

图5-15

扯 法

操作者用拇指、食指指端摄住皮下组织，或屈曲的食指、中指中节夹住皮下组织，适当用力做一拉一放动作，至局部红紫为度。俗称"扯痧"（图5-16）。

【操作方法】捏住皮肉一提一放，至皮肤上出现充血性红斑为度。

【动作要领】

（1）拉扯的动作要有节奏。

（2）应备适当的介质如麻油、清水等随蘸随扯，直至局部皮肤红紫为度。

（3）指端摄取的皮肤的多少要适中。

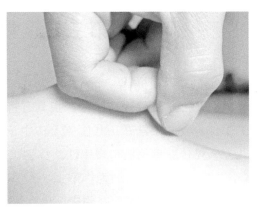

图5-16

【临床应用】常用于眉心（印堂）、颈项、腹背等处。有祛风散寒、退热止痛等作用。对感冒、中暑的头胀、胸闷和晕车、晕船等症有一定的效果。

搓 法

双手掌面着力，对称地挟住或托抱住患者肢体的一定部位，双手交替或同时相对用力做相反方向地来回快速搓揉，并同时做上下往返移动。

【操作方法】患儿取坐位或卧位，以双手的指掌面着力，附着在肢体的两侧，相对用力夹持住患儿肢体做方向相反的来回快速搓揉（图5-17）。

【动作要领】

（1）术者肩、肘、腕关节要放松，双手着力部位要对称。

（2）操作时，用力要对称而均匀，柔和而适中。

（3）搓动要快，移动要慢，动作要灵活而连续。

【临床应用】搓法具有疏肝理气、散结开郁、舒畅筋络、消除疲劳、调和气血的作用。用于调理臂痛、腰背痛及胸胁痛等。

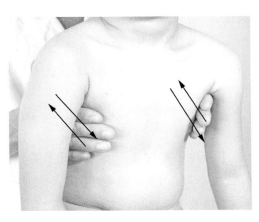

图5-17

第二节　常用复式手法

小儿推拿复式操作手法，指具有特定动作与步骤、特定名称和主治功用的一类手法。复式手法在历代医家著作中记载不一，名称有异。明代徐用宣《袖珍小儿方·秘传看惊掐筋口授手法》称为"大手法"，随后的《按摩经》称为"手诀"，《小儿推拿全书》归纳为"十二（式）手法"，《推拿指南》则以"大手术"命名之。有些复式手法至今在临床上仍有较高的应用价值。

复式操作手法涉及多穴位、多手法联合运用。其疗效与应用较单一手法及单穴位显著与全面，备受历代推拿学者重视。与单式手法相比，单式手法仅一招一式，复式手法乃多法联合，同时运用较多穴位。部分复式操作手法涉及关节运动。复式操作手法操作时间和次数相对恒定。

黄蜂入洞

【操作】操作者以一手食指、中指二指并列，置于两鼻孔下，轻揉20～30次。《小儿按摩经》云："黄蜂入洞：屈儿小指，揉儿劳宫，去风寒也。"

【功效】发汗解表，宣肺通窍。

【应用】用于调理外感风寒、发热无汗、急慢性鼻炎、鼻塞流涕、呼吸不畅等病症。《幼科推拿秘书》云："此寒重取汗之奇法也。洞在小儿两鼻孔，我食将二指头，一对黄蜂也，其法屈我大指，伸我食将二指，入小儿两鼻孔揉之，如黄蜂入洞之状。用此法汗必至，若非重寒阴症，不宜用，盖有清天河捞明月之法在。"

黄蜂出洞

【操作】操作者一手握患儿手腕，另一手手掐揉心经9次；掐内劳宫9次；掐揉或捣小天心9次；分推手阴阳与按阴阳二穴15～30次，为1遍。操作10遍左右。

【功效】性大热，发汗解表，止泻，定惊。

【应用】调理外感风寒、恶寒无汗，增进睡眠，适用于躁扰不宁。

双凤展翅

【操作】用双手食指、中指夹住耳朵向上提3～5次，然后按或者掐眉心、太阳、听会、牙关（耳前上下颌骨关节活动处）、人中、承浆等穴位3～5次。

【功效】疏风宣肺，镇惊止咳化痰。

【应用】性温热，不论风寒或者风热的咳嗽都可以用。

按弦走搓摩（搓摩胁肋）

【操作】令人抱患儿至怀中，较大的小儿，最好令其两手交叉搭在两肩上，操作者用两手从患儿两胁搓摩至肚角处，从上到下搓三次然后向下捋一次，为一遍。操作10至30遍。《幼科推拿秘书》云："此运开积痰积气痞疾之要法也。弦者，勒肘骨也。在两胁上。其法着一人抱小儿坐在怀中，将小儿两手抄搭小儿两肩上，以我两手对小儿两胁上搓摩至肚角下。"

【功效】顺气化痰，除胸闷。

【应用】常用于咳嗽痰多、腹胀、腹痛、呕吐、积滞。对于小儿肝气不舒有很好调理作用。

二龙戏珠

【操作】患儿坐位或由家长抱坐怀中，操作者坐其身旁。用一手拿捏患儿食指、无名指的指端，用另一手按捏患儿阴池、阳池两穴，并由此边按捏边缓缓向上移动按捏至曲池穴，如此5次左右。寒证重按阳穴，热证重按阴穴。最后一手拿捏阴、阳两穴10～20次，另一手拿捏患儿食指、无名指的指端，各摇动20～40次。

【功效】调理阴阳，温和表里，通阳散寒，清热镇惊。

【应用】用于调理寒热不和、四肢抽搐、惊厥等病症。

双龙摆尾

【操作】患儿仰卧位或坐位，操作者坐在患儿身前。用一手托扶患儿肘处，另一手拿住患儿食指与小指，向下扯摇，并左右摇动。扯摇 10 ～ 15 次。《幼科推拿秘书》云："其法以我右手拿小儿食、小二指，将左手托小儿肘穴，扯摇如数，似双龙摆尾之状。又或以右手拿儿食指，以我左手拿儿小指，往下摇拽，亦似之。"

【功效】行气，开通闭结。

【应用】用于调理气滞、大小便闭结等病症。

猿猴摘果

【操作】以食指、中指夹住患儿两耳尖向上提 20 ～ 30 次，再捏两耳垂向下扯 20 ～ 30 次。《小儿推拿秘旨》云："猿猴摘果法：左手大指、食指交动，慢动右手大指、食指，快上至关中，转至总筋左边，右上至关上。"

【功效】利气，健脾和胃，镇静安神。

【应用】本法常用于寒积、惊惕不安等，有较好的效果。

龙入虎口

【操作】患儿仰卧位或由家长抱坐怀中，操作者坐其身旁。用一手托扶住患儿掌背，使掌面向上，用另一手叉入虎口，拇指螺纹面着力，在患儿板门穴处按揉或推 50 ～ 200 次。

【功效】退热，泌别清浊。

【应用】用于调理发热、吐泻、四肢抽搐等。

打马过天河

【操作】一手握住小儿左手，掌心向上，露出手臂，另一手食指、中指并拢，从小儿前臂内侧腕部向肘部如弹琴似的轻轻拍打 5 ～ 6 次为一遍，拍打 100 ～ 300遍，可以左右手臂交替，以出现潮红色为上佳，在拍打中向拍打处吹气。《幼科推拿秘书》云："马者，二人上马穴也。在天门下，其法以我食将二指，自小儿上马处打起，摆至天河。去四回三，至曲池内一弹。如儿辈嬉戏打破之状。"

【功效】清热祛烦。

【应用】调理小儿高热、口舌生疮、惊风等热证。

运土入水

【操作】从拇指根沿手掌边缘经小天心推至小指根，称为运土入水。操作100～300次。

【功效】清脾胃，湿热，利尿止泻。

【应用】常用于由于湿热内蕴导致的少腹胀满、小便赤涩、泄泻、痢疾等新病、实证。

运水入土

【操作】从小指根沿手掌边缘经小天心推至拇指根，称为运水入土。操作100～300次。

【功效】健脾胃，助运化，润肠通便。

【应用】常用于由于脾胃虚弱导致的完谷不化、腹泻、痢疾、便秘等久病虚症。

飞金走气

【操作】一手握小儿手背，掌心朝上，滴凉水于内劳宫处，另一手中指引水上天河，并吹气使水上行，3～9遍。

【功效】性凉，清热泻火，消肿。

【应用】常用于急性失音、脘腹胀满。

取天河水

【操作】以拇指或食指、中指二指蘸冷水，由曲池推至内劳宫1～2分钟。（可认为是清天河水的反方向）

【功效】性大凉，清热退烧。

【应用】常用于小儿热病、发热、烦渴。

飞经走气

【操作】运脾经、肝经、心经、肺经、肾经1～3遍；一手握小儿四指不动，一手食指、中指、无名指、小指从曲池穴起，轮流弹跳至总筋穴9次；左手拇指、食指卡于阴池、阳池，右手握儿四指屈伸20次；左手不变，右手来回摆动20次。《小儿按摩经》云："飞经走气：先运五经，后五指开张一滚，做关中用手打拍，乃运气行气也，治气可用。又以一手推心经，至横纹住，以一手揉气关，通窍也。"

【功效】性温，行气活血，清肺化痰。

【应用】用于咳嗽痰多、胸闷气喘等。

抱肚法

【操作】抱患儿坐于操作者腿上，患儿后背贴操作者前胸。操作者两手从小儿腋下插入，并置于患儿胸前，两手掌重叠，掌心向后。施术时两手用力向后挤按，同时配合挺胸、挺腹。从胸腔起逐一向下直至盆腔为一遍。操作5～10遍。该操作有以下要领：

（1）从上至下逐一挤按；

（2）手掌要紧贴患儿胸壁，并尽可能使面积最大化；

（3）手掌向后与挺胸挺腹协调配合；

（4）挤按时最后在患儿呼气末，或啼哭声音发出时进行。

注意，因此法对小儿刺激强度很大，每用该法小儿多会啼哭。在操作过程中，约半数小儿会排便、排气。

【功效】通调三焦，宣肺，排浊，降气，通便。

【应用】用于咳嗽、痰鸣、胸闷、腹胀、便秘等

肃肺法

【操作】双掌一前一后夹持住小儿前胸与后背，从上向下，依次推抹、搓揉、叩击。推抹5～8次、搓揉5～8次，叩击5～8次。

【功效】肃肺，降逆。

【应用】用于咳嗽、哮喘、咽喉不利。本法有助于排痰。

赤凤点头

【操作】以一手托住小儿的肘，另一手捏住小儿的中指上下摇摆。

【功效】通关顺气，定喘。

【应用】主治腹部膨胀、咳嗽气喘、抽搐等症。

调五经

【操作】一手拇指与中指相对，捏住小儿的小天心和一窝风，另一手拇指与食指相对从小儿拇指起，依次捻揉食指、中指、无名指和小指螺纹面，捻3～5次，拔伸1次；后从拇指至小指逐指轻快掐十宣3～5次。

【功效】十指连心，协调心智和脏腑。

【应用】用于汗证、外感、夜啼等

苍龙摆尾

【操作】以一手拿住小儿左手的食指、中指、无名指，另一手从腕关节到肘部来回揉搓5～10次，然后再用另一手拿住肘尖，握着小儿三根手指的右手画圈儿摇动10次左右。

【功效】退热，开胸顺气。

【应用】用于发热、烦躁不安，通便。

水底捞月

【操作】操作者用一手握捏住患儿四指，将掌面向上，用冷水滴入患儿掌心，用另一手拇指螺纹面着力，紧贴患儿掌心并做旋推法，边推边用口对着掌心吹凉气，反复操作3～5分钟。《幼科推拿秘书》云："水底者，小指边也。明月者，手心内牢宫也。其法以我手拿住小儿手指，将我大指自小儿小指旁尖，推至坎宫，入内牢轻拂起，如捞明月之状。再一法：或用凉水点入内牢，其热即止。"《小儿推拿秘旨》云："水底捞明月法大凉。做此法，先掐总筋，清天河水，后以五指皆跪，中指向前，众指随后，如捞物之状，以口吹之。"

【功效】清心，退热，泻火。

【应用】用于调理一切高热神昏、热入营血、烦躁不安、便秘等实热病症。为退热重要手法。

天门入虎口

【操作】操作者坐于患儿身前一侧，用一手捏住患儿四指，使食指桡侧向上，另一手拇指螺纹面的桡侧着力，自食指尖桡侧直推至虎口。《小儿按摩经》云："天门入虎口：用右手大指掐儿虎口，中指掐住天门，食指掐住总位，以左手五指聚住揉斗肘，轻轻慢慢而摇，生气顺气也。又法：自干宫经坎艮入虎口按之，清脾。"

【功效】健脾消食，理气生血。

【应用】用于调理脾胃虚弱、气血不和之腹胀、腹泻、食积等病症。

总收法

【操作】患儿取坐位，术者坐其身前一侧，用一手食指或中指螺纹面着力，先掐后按揉肩井穴，用另一手拇指、食指、中指三指拿捏住患儿食指和无名指，屈伸患儿上肢并摇动其上肢10～50次。《幼科推拿秘书》云："总收法诸症推毕·以此法收之。久病更宜用此，永不犯。其法以我左手食指，掐按儿肩井陷中。乃肩膊眼也。又以我右手紧拿小儿食指无名指，伸摇如数，病不复发矣。"

【功效】通行一身之气血。

【应用】用于久病体虚、内伤外感诸证。

复习思考题

1. 试述推法的定义和常用的推法有哪些?
2. 试述天河水穴在复式手法中的几种操作方法。
3. 小儿推拿常用单式手法有哪些?
4. 擦法的动作要领是什么?

第六章

小儿推拿常用穴位

第一节　腧穴概论

知识目标

1.了解腧穴的分类方法和主治分类。

2.熟悉腧穴的定位方法和取穴规律。

3.熟悉小儿推拿常用配穴方法。

4.了解小儿推拿特定穴的命名依据。

技能目标

通过学习，能运用常用定位方法给十四经穴定位。

德育目标

学习小儿推拿常用穴位，在将来的工作岗位中，正确使用穴位推拿，从而达到缓解小儿不适、促进小儿身体健康成长的目的。

腧穴是人体脏腑经络之气输注聚集于体表之处，是进行推拿、针灸的部位。腧和俞相通。

1.腧穴的分类

腧穴一般分为十四经穴、经外奇穴和阿是穴三大类。凡归属于十二经脉及督、任二脉的腧穴，称为"十四经穴"，简称"经穴"，共有361穴。其中十二经脉的腧穴均为左右对称的双穴。督脉和任脉的腧穴为单穴。经外奇穴，是指既有一定的穴名，又有明确的位置，但尚未列入十四经穴系统的腧穴。如印堂、太阳、阑尾穴、胆囊穴等。阿是穴，又称天应穴、压痛点等。既无具体名称，又无固定位置，而是根据疼痛或敏感的反应部位来定穴。

2.腧穴的主治作用

腧穴在防病保健方面的作用可概括为以下三点：近治作用、远治作用、特殊作用。近治作用是指一切腧穴都能调理其所在位置局部及其邻近组织、器官的病证。例如太阳穴调理头颞部疾患，膻中穴调理胸痛、胸闷；远治作用是指在十四经穴中，尤其是十二经脉在四肢肘、膝关节以下的腧穴，能治本经循行所涉及的远隔部位的组织、器官、脏腑的病证；特殊作用是指某些腧穴的调理作用具有相对的特异性，如关元、气海、足三里具有强壮作用，而人中、十宣可以开窍醒脑。此外双向调节作用也是特殊作用。比如按揉天枢泻便时可通便，便秘时又能通便。

3.腧穴的定位法

在进行小儿推拿操作时，穴位是不是准确，直接关系到保健、调理的效果。定位准确是一项必需的技能。所以历代医家都非常重视。现在的腧穴定位法，有体表标志定位法、"骨度"分寸定位法和手指同身寸和简便取穴法四种。

（1）体表标志定位法：根据人体表面解剖的一些标志而定取穴位的方法，称体表标志定位法。体表标志法可分为两类。

① 固定标志定位：指依据体表上不因活动而出现的明显的标志定位的方法。如五官、毛发、指（趾）甲、乳头、肚脐等，如两眉之间取印堂，脐旁2寸取天枢。

② 活动标志定位：是指关节、肌肉、皮肤随着适当的动作而出现的标志来确定穴位，如取耳门、听宫、听会等应张口，取下关时应闭口，取阳溪穴时应跷起拇指，当拇长、短伸肌腱之间的凹陷中是穴等。

（2）"骨度"分寸定位法："骨度"分寸将人体各个部分分别规定其折量长度，作为量取穴位的标准。不论男女、老少、高矮、胖瘦的患者，均可参照此标准测量。"骨度"分寸规定折算长度如表6-1所示。

（3）手指同身寸：手指同身寸是指在骨度分寸的基础上，小儿推拿操作者用小儿手指比量取穴的方法，又称"手指比量法"。因人的手指与身体其他部分有一定的比例，故小儿推拿取穴时，要参照小儿身材的高矮情况适当增减比例。一般有下列几种。

表6-1 "骨度"分寸表

部位	起止点	寸数	度量法	说明
头部	前发际至后发际	12寸	直量	前后发际不明，从眉心量至大椎穴作18寸。眉心至前发际3寸，大椎至后发际3寸
	前额两发际之间	9寸	横量	用于量头部的横寸
胸腹部	两乳头之间	8寸	横量	女性可用锁骨中点代替
	胸剑联合至脐中	8寸	直量	胸部与肋肋部取穴直寸，一般根据肋骨计算，每一肋两穴间作1寸6分
	脐中至趾骨联合上缘	5寸	直量	—
	胸骨上窝至胸剑联合	9寸	直量	—
背腰部	大椎以下至尾骶	21椎	直量	可根据脊椎定穴，肩胛骨下角相当第七（胸）椎，髂嵴相当第十六椎（第四腰椎棘突）
	两肩胛骨脊柱缘之间	6寸	横量	—
侧胸部	腋下至季胁	12寸	直量	季胁指第十一肋端
上肢部	腋前、后纹头（腋前皱襞）至肘横纹	9寸	直量	用于手三阴、手三阳经的骨度分寸
	肘横纹（平肘尖）至腕掌（背）横纹	12寸	直量	
下肢部	耻骨联合上缘至股骨内上髁上缘	18寸	直量	用于足三阴经的骨度分寸
	胫骨内侧髁下方至内踝尖	13寸	直量	
	股骨大转子至腘横纹	19寸	直量	用于足三阳经的骨度"膝中"的水平线：前面相当于犊鼻穴，后面相当于委中穴分寸
	腘横纹到外踝尖	16寸	直量	

① 中指同身寸：以中指末节的长度为1寸。即以小儿的中指屈曲时，中节内侧两端纹头之间作为1寸。这种方法适用于四肢及脊背作横寸折算。

② 拇指同身寸：取大拇指第一节横度为一寸，即拇指指关节之横度作为1寸。

③ 将食指、中指二指并拢，以中指第一节横纹处为准，二指横量为1.5寸。

④ 横指同身寸：是将食指、中指、无名指、小指相并拢，以其中指第2节为准，其四指宽度作为3寸。

小儿手指同身寸必须在骨度规定的基础上运用，不能以指寸悉量全身各部，否则长短失度，骨度分寸与手指同身寸在操作取穴过程中应该互相结合。

（4）简便取穴法：简便取穴法是一种简便易行的腧穴定位方法。常用的简便取穴方法如下。

① 两耳尖连线中点取百会；

② 两虎口自然平直交叉，一手食指压在另一手腕后高骨的上方，当食指尽端处取列缺；

③ 半握拳，当中指端所指处取劳宫；

④ 垂肩屈肘，于平肘尖处取章门；

⑤ 立正姿势，两手下垂，于中指尖处取风市。

4.小儿推拿穴取法基本规律

小儿推拿选穴原则是指选用腧穴的基本法则，它是在经络学说的指导下，根据腧穴的分布和主治作用来进行选取穴位的。一般分为局部选穴、远部选穴、对症选穴、反佐选穴。

（1）局部选穴：局部选穴是指选取病变的局部和邻近部位的腧穴。它是根据所有的腧穴都能调理该穴所在部位及邻近脏腑、组织、器官、经络的病证这一普遍规律提出来的选穴方法，体现了"腧穴所在，主治所在"的规律。如头痛取太阳、胃痛取中脘、腹泻取龟尾等。

（2）远部选穴：远部选穴是指选取远离病变部位的腧穴。它是根据某些腧穴，尤其是十二经脉肘膝关节以下的腧穴有调理远部疾病作用的特点提出的，又称为"循经取穴"。体现了"经脉所通，主治所及"的规律。如小儿烦躁惊惕取神门、通里，小儿咳嗽选列缺、尺泽，小儿消化不良取足三里等。

（3）对症选穴：亦称为随症选穴。本法是针对一些全身性的疾病，或者个别症状无法辨证时，结合腧穴的特殊作用来选取穴位的一种方法。对症选穴在小儿推拿中多属于经验用穴的范畴，古代小儿推拿文献中有部分配穴经验记载（表6-2）。对症选穴以治标为目的，消除当前突出的症状，为进一步治本创造有利条件。因此，对症选穴在针灸临床中的作用是不可忽视的。

（4）反佐选穴：取用两穴位，其性质或功效相差较大；或同一穴位，其操作补泻手法相反，称反佐选穴。为防止产生副作用，故常并取两个性质相反的穴位作反佐调节。如三关、六腑互为反佐：推三关性温热主治一切虚寒病证；而退六腑性寒凉主治一切实热病证。当寒热夹杂，虚实并见时，若以热证为主，则退六腑为主，推三关为辅；若以寒证为主，则推三关为主，退六腑为辅。两穴合用能平衡阴阳，防止大凉大热伤其正气。

表6-2　常见对症选穴列表

清热类	发汗解表退热：运太阳、掐内劳宫、掐总筋、拿肩井；清脏腑之热：清脾经、清肺经、清肝经、清心经；清里热：退六腑、推天河水、打马过天河、水底捞明月、推脊；清虚热：揉二马、久揉按涌泉；清利下焦湿热：推箕门
化痰止咳平喘	揉膻中、分推膻中、直推膻中、开璇玑、揉肺俞、按弦走搓摩、肃肺、揉定喘、揉乳旁、揉乳根、揉丰隆
止腹痛	拿肚角、摩腹、揉神阙、揉天枢、揉足三里
止呕	推天柱、横纹推向板门、揉中脘、掐大敦、掐人中
止泻	清脾经、清大肠、板门推向横纹、揉神阙、揉天枢、拿腹、摩腹、揉龟尾、推七节、揉足三里
通便	揉膊阳池、摩腹、揉脐、揉龟尾
消食导滞	掐四缝、捏脊、拿膈俞、揉板门
镇静安神	掐小天心、揉精灵、清心经、清肝经
利尿通淋	推箕门、运土入水、摩丹田
镇惊开窍	掐人中、承浆、十宣、老龙，拿委中，拿承山，掐精灵、威宁

脾经清后加补，因脾为后天之本，小儿五脏特点之一"脾常不足"，故脾经用清法后，要加补法，以防损伤脾胃。肝经补后加清，因"肝常有余"，以防动肝风。

5.小儿推拿常用配穴法

小儿推拿的配穴方法是在选穴的基础上，根据病情的需要，采用两个或两个以上的有协同作用的腧穴进行配伍应用的方法。配穴发挥穴位之间相互协调的作用，相辅相成，提高疗效。

（1）前后配穴法：也称俞募配穴法。俞穴在背部，募穴在胸腹。如积滞之证，后背可捏脊，重提脾俞、胃俞，配合腹部摩中脘、揉腹。咳嗽，后背取按揉肺俞、风门，擦肺俞，配合腹部揉膻中、开璇玑等。

（2）上下配穴法：是指人体上身部腧穴与下身部腧穴相配合取穴的方法。常用来调理病变在身体上部或下部某些地方的疾病，典型的配穴有同名经取穴和八脉交会穴的配伍。小儿推拿中最常见的是上、下肢腧穴的相互配伍应用。如小儿咳嗽痰多，上取掌小横纹，下取丰隆；小儿积滞腹胀，上取板门、四横纹，下取足三里。此外上病下取、下病上取的配穴方法也属于本法范畴，小儿脱肛取百会，咽喉肿痛取太溪。

（3）五行配穴法：按照五行生克的原理，结合虚则补其母，实则泻其子的原则进行配穴，如肺虚之证，少气懒言、久咳、易出汗、易外感，则可用补脾经，因土能生金，土为金母，此为虚则补其母之意。

（4）表里配穴法：是以脏腑、经络的阴阳表里关系作为依据的配穴方法。常用来调理一些常见病证及某一脏腑、经络病变后有可能或已经影响到与其相表里的脏腑、经络的病证。如心火亢盛移于小肠，证见舌尖红、小便赤涩，则可配用清小肠。大便干结而偶见咳嗽，可配用清肺经等。

（5）独取：《推拿三字经》中提到的"独穴治，有良方"，只要辨明病证，只用一个穴较长时间的推拿就能治愈疾病。如单独使用脾经，操作清补脾，调理脾胃虚弱造成的消化不良、厌食；清胃经，治各种呕吐；退六腑，治高热。

6. 小儿推拿特定穴的特点

小儿推拿的穴位不仅有十四经穴、经外奇穴、阿是穴等，还有部分穴位是小儿推拿所特有的，称为小儿推拿特定穴。

（1）小儿推拿特定穴有以下不同特点。

① 不仅具有点状穴，还有线状和面状穴。

② 大多数分布在双手，故有小儿百脉皆会于掌的说法。

③ 没有十四经穴那样有线路相连成经络系统。

④ 小儿推拿穴位呈线、面状分布为多，操作大部分是直接作用于皮肤，因此与十二皮部的关系密切。

（2）小儿推拿特定穴的命名有以下特点。

① 根据脏腑命名，如心经、大肠、膀胱等；

② 根据人体部位，如五指节、腹、脊等；

③ 根据作用功能，如端正、精宁等；

④ 根据五行学说，如脾土、肝木等；

⑤ 根据山谷河流，如山根、洪池等；

⑥ 根据建筑物体，如天庭、三关等；

⑦ 根据动物名称，如老龙、龟尾等；

⑧ 根据哲学名词，如阴阳、八卦等。

小儿推拿特定穴位的取穴方法同经络学说中取穴方法一样，即按体表标志、折量分寸、指量法取穴。

小儿推拿特定穴在推拿操作时有特殊的操作手法。大多数穴位有其固定的操作方法，一般以手法名称加穴位名称构成小儿推拿特定的"操作名"。特别强调手法的调理量及补泻。如"补脾经""清肝经""推下七节骨"等。因此小儿推拿非常重视手法的次数（时间）、频率（速度）及方向等因素。

复习思考题

1. 腧穴的分类方法有哪些？小儿推拿特定穴和十四经穴有何不同？
2. 腧穴常用的定位方法有哪些？运用骨度分寸取穴法试举一例取穴操作。
3. 小儿推拿常用配穴方法有哪些？

第二节　头面部常用穴位

知识目标

1. 掌握小儿推拿常用穴位的部位。
2. 掌握小儿推拿常用穴的常用操作方法。
3. 熟悉小儿推拿常用穴的主治。
4. 了解小儿推拿常用穴的临床运用。

技能目标

通过讲解、示范和课堂操作练习，熟练掌握各部位穴位的操作方法。熟悉穴位的临床应用。具有运用小儿推拿手法，根据穴位的临床作用，在穴位上熟练操作的能力。

德育目标

学员在学习中能相互交流，指出不足之处，有共同进步的精神。

天　门

【部位】两眉中点至前发际成一直线（图6-1）。

【操作】推法：以两手拇指自两眉中点交替向上直推至前发际，称推攒竹，又称开天门。清代一些小儿推拿著作中的"推攒竹"法，实质上就是"开天门"法，此为同法同穴而异名。《保赤推拿法》云："先从眉心向额上，推二十四数，谓之开天门。"（图6-2）

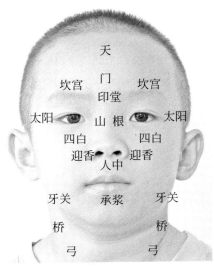

天
坎宫　门　坎宫
印堂
太阳　山根　太阳
四白　四白
迎香　迎香
人中
牙关　承浆　牙关
桥　桥
弓　弓

图6-1

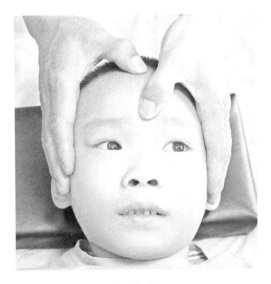

图6-2

【次数】30～50次。

【功用】疏风解表，止头痛，兼镇静安神，醒脑开窍。

【主治】外感发热，头痛，精神不振，烦躁哭闹等。

【临床应用】推攒竹为小儿治外感常用四大手法之一，常用于风寒感冒、头痛、无汗、发热等症，多与推坎宫、揉太阳等合用；若惊惕不安、烦躁不宁多与清肝经、捣小天心、掐揉五指节、揉百会等合用。

坎　宫

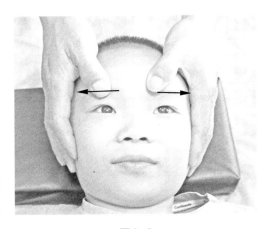

图6-3

【部位】两眉头至眉梢成两横线。（图6-1）

【操作】分推法：以两拇指指面自两眉头向两眉梢分推，称分推眉弓（分推坎宫）。（图6-3）

【次数】30～50次。

【功用】疏风解表，止头痛，兼醒脑明目。

【主治】外感发热，头痛，神志异常，目赤痛，近视眼等。

【临床应用】推坎宫能疏风解表、醒脑明目、止头痛。常用于外感发热、头痛，多与推攒竹、揉太阳等合用；若用于调理目赤痛，多与清肝经、掐揉小天心、清河水等合用。亦可推后点刺出血或用掐按法，以增强疗效。

山　根

【部位】两目内眦之间（图6-1）。

【操作】拇指甲掐（图6-4）。

【次数】3 ～ 5次。

【功用】开窍醒脑，定神。

【主治】惊风、抽搐。

【临床应用】对惊风、昏迷抽搐等症，多与掐人中、掐老龙等合用。本穴除用于调理疾病外，还用于诊断，如见山根处青筋显露为脾胃虚寒或惊风。《四诊抉微》有云："病人鼻头明，山根亮，目眦黄，起色。

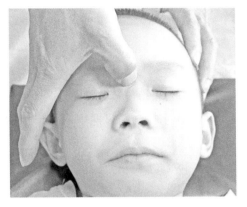

图6-4

山根青，主第二次惊，泻后发躁，黑黄甚者死。"该法是运用中医脏腑经络理论，根据山根与心、肝、脾、胃、肺等脏腑相关的原理，观察山根脉络的部位、颜色、形态、淡滞、散抟，来辨五脏寒热虚实之病机的方法。

囟　门

【部位】前发际正中点直上2寸（图6-5）。《医宗金鉴·正骨心法要旨》云："婴儿顶骨未合，软而跳动之处，名曰囟门。"

【操作】

（1）推法：两拇指自前发际中点向该穴轮换推（囟门未闭合时，仅推至边缘，或沿囟门两边缘推），称推囟门。

（2）揉法：以全手掌或拇指指面轻揉（未闭合者，不宜用该法），称揉囟门。

（3）摩法：以全手掌轻摩，称摩囟门。

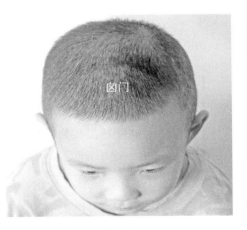

图6-5

【次数】50～100次。

【功用】镇静安神，升阳举陷。

【主治】惊风，烦躁，神昏，失眠，头痛，久泻，脱肛，遗尿等。

【临床应用】推及揉法多用于调理神志方面病；摩法多调理久泻、脱肛、遗尿等虚证。推、揉囟门多用于头痛、惊风、神昏烦躁、鼻塞、衄血等症。正常前囟在生后12～18个月才闭合，故临床操作时手法需注意，不可用力按压。

太　阳

【部位】两眉后凹陷中。（图6-6）

【操作】揉法：以两中指或拇指指端揉，称揉太阳。（图6-7）

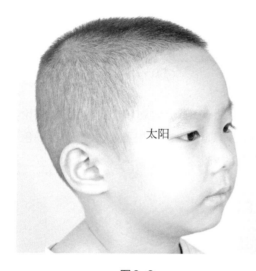

图6-6　　　　　　　　　　　　　　图6-7

【次数】30～50次。

【功用】疏风解表，止头痛，兼清热明目。

【主治】外感发热，头痛，惊风，目赤痛，近视眼等。

【临床应用】揉太阳为小儿治外感常用四大手法之一，常与其余三法（推攒竹，推眉弓，揉耳后高骨）合用，揉太阳主要用于外感发热，若外感表实头痛用泻法；若外感表虚、内伤头痛用补法。《小儿推拿广意》云："太阳二穴属阳明，起手拿之定醒神。"

耳后高骨

【部位】耳后入发际高骨下凹陷中（图6-8）。

【操作】两拇指或中指指端揉。《小儿推拿广意》云："运耳背骨图：医用两手中指无名指揉儿耳后高骨二十四下毕，掐三十下。"

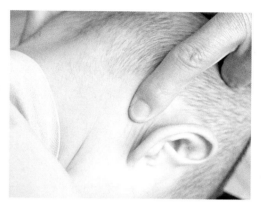

图6-8

【次数】30～50次。

【主治】头痛、惊风、烦躁不安。

【临床应用】推耳后高骨能疏风解表。治感冒头痛，多与推天门、攒竹、坎宫等合用，能安神除烦，可调理神昏烦躁等症。《推拿仙术》云："拿耳后穴，属肾经能去风。"除小儿推拿应用此穴外，该穴深部骨质内为面神经通路，故成人推拿调理面神经瘫痪也常用此穴。

天柱骨

【部位】颈后，后发际中点至大椎穴呈一直线。《医宗金鉴》云："颈骨者，头之茎骨，肩骨上际之骨，俗名天柱骨也。"（图6-9）

【操作】

（1）推法：以拇指或食指、中指二指指面自上向下直推（力度可较大些），称推天柱骨。（图6-10）

（2）擦法：以食指、中指二指或四指指面向下擦，称擦天柱骨。

【次数】100～300次。

【功用】降逆止呕，清热解表。

【主治】恶心，呕吐，呃逆，溢奶，发热，感冒，项强，惊风，咽痛等。

【临床应用】本穴降逆止呕作用明显，常与揉中脘配合使用。推、刮天柱能降逆止呕、祛风散寒，主要用于调理恶心、呕吐、外感发热、项强等症。调理呕吐多与横纹推向板门、揉中脘等合用。调理外感发热、项强等多与拿风池、掐揉二扇门等合用。

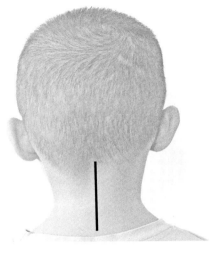

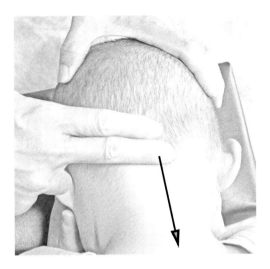

图6-9　　　　　　　　　　　　　　　　图6-10

迎　香

【部位】两鼻翼外缘，鼻唇沟凹陷中。（图6-1）

【操作】

（1）按揉法：以食指、中指或两拇指分别在鼻翼两旁穴位上按揉，称按揉迎香（图6-11）。

（2）搓摩：以食指、中指两指分别在鼻翼两旁穴位上，做上下搓摩动作，称黄蜂入洞法。

【次数】30～50次。

【功用】宣肺发汗，开通鼻窍。

【主治】伤风感冒，发热无汗，鼻炎，鼻塞，流涕等。

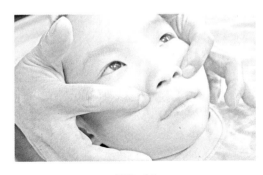

图6-11

【临床应用】伤风引起的流鼻涕、鼻塞，或者过敏性鼻炎，按摩迎香至发热，能立即缓解症状。经常用食指指腹垂直按压迎香，每次1～3分钟，能使鼻子保持舒畅，对肺部也有很好的保健作用，可预防肺病；经常按摩迎香可以祛头面之风、散巅顶之寒，从而增强抵抗病菌的能力。

四 白

【部位】目正视，瞳孔直下，当眶下孔凹陷中（图6-1）。

【操作】用食指、中指按揉，称揉四白（图6-12）。

【次数】揉20～30次。

【功用】祛风明目。

【主治】目赤痒、眼睑抖动，近视，头痛，面肌痉挛。

【临床应用】缓解眼疲劳，明目调理近视，对头痛、眩晕有很好的调理作用。

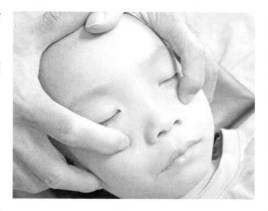

图6-12

水 沟

【部位】人中沟上1/3与下2/3交界处（图6-1）。

【操作】用拇指指甲掐，称掐人中（图6-13）。

【次数】3～5次，或醒即止。

【功用】醒脑开窍、疏风通络。

【主治】急慢性惊风，鼻塞，鼻出血。

【临床应用】常用于小儿惊风休克，能醒神开窍，主要用于急救。

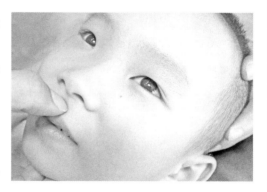

图6-13

承 浆

【部位】下颌正中，颏唇沟中央凹陷处（图6-1）。

【操作】用拇指指甲掐，称掐承浆。用拇指指面揉，称揉承浆（图6-14）。

【次数】掐3～5次，揉20～30次。

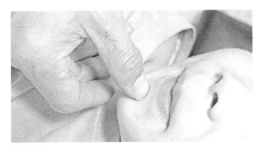

图6-14

【功用】祛风通络，清热解毒，开窍醒神。

【主治】流口水，咽痛，声音嘶哑，口舌生疮。

【临床应用】扁桃体肿大，口腔溃疡，烦躁，入睡困难，易醒，具有连通体表、体内的作用，与其他穴位相配合。

牙 关

【部位】耳下一寸，下颌骨陷中（图6-1）。

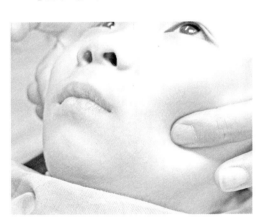

图6-15

【操作】拇指按或中指揉，名曰按牙关或揉牙关（图6-15）。《厘正按摩要术》云："牙关在两牙腮尽近耳处，用大中二指，对过着力合按之，治牙关闭者即开。"

【次数】5～10次。

【功用】开窍，疏风，止痛。

【主治】牙关紧闭，口眼歪斜，牙痛。

【临床应用】临床对牙关紧闭、口眼歪斜，多与按颊车、承浆、人中等合用。

桥 弓

【部位】颈部两侧沿胸锁乳突肌成一线（图6-16）。

【操作】用拇指或食指、中指、环指三指揉，或用拇指、食指两指提拿，或用食指、中指抹（图6-17）。

【次数】揉50～100次，提拿3～5次，抹3～5分钟。

【功用】行气活血，舒经通络、醒脑明目、宁心安神、降气平喘。

【主治】咳嗽，头痛，目赤肿痛，小儿肌性斜颈。

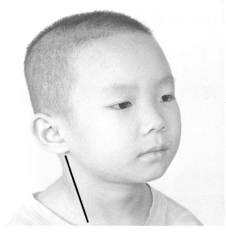

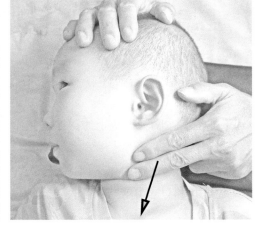

图6-16　　　　　　　　　　　　图6-17

【临床应用】常与五指拿头顶、抹前额、扫散法、拿风池、拿肩井等配合应用，用于调理小儿肌性斜颈。

风　池

【部位】颈后枕骨下，胸锁乳突肌与斜方肌三角凹陷中。

【操作】用拇指、食指按揉或用拿法（图6-18）。

【次数】5～10次。

【功用】发汗解表，祛风散寒。

【主治】头痛，目赤肿痛，颈项强痛。

【临床应用】拿风池发汗效果显著，往往立见汗出；若再配合推攒竹、掐揉二扇门等，发汗解表之力更强，多用于感冒头痛、发热无汗等表实证。表虚者不宜用本法，拿揉风池还可调理项背强痛症。配大椎、后溪主治颈项强痛，配睛明、太阳、太冲主治目赤肿痛。

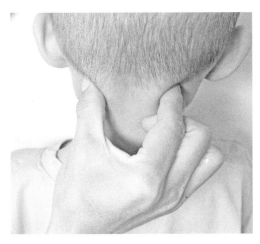

图6-18

第三节　胸腹部常用穴位

天　突

【部位】在胸骨切迹上缘，凹陷正中。

【操作】

（1）按揉法：用中指指端按揉本穴，称按揉天突（图6-19）。

（2）捏挤法：用双手拇指、食指捏挤本穴，称捏挤天突（图6-20）。

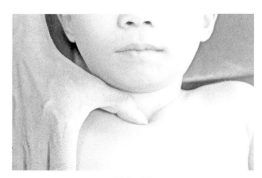
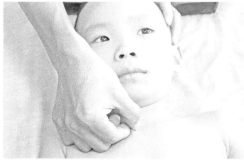

图6-19　　　　　　　　　　　　　　　　　图6-20

【次数】按揉法：10～15次；捏挤法：3～5次。

【功用】理气化痰，止咳平喘，降逆止呕。

【主治】咳喘胸闷，痰壅气急，恶心呕吐，咽喉肿痛。

【临床应用】调理咽喉肿痛时，用捏挤法，如配以捏挤大椎，效果更好。按揉、挤捏天突，能理气化痰、降逆止呕，对因气机不利、痰涎壅盛或胃气上逆所引起的痰喘、呕吐有效，若配合按揉膻中、运八卦、揉中脘等效果更佳。

膻　中

【部位】胸骨正中，两乳头连线中点。

【操作】

（1）揉法：用中指或拇指指端揉本穴，称揉膻中（图6-21）。

（2）推法

① 用两拇指自穴位中点向两旁分推至乳头，称分推膻中，又称分推胸阴阳

（图6-22）；

② 用食指、中指两指自胸骨切迹向下直推至剑突，称推膻中。

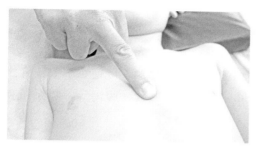

图6-21

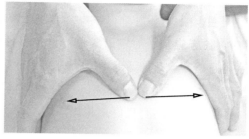

图6-22

【次数】50～100次。

【功用】宽胸理气，止咳化痰。

【主治】胸闷，吐逆，咳喘，痰鸣。

【临床应用】本穴为气之会穴，为调理呼吸系统疾病首选穴。居胸中，胸背属肺，推揉之能宽胸理气、止咳化痰。对各种原因引起的胸闷、吐逆、喘咳均有效。调理呕吐、呃逆、嗳气常与运内八卦、横纹推向板门、分腹阴阳等合用；调理喘咳常与推肺经、揉肺俞等合用；调理痰吐不爽常与揉天突、按弦走搓摩、按揉丰隆等合用。

璇　玑

【位置】在天突下1寸，胸骨柄中央（图6-23）。

【操作】沿胸肋自上而下向左右两旁分推，称开胸；若沿胸肋分推后，再自鸠尾处向脐上直推，最后摩腹部，称为开璇玑。《幼科集要》开璇玑如下：以两手大指蘸姜葱热汁，在病儿胸前左右横推至两乳上，共361次；从心坎处分推至胁肋64次，从心坎推下脐腹64次，用右手掌心贴肚脐上，左右推拿各64次，再

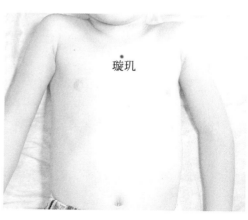

璇玑

图6-23

用双手自脐中推下至少腹64次，最后用两大指推尾尻穴至命门两肾间。

【次数】开胸5次，开璇玑50次。

【功用】宽胸利肺，止咳平喘。

【主治】咽喉肿痛，咳嗽，支气管哮喘，胃中有积。

【临床应用】对璇玑穴进行针灸、按摩、艾灸、刮痧，常用于缓解咳嗽、气喘等病症。开璇玑涉及胸腹多个穴位，可起到宽胸、理气化痰、降逆止呕、消食止泻的作用，对于调理发热、气急、痰喘、胸闷、呕吐、厌食、腹泻等呼吸系统和消化系统疾病均有良好效果。

乳 旁

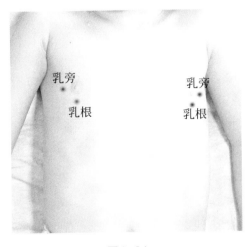

图6-24

【部位】乳头外侧旁开0.2寸（图6-24）。

【操作】用中指指端揉，称揉乳旁。用双手拇指或中指指端，放在（乳根、乳旁）两穴位上，同时揉动，称揉乳根乳旁（图6-25）。

【次数】30～50次。

【功用】理气化痰，止咳。

【主治】胸闷，咳嗽，痰鸣，呕吐。

【临床应用】常用于调理胸闷、喘咳等症，临床上多与揉乳中同时使用，以增强其调理效果。

乳 根

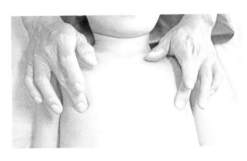

图6-25

【部位】乳头直下2分（图6-24）。

【操作】用中指指端揉，称揉乳根。用双手拇指或中指指端，放在（乳根、乳旁）两穴位上，同时揉动，称揉乳根乳旁（图6-25）。

【次数】50～100次。

【功用】宽胸理气，止咳化痰。

【主治】胸闷，咳喘，胸痛，呕吐，痰鸣。

【临床应用】该穴主要用于调理呼吸系统疾病，多与揉乳旁、推揉膻中、揉天突等合用。揉乳根、乳旁同时操作，能加强理气化痰止嗽的作用，方法为中指和食指同时按于两穴上揉之。本穴配推揉膻中、揉肺俞、揉中府、揉云门对由痰涎壅塞而致之肺不张有效。

胁　肋

【部位】从两腋下两胁至天枢处。

【操作】搓摩法：以两手掌从两腋下自上向下搓摩至两天枢处，称搓摩胁肋，又称按弦走搓摩（图6-26）。

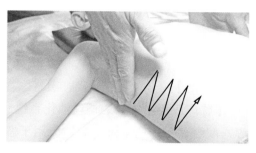

图6-26

【临床应用】本穴专消有形之邪，为消积要穴，常与摩腹配用。本法消导之力较峻烈，故虚弱的小儿慎用。搓摩胁肋，能顺气化痰、除胸闷、消积滞，对小儿因食积、痰壅气逆所致的胸闷、腹胀、气喘等有效。《厘正按摩要术》："摩左右胁：左右胁在胸腹两旁胁膊处，以掌心横摩两边，得八十一次，治食积痰滞。"

中　脘

【部位】脐上4寸，位于剑突与脐连线的中点处（图6-27）。

【操作】

（1）揉法：以中指或拇指或手掌揉本穴，称揉中脘（图6-28）。

（2）摩法：用全手掌或食指、中指、无名指、小指指面摩本穴，称摩中脘。

（3）推法：用食指、中指二指自喉向下直推至中脘，称推中脘（图6-29）。

【次数】揉及推法：100～300次；摩法：3～5分钟。

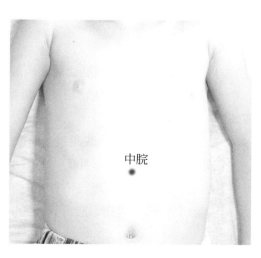

图6-27

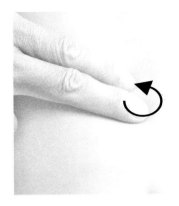
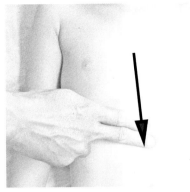

图6-28   图6-29

【功用】健脾益气，消食和胃。

【主治】呕吐，胃脘疼痛，嗳气，食欲不振，食积，腹胀，泄泻等。

【临床应用】本穴为调理消化系统病证常用穴，多与摩腹、捏脊、按揉足三里等穴配合使用；向下推中脘，多用于恶心呕吐，可与推天柱骨合用。揉、摩中脘能健脾和胃、消食和中，对腹胀、腹痛、泻泄、呕吐、食欲不振等有效，多与按揉足三里、推脾经合用。推中脘能降逆止呕，常用于调理胃气上逆、嗳气呕恶等症。

腹

【部位】腹部。

【操作】

（1）推法

① 以两手大拇指沿两肋边缘向两旁分推，称分推腹阴阳（图6-30）；

② 以中脘至脐为中线，用两手拇指自上而下向两旁做横向分推，也称分推腹阴阳。

（2）摩法：用全手掌或四指指面摩腹部称摩腹（图6-31）。

【次数】推法：100 ～ 300次；摩法：3 ～ 5分钟。

【功用】健脾和中，理气消食。

【主治】腹胀、腹痛、腹泻、纳少、便秘、疳积、恶心、呕吐等一切消化系统疾病。

【临床应用】本穴为调理消化系统疾病的效穴，为治泻四大手法之一，故常与

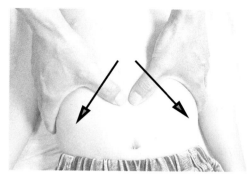
图6-30

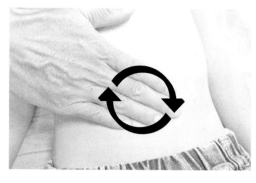
图6-31

其他三法（揉脐，推上七节骨，揉龟尾）配合调理腹泻；本穴具有很好的保健作用，为保健四大手法之一，可以单穴使用，亦可以与其他三法（补脾经，捏脊，按揉足三里）合用。分推腹阴阳能消食理气且降气，善治乳食停滞或胃气上逆引起的恶心、呕吐、腹胀等症，多与推脾经、运内八卦、按揉足三里等合用。

脐

【部位】肚脐。

【操作】

（1）揉法：以中指端或掌根揉脐（图6-32），或用拇指与食指、中指抓住肚脐抖揉，统称揉脐。

（2）摩法：以全手掌或四指指面摩脐，称摩脐。

（3）捏挤法：以拇指与食指、中指抓住肚脐，向里捏挤肚脐，称捏挤脐。

【次数】揉法：100～300次（抖揉50～100次）；摩法：3～5分钟；捏挤法3～5次。

【临床应用】此穴能补能泻，补之能温阳补虚，调理因寒湿、脾虚、肾虚引起的泄泻、消化不良、痢疾、脱肛等；泻之能消能下，调理因湿热引起的泄泻、痢疾、便秘等。艾灸肚脐能够改善小儿的消化系统，对于慢性腹泻的小儿，效果比较理想。而且部分小儿因脾胃虚弱导致出现厌食，在艾灸小儿肚脐之后，可以健脾气，促进小儿消化功能。

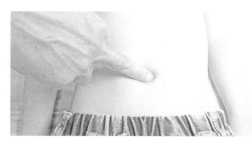
图6-32

天　枢

【部位】在腹部，脐旁2寸（图6-33）。

【操作】

（1）按揉法：用食指、中指或拇指、食指两指按揉本穴，称按揉天枢（图6-34）。

（2）一指禅推法：用拇、食指分别按在两侧穴位上做一指禅推动作。

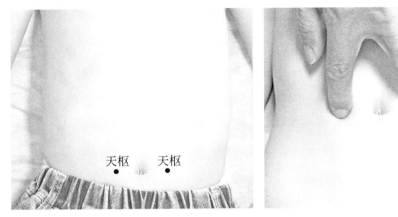
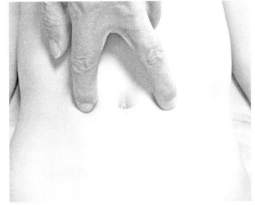

图6-33　　　　　　　　　　　　　　　图6-34

【次数】按揉法：100～300次；一指禅推法：1～2分钟。

【功用】疏调大肠，理气消滞。

【主治】腹胀，腹泻，腹痛，便秘，食积等。

【临床应用】本穴通调而偏温，故调理寒性病证效果较好，常与揉脐、摩腹等穴合用，调理中焦消化系统疾病。揉天枢能理气消滞、调理大肠，多用于调理因急慢性胃肠炎及消化功能紊乱引起的腹泻、呕吐、食积、便秘等症。临床上多与揉脐同时使用，以中指按脐，食指和无名指各按两侧天枢穴，同时揉动。

丹　田

【部位】脐下小腹部。

【操作】

（1）揉法：用手掌根或中指或拇指指面揉本穴，称揉丹田（图6-35）。

（2）摩法：用全手掌或四指面摩本穴，称摩丹田。

（3）一指禅推法：用拇指指面或桡侧偏峰一指禅推本穴，称一指禅推丹田。

【次数】揉法：100 ～ 300次。摩法：3 ～ 5分钟。一指禅推法：2 ～ 3分钟。

【功用】培肾固本，温补下元。

【主治】慢性腹泻，虚性腹痛，遗尿，脱肛，疝气，尿潴留及先天发育不足诸症。

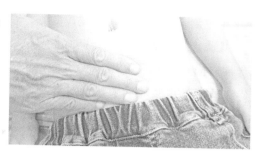

图6-35

【临床应用】在本穴上做一指禅推法为近期的用法，多用于年龄较大的小儿，调理遗尿时，用一指禅推法，效果较明显。揉、摩丹田能温肾固本、温补下元、分清别浊，多用于小儿先天不足，寒凝少腹及腹痛、遗尿、脱肛等症，常与补肾经、推三关、揉外劳等合用；用于尿潴留，常与清小肠、推箕门等合用。

肚　角

【部位】脐下2寸，石门穴旁开2寸大筋处（图6-36）。

【操作】

（1）拿法

① 用双手拇指与食指、中指对拿本穴，称拿肚角。

② 用拇指放在肚角穴上，其余四指放在背部与穴位相对处，同时对拿肚角穴，称拿肚角（图6-37）。

（2）按揉法：中指端按揉本穴，称按揉肚角。

【次数】拿法：3 ～ 5次；按揉法：30 ～ 50次。

【功用】止腹痛，通大便。

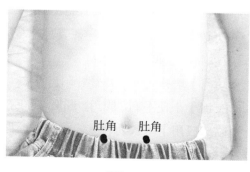

图6-36

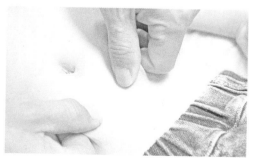

图6-37

【主治】一切腹痛，便秘，腹胀，食积。

【临床应用】肚角是止腹痛的要穴，拿肚角刺激量较强，不可多拿。本穴常与摩腹、掐揉一窝风合用以调理腹痛；调理便秘时，常与推下七节骨、摩腹合用。拿捏肚角是止腹痛的要法，对各种原因引起的腹痛均可应用，特别是对寒痛、伤食痛效果更佳。

气　海

【部位】前正中线上，脐下1.5寸，属任脉。

【操作】用拇指或中指或掌根揉，称揉气海（图6-38），用拇指或中指指端点、按，称点气海或按气海。

【次数】揉100次；点、按均5次。

【功用】补肾固精、益气助阳、强壮体质。

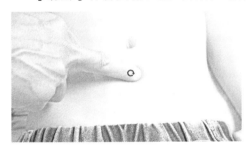

图6-38

【主治】形体羸瘦，脏气衰惫，乏力，腹痛，泄泻，完谷不化，小便不利，遗尿等。

【临床应用】按摩气海穴多数可以起到强壮体格的好处，可以改善体虚之证。如脾胃虚弱所导致的脘腹痞满、体倦乏力、短气懒言、大便稀薄等。

关　元

【部位】前正中线上，脐下3寸（图6-39）。

【操作】用拇指或中指或掌根揉，称揉关元，若用艾条灸之，称灸关元。

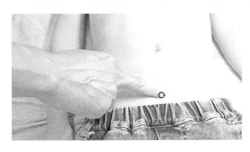

图6-39

【次数】揉100次；用艾条灸3～5分钟，或以局部红润为度。

【功用】培补元气，补肾壮阳。

【主治】小便不利，腹泻，脱肛，哮喘。

【临床应用】本穴为补虚的要穴，调理多种虚证，具有益气补虚、提升阳气的效果。本穴为小肠的"募穴"，按揉本穴可调理虚寒性腹痛、腹泻、痢疾等，多与补肾经、按揉足三里配用；调理遗尿多与揉百会、揉肾俞、揉命门等合用，以上诸穴用艾条灸之，效果更佳。本穴有强壮作用，可作为保健穴。

第四节　腰背部常用穴位

大　椎

【部位】第七颈椎与第一胸椎棘突之间。

【操作】

（1）按揉法：用拇指或中指指端按揉本穴，称按揉大椎（图6-40）。

（2）捏挤法：用双手拇指、食指同时捏拿起穴位处皮肉，用力向里捏挤，称捏挤大椎。

【次数】按揉法：20～30次。捏挤法：3～5次。

【功用】清热利咽，解表发汗。

【主治】感冒，发热，咳嗽，气喘，咽喉肿痛，项强。

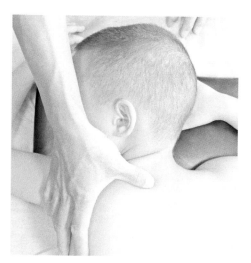

图6-40

【临床应用】本穴退热作用较强。捏挤法刺激量较强，多用于调理热病重证。揉大椎有清热解表作用，主要用于感冒、发热等症。此外，以屈曲的食指、中指蘸清水在穴位上提捏，至皮下轻度瘀血，对百日咳有一定疗效。

肩　井

【部位】在大椎与肩峰连线之中点，肩部筋肉处。

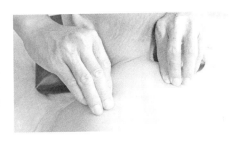

图6-41

【操作】

（1）拿法：用拇指与食指、中指二指对拿肩部筋肉，称拿肩井（图6-41）。

（2）按揉法：用拇指或中指指端按揉本穴，称按揉肩井。

【次数】拿法：3～5次；按揉法：30～50次。

【功用】宣通气血，发汗解表。

【主治】感冒，发热，惊厥，上肢活动不利，颈项强痛。

【临床应用】拿肩井多于调理结束时运用，作为结束手法，称总收法；调理感冒发热时，常与拿风池、小儿治外感四大手法合用。

风　门

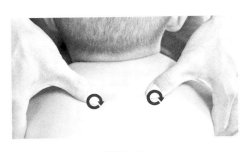

图6-42

【部位】第二胸椎棘突下，旁开1.5寸。

【操作】医者用拇指或中指指端揉，称揉风门（图6-42）。

【次数】揉20～30次。

【功用】解表通络、止咳平喘。

【主治】感冒、咳嗽、发热头痛。

【临床应用】运化膀胱经气血上达头部，配肺俞、大椎治咳嗽、气喘；配合谷治伤风咳嗽。

肺　俞

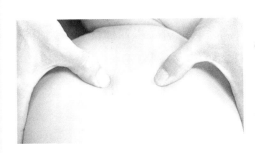

图6-43

【部位】第三棘突下，旁开1.5寸（图6-43）。

【操作】

（1）按揉法：用两手拇指，或单手食指、中指二指指端按揉本穴，称按揉肺俞（图6-43）。

（2）分推法：用两手拇指指面分别沿

肩胛骨内缘从上向下做分向推动，称分推肺俞，又称分推肩胛骨（图6-44）。

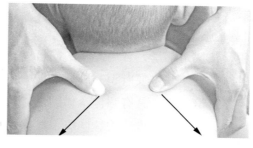

【次数】按揉法：50～100次；分推法：100～300次。

【功用】宣肺益气，止咳化痰。

【主治】咳喘，痰鸣，胸闷，胸痛，感冒，发热。

图6-44

【临床应用】本穴有补肺气的作用，故多用于调理肺系虚证，也可与其他具有清宣肺气作用的穴位合用，以调理肺系实证。揉肺俞、分推肺俞能调肺气、补虚损、止咳嗽，多用于调理呼吸系统疾病。如久治不愈，加推补脾经以培土生金，则效果更好。

脊

【部位】大椎至长强成一直线。

【操作】

（1）推法：用食指、中指二指指面自大椎推至尾椎，称推脊柱。

（2）捏法：用拇指后按，食指、中指二指在前，或用食指屈曲，以中节桡侧后按，拇指在前，两手自下而上捏脊柱穴，称捏脊，一般捏3～6次，第1次至最后1次只捏不提，中间第2～4次需捏3次提拉皮肉1次（腰以上不提），捏后可分别在心、肝、脾、肺、肾俞穴上点按2～3次，再轻轻搓摩背部数下（见图6-45）。以拇指和食指捏起脊柱两侧的皮肤和肌肉，沿脊椎向下缓慢揉捏，称倒捏脊，具有清热祛火的功效。

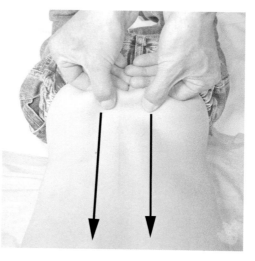

【次数】推法100～300次。捏法：3～6次。

【功用】推法：清热导滞；捏法：调阴阳，理气血，和脏腑，通经络，培元气，强身体。

【主治】疳积，厌食，腹泻，便秘，腹痛，夜啼，烦躁，发热，遗尿，惊风，

图6-45

慢性咳喘，脱肛等。

【临床应用】捏脊为小儿保健四大手法之一，故常与其他三法（补脾经、摩腹、按揉足三里）合用，本法亦可单独用于保健。捏脊是调理小儿消化系统诸病的首选法，其主要有调和脾胃功能的作用。捏脊能调阴阳、理气血、和脏腑、通经络、培元气，具有强健身体的功能，是小儿保健常用手法之一。临床上多与补脾经、补肾经、推三关、摩腹、按揉足三里等配合应用，对调理先天和后天不足的一些慢性病症有一定的效果。推脊柱能清热，多与清天河水、退六腑、推涌泉等合用，并能疗腰背强痛、角弓反张、下焦阳气虚弱等症。

链接

冯氏捏脊疗法和普通捏脊不同点：以两手食指、中指、无名指和小指并拢，并重叠，以食指桡侧第二指节垂直于脊柱，从下至上推进，在推进的同时，两拇指交替捏起脊柱皮肤，直至大椎止。由于食指第二指节位于脊柱正中，此为捏拿的基底部，使两拇指与其捏拿起的脊柱皮肤位于脊柱正中，而不似一般捏脊法捏在脊柱两侧。

七节骨

【部位】第四腰椎至尾椎骨端（长强穴）成一直线。

【操作】推法：用拇指或食指、中指二指指面自下向上，或自上向下直推，分别称推上七节骨（图6-46）或推下七节骨（图6-47）。

【次数】100～300次。

【功用】推上七节骨：温阳固涩止泻；推下七节骨：泻热导滞通便。

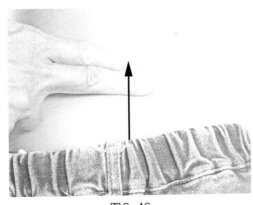

图6-46

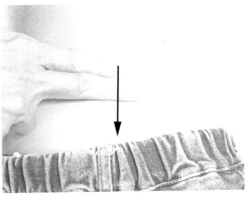

图6-47

【主治】腹泻，便秘，脱肛，遗尿等。

【临床应用】推上七节骨为治泻四大手法之一，故常与其他三法（摩腹，揉脐，揉龟尾）合用调理腹泻。用本法调理便秘、食积时，常与摩腹、退六腑、按弦走搓摩等合用。推上七节骨能温阳止泻，多用于虚寒腹泻、久痢等症。临床上常与按揉百会、揉丹田等合用，调理气虚下陷引起的遗尿、脱肛等症。推下七节骨能泻热通便，多用于肠热便秘或痢疾等症。《幼科推拿秘书》云："水泻，从龟尾向上擦如数，立刻即止；若痢疾，必先从七节骨往下擦之龟尾，以去肠中热毒，次日方自下向上也。"

龟　尾

【部位】在尾椎骨端。

【操作】

（1）揉法：以拇指或中指指端揉，称揉龟尾（图6-48）。

（2）旋推法：用拇指指面旋推本穴，称旋推龟尾。

【次数】100～300次。

【功用】疏调肠腑，司调二便。

【主治】腹泻，便秘，脱肛，遗尿，痢疾等。

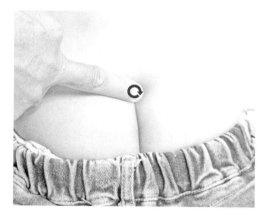

图6-48

【临床应用】本穴作用比较平和，重在调和。揉龟尾为治泻四大手法之一，故常与其他三法（摩腹，揉脐，推上七节骨）合用调理腹泻。用揉龟尾调理便秘时，常配以推下七节骨、顺时针摩腹、拿肚角等法。《小儿按摩经》云："掐龟尾：掐龟尾并揉脐，治儿水泻、乌痧、膨胀、脐风、月家盘肠等惊。"

脾　俞

【部位】脾俞在第11胸椎棘突下，脊正中旁开1.5寸处，属足太阳膀胱经。

【操作】

（1）揉脾俞：操作者双手四指轻轻扶住小儿背部的两侧，双手拇指放在脾俞穴位点处，向下施加一定的压力，力量柔和，不要使用蛮力。速度为每分钟

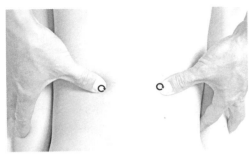

100 ～ 200次（图6-49）。

（2）擦脾俞：操作者一手扶住小儿背部，另一手小鱼际快速来回使用擦法至热为度，速度为每分钟150次以上。

【次数】100 ～ 500次。

【功用】健脾和胃，止吐止泻，消食祛湿。

图6-49

【主治】常用于调理呕吐、腹泻、疳积、食欲不振、黄疸、水肿、慢惊风、四肢乏力等病症。并能调理脾虚所引起的气虚、血虚、津液不足等。

【临床应用】用拇指指腹先顺时针方向揉按脾俞50 ～ 100次，再以逆时针方向揉按50 ～ 100次，每天坚持推拿，可有效缓解呕吐、腹泻、疳积等病症。本穴用于调理中焦脾胃失调引起的诸证，常与捏脊、摩腹、按揉足三里等法合用。

肾 俞

【部位】第2腰椎棘突下旁开1.5寸。

【操作】

（1）按揉法：以两手拇指，或单手食指、中指指端按揉本穴，称按揉肾俞（图6-50）。

（2）擦肾俞：操作者一手扶住小儿背部，另一手小鱼际快速来回使用擦法至热为度，速度为每分钟150次以上。

【次数】100 ～ 500次。

【功用】补肾培元。

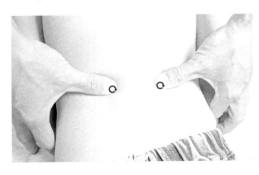

图6-50

【主治】久泻，少腹痛，久病不愈，虚性便秘，下肢痿软无力，脑瘫等。

【临床应用】揉肾俞能滋阴壮阳，补益肾元，常用于肾虚腹泻或阴虚便秘，或下肢瘫痪等症，多与揉二马、补脾经或揉三关等合用；治慢性腰背痛常与揉腰俞、点按委中等配合，调理肾虚气喘与揉肺俞、脾俞等配合应用。

第五节　手肘部常用穴位

脾　经

【部位】

（1）拇指末节螺纹面。

（2）拇指桡侧从指尖到指根。

【操作】旋推为补，直推为泻；或由拇指桡侧指根向指尖方向直推为清，称清脾经（图6-51）。反之由拇指桡侧指尖向指根方向直推为补，称补脾经（图6-52）。

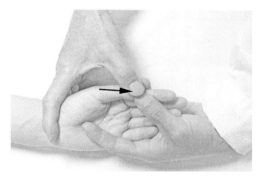

图6-51　　　　　　　　　　　　　图6-52

【次数】100～500次。

【主治】腹泻，便秘，痢疾，食欲不振，黄疸等。

【临床应用】

（1）补脾经能健脾和胃、补气养。用于脾胃虚弱、气血不足而引起的食欲不振、肌肉消瘦、消化不良等症。

（2）清脾经能清热利湿、化痰止呕。用于湿热熏蒸、皮肤发黄、恶心呕吐、腹泻、痢疾等症。

（3）脾经宜补不宜清，如因病情确要清脾经，应清后加补。

《小儿推拿方脉活婴秘旨全书》云："大指属脾。招脾一节，屈指为补。小儿虚弱，乳食不进。"

心　经

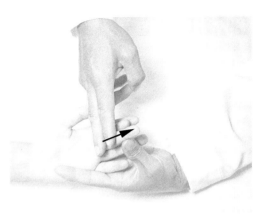

图6-53

【部位】中指末节螺纹面。

【操作】旋推为补直推为泻；或从中指指尖推向指根方向直推为补，称补心经，反之为清心经（图6-53）。补心经和清心经统称推心经。

【次数】100～500次。

【主治】高热昏迷，五心烦热，口舌生疮，小便赤涩，心血不足，惊烦不安等。

【临床应用】

（1）清心经能清热退心火。常用于心火旺盛而引起的高热神昏、面赤口疮、小便短赤等，多与清天河水、清小肠经等合用。

（2）本穴宜用清法，不宜用补法，恐动心火之故。若血气不足而见心烦不安、睡卧露睛等症，需要补法时，可补后加清，或以补脾经代之。

《保赤推拿法》云："推掐心经穴法，心经，即中指尖。向上推至中指尽处小横纹，行气通窍，向下掐之能发汗。"

肝　经

【部位】食指末节螺纹面。

【操作】旋推为补直推为泻；或从中指指根推向指尖方向直推为清，称清肝经（图6-54）。反之称补肝经。补肝经和清肝经统称推肝经。

【次数】100～500次。

【主治】烦躁不安、惊风、目赤、五心烦热、口苦咽干等。

【临床应用】

（1）清肝经能平肝泻火、息风镇惊、解湿除烦，常用调理惊风、抽搐、烦躁不安、五心烦热等症。

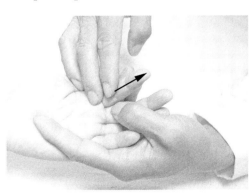

图6-54

（2）肝经宜清不宜补，若肝经虚应补时则需补后加清，或以补肾代之，称为滋肾养肝法。

肺　经

【部位】无名指末节螺纹面。

【操作】旋推为补直推为泻；或从指根向指尖方向直推为清，称清肺经（图6-55），反之称补肺经（图6-56）。补肺经和清肺经统称推肺经。

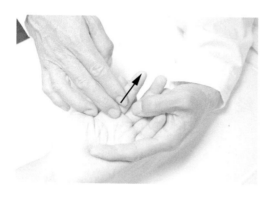
图6-55

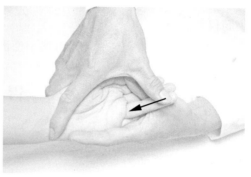
图6-56

【次数】100 ～ 500次。

【主治】感冒、发热、咳嗽、胸闷、气喘、虚汗、脱肛等。

【临床应用】

（1）补肺经能补益肺气。用于肺气虚损、咳喘气喘、虚汗怕冷等肺经虚寒症。

（2）清肺经能宣肺清热、疏风解表、化痰止咳。用于感冒发热及咳嗽、气喘、痰鸣等肺经实热症。

《小儿按摩经》云：“肺经受风咳嗽多，即在肺经久按摩。”

肾　经

【部位】小指末节螺纹面。

【操作】旋推为补直推为泻；或由指根向指尖方向直推为泻，称清肾经；由指尖向指根方向直推为补肾经（图6-57）。补肾经和清肾经统称推肾经。

【次数】100 ～ 500次。

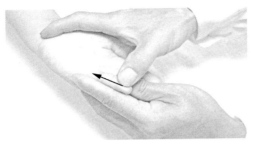

图6-57

【主治】先天不足，久病体虚，肾虚腹泻，遗尿，虚喘，膀胱蕴热，小便淋漓刺痛等。

【临床应用】

（1）补肾经能补肾益脑、温养下元。用于先天不足、久病体虚、肾虚久泻、多尿、遗尿、虚汗喘息等症。

（2）清肾经能清利下焦湿热。用于膀胱蕴热、小便赤涩等症。临床上肾经穴一般多用补法，需用清法时，也多以清小肠代之。

《小儿按摩经》云："肾经有病小便涩，推展肾水即救得"。

胃　经

【部位】

（1）拇指掌面第一节。

（2）大鱼际肌桡侧赤白肉际。

【操作】

（1）清胃经：用拇指或食指自掌根推向拇指根（图6-58）。

（2）补胃经：用拇指或食指自拇指根推向掌根（图6-59），或在拇指掌面第一节旋推为补，称补胃经。

【次数】100～500次。

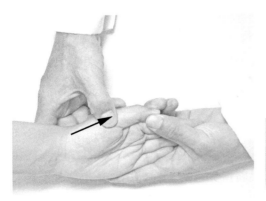

图6-58

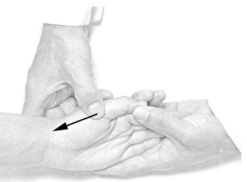

图6-59

【功用】清脾胃湿热，消食积，降逆止呕。

【主治】恶心，呕吐，呃逆，嗳气，泄泻，吐血，衄血等。

【临床应用】

（1）清胃经能清脾胃之湿热、和胃降逆、泻胃火、除烦止渴。亦可用于胃火上亢引起的衄血等症。临床上可独穴用，亦可与其他穴位合用。

（2）补胃经能健脾胃、助运化，临床上常与补脾经、摩腹等合用。

《推拿三字经》云："大指根，震艮良，黄白皮，真穴详，俱此方，向外推，立愈差。"

大　肠

【部位】食指桡侧缘，自食指尖至虎口成一直线。

【操作】从食指尖直推向虎口为补，称补大肠（图6-60）；反之为清大肠（图6-61）。补大肠和清大肠统称推大肠。

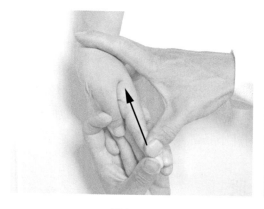

图6-60

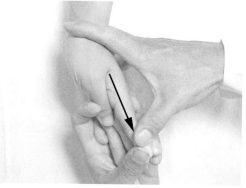

图6-61

【次数】100～300次。

【主治】腹泻、痢疾、便秘、脱肛。

【临床应用】

（1）补大肠能涩肠固脱、温中止泻。用于虚寒腹泻、脱肛等病症。

（2）清大肠能清利肠腑、除湿热、导积滞。多用于湿热、积食滞留肠道、身热腹痛、痢下赤白、大便秘结等。

《小儿推拿广意》云："大肠有病泄泻多，可把大肠久按摩，调理阴阳皆顺息，此身何处着沉。"

小　肠

【部位】小指尺侧边缘，自指尖到指根成一直线。

【操作】从指尖推向指根为补，称补小肠（图6-62），反之为清，称清小肠（图6-63）。补小肠和清小肠统称推小肠。

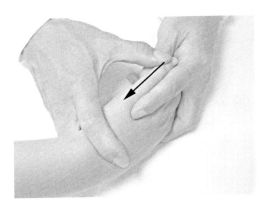

图6-62

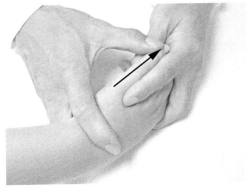

图6-63

【主治】小便赤涩、遗尿、尿闭、水泻等。

【次数】100 ～ 300次。

【临床应用】清小肠能清利下焦湿热、泌别清浊，多用于小便短赤不利、尿闭、水泻等症、若心经有热，移热于小肠，以本法配合清天河水，能增加清热利尿作用。若属下焦虚寒、多尿、遗尿则宜用补小肠。

肾　顶

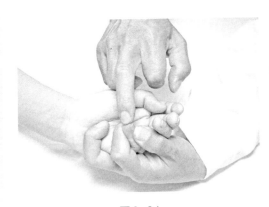

图6-64

【部位】小指顶端。

【操作】以中指或拇指指端按揉，称揉肾顶（图6-64）。

【次数】100 ～ 300次。

【主治】自汗，盗汗，解颅等。

【临床应用】揉肾顶能收敛元气、固表止汗，对自汗、盗汗或大汗淋漓不止等症均有一定的疗效。

肾 纹

【部位】手掌面，小指第二指间关节横纹处。

【操作】中指或拇指指端按揉，称揉肾纹（图6-65）。

【次数】100～500次。

【主治】目赤，鹅口疮，热毒内陷等。

【临床应用】揉肾纹能祛风明目、散痰结。主要用于目赤肿痛或热毒内陷、痰结不散所致高热、呼吸气凉、手足逆冷等症。

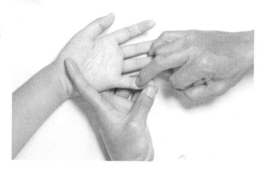

图6-65

老 龙

【部位】中指甲后一分许。

【操作】用掐法，称掐老龙（图6-66）。

【次数】掐5次，或醒后即止。

【主治】急惊风。

【临床应用】掐老龙主要用于急救，有醒神开窍的作用。若小儿急惊暴死，或高热抽搐，掐之知痛有声音，较易治，不知痛而无声音，一般难治。《小儿推拿广意》云："位于中指远端背面靠指甲根处。掐此穴治惊风、昏迷。"

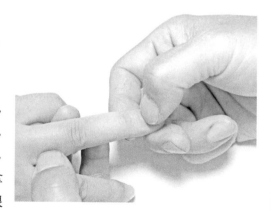

图6-66

端 正

【部位】中指甲根两侧赤白肉处，桡侧称右端正，尺侧称左端正。《厘正按摩要术》云："中指左右为两端正。"

【操作】用拇指甲掐或拇指螺纹面揉掐称掐、揉端正（图6-67）。

【次数】掐5次；揉50次。

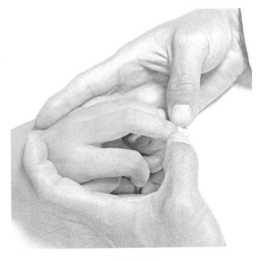

图6-67

【主治】鼻衄，惊风，呕吐，泄泻，痢疾。

【临床应用】

（1）揉右端正能降逆止呕，主要用于胃气上逆而引起的恶心呕吐等症；揉左端正能升提，主要用于水泻、痢疾等症。

（2）掐端正多用于调理小儿惊风，常与掐老龙、清肝经配合。同时本穴对鼻衄有效，方法为用细绳由中指第三节横纹起扎至指端，扎好后，患儿静卧即可。《小儿推拿广义》云："眼左视，掐右端正穴。右视，掐左端正穴。"

五指节

【部位】掌背五指第一指间关节（图6-68）。

【操作】拇指甲掐，称掐五指节（图6-69）；用拇指、食指揉搓称揉五指节。

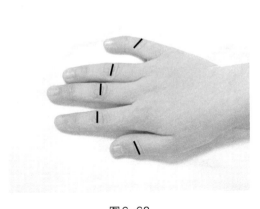

图6-68

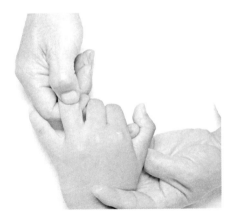

图6-69

【次数】各掐3～5次；揉搓30～50次。

【主治】惊风，吐涎，惊躁不安，咳嗽风痰等。

【临床应用】掐揉五指节安神镇惊、祛风痰、通关窍。掐五指节主要用于惊躁不安、惊风等症，多与掐老龙、清肝经合用；揉五指节主要用于胸闷、痰喘、咳嗽等症，多与运八卦、推揉膻中合用。《小儿推拿广意》云"五指节：掐之祛风化痰，苏醒人事，通关膈闭塞。"

二扇门

【部位】掌背中指根掌指关节两侧凹陷处。

【操作】双拇指甲掐，称掐二扇门（图6-70）；双拇指偏峰按揉，称揉二扇门。

【次数】掐5次；揉100～500次。

【主治】惊风抽搐，身热无汗。

【临床应用】掐揉二扇门能发汗解表、退热平喘，是发汗的有效方法。揉时要稍用力，速度宜快，多用于风寒外感。本法与揉肾顶、补脾经、补肾经配合应用，适宜于平素体虚外感者。《小儿按摩经》云："如汗不来，再将二扇门揉之，掐之。手心微汗出，乃止"。

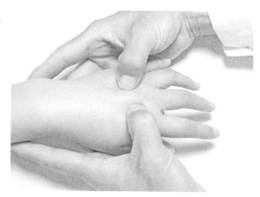

图6-70

二人上马

【部位】手背无名指及小指掌指关节后陷中。

【操作】拇指或中指指端揉，称揉二马（图6-71）；拇指甲掐，称掐二马。

【次数】掐3～5次；揉100～500次。

【主治】虚热喘咳，小便赤涩淋漓，腹痛，牙痛，睡时磨牙等。

【临床应用】揉二人上马能滋阴补肾、顺气散结、利水通淋，为补肾滋阴的要法。主要用于阴虚阳亢、潮热烦躁、牙痛、小便赤涩淋漓等症。本法对于体质虚弱、肺部感染有干性啰音久不消失者，配揉小横纹；湿性啰音配揉掌小横纹，多揉有一定疗效。《小儿推拿广意》云："二人上马，掐之苏胃气、起沉疴，左揉生凉、右揉生热。"《小儿推拿方脉

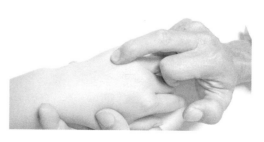

图6-71

活婴秘旨全书》云："二人上马，在小指下里侧，对兑边是穴。治小便赤涩，清补肾水。"

外劳宫

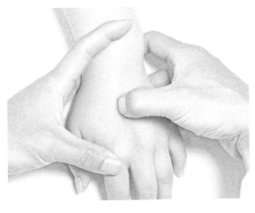

图6-72

【部位】掌背中，与内劳宫相对处。

【操作】用揉法，称揉外劳宫；用掐法，称掐外劳宫（图6-72）。

【次数】掐5次，揉100～300次。

【主治】风寒感冒，腹痛，腹胀，肠鸣，腹泻，痢疾，脱肛，遗尿，疝气。

【临床应用】本穴性温，为温阳散寒、升阳举陷佳穴，兼能发汗解表。揉外劳宫主要用于一切寒证，不论外感风寒、鼻塞流涕以及脏腑积寒、完谷不化、肠鸣腹泻、寒痢腹痛、疝气等症，且能升阳举陷，故临床多配合补脾经、补肾经、推三关、揉丹田等调理脱肛、遗尿等症。《小儿推拿方脉活婴秘旨全书》云："外劳宫，在指下，正对掌心是穴。治粪白不变，五谷不消，肚腹泄泻。"

威　灵

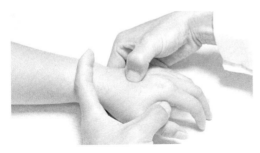

图6-73

【部位】手背二、三掌骨歧缝间。

【操作】用掐法，称掐威灵（图6-73）。

【次数】掐5次，或醒后即止。

【主治】惊风。

【临床应用】掐威灵有开窍醒神的作用。主要用于急惊暴死、昏迷不醒时的急救。

精　宁

【部位】手背第四、五掌骨歧缝间。

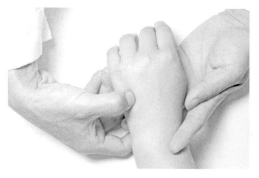
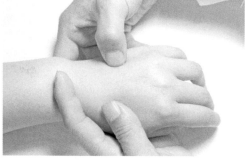

图6-74　　　　　　　　　　　　　　　　　图6-75

【操作】用掐法，称掐精宁（图6-74）。

【次数】5 ～ 10次。

【主治】痰喘气吼、干呕、疳积、眼内胬肉等。

【临床应用】掐精宁能利气、破结、化痰。多用于痰食积聚、气吼痰喘、干呕、疳积等症。本法于体虚者宜慎用，多与补脾经、推三关、捏脊等合用，以免克削太甚，元气受损。用于急惊昏厥时，本法多与掐威灵配合（图6-75），能加强开窍醒神的作用。

四横纹

【部位】手掌面，食指、中指、无名指、小指第一指间关节横纹处（图6-76）。

【操作】

（1）掐揉法：用拇指指甲逐个掐揉本穴（可掐一次揉三次），称掐揉四横纹（图6-77）。

（2）推法：用拇指指面逐个纵向上下来回直推本穴，或使患儿四指并拢，在穴位上横向来回直推，称推四横纹（图6-78）。

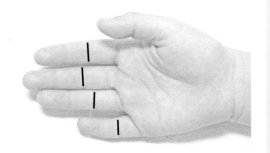

图6-76

【次数】掐揉法：3 ～ 5次（掐一次揉三次为掐揉1次）。推法：纵推为30 ～ 50次，横推为100 ～ 300次。

【功用】理中行气，化积消胀，退热除烦。

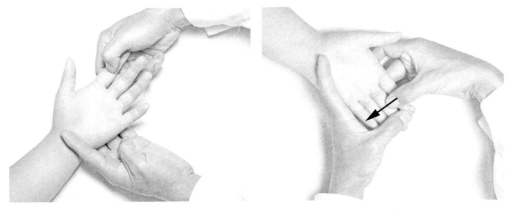

| 图6-77 | 图6-78 |

【主治】疳积，腹胀，厌食，咳喘，慢惊风，口唇破裂，发热，烦躁等。

【临床应用】本穴是调理疳积的要穴，可以单穴使用，亦可以与推脾经、捏脊、摩腹配合使用，可用三棱针点刺本穴后用力挤出黏液或血水，称刺积法。亦可用刀割破本穴位皮肤后挤血水，称割积法。无论针刺或刀割都应严格消毒。

《小儿按摩经》云："推四横纹，和上下之气血，人事瘦弱，奶乳不思，手足常掣，头偏左右，肠胃湿热，眼目翻白者用之。"

小横纹

【部位】手掌面，食指、中指、无名指、小指掌指关节横纹处（图6-79）。

【操作】

（1）掐揉法：用拇指指甲逐个掐揉本穴（可掐1次，揉3次），称掐揉小横纹（图6-80）。

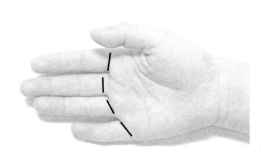

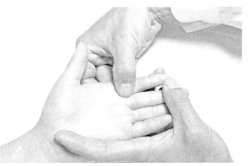

| 图6-79 | 图6-80 |

（2）推法：用拇指指面逐个纵向上下来回推本穴，或使患儿四指并拢，横向来回推本穴，称推小横纹。

【次数】掐揉：3～5次。纵推：30～50次。横推：100～300次。

【功用】退热，消胀，散结。

【主治】口疮，唇裂，烦躁，腹胀，发热等。

【临床应用】本穴主要用于调理脾胃热结诸症，常配以退六腑、推脊柱等。《小儿推拿广意》云"小横纹：掐之退热除烦，治口唇烂。"

掌小横纹

【部位】手掌面，小指根下，尺侧掌纹头。俞大方主编第五版教材《推拿学》云："掌小横纹在掌面指根下，尺侧横纹头。"

【操作】用中指或拇指指端按揉本穴，称按揉掌小横纹。（图6-81）

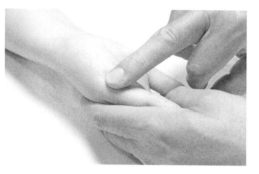

图6-81

【次数】100～300次。

【功用】清热散结，宽胸宣肺，化痰止咳。

【主治】痰热咳喘，胸闷气促，口舌生疮，顿咳流涎。

【临床应用】本穴为调理肺热咳喘之主穴，调理百日咳效果较好，常与清肺经、揉膻中、分推肩胛骨、揉肺俞等法配合运用。

板 门

【部位】手掌大鱼际平面。

【操作】

（1）揉法：用拇指或中指指端揉本穴，称揉板门（图6-82）。

（2）运法：用拇指或中指指端运本穴，称运板门。

（3）推法：用中指或拇指指面推本

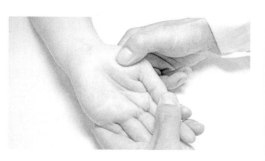

图6-82

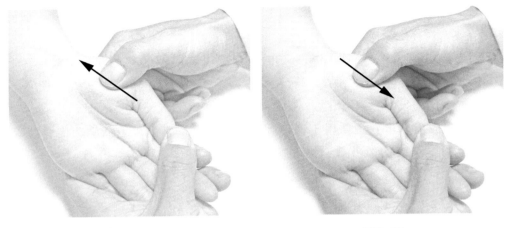

图6-83	图6-84

穴，自指根推向腕横纹，称板门推向横纹（图6-83），反之称横纹推向板门（图6-84），来回推，称清板门。

【次数】100～300次。

【功用】健脾和胃，消食化滞，调理气机。

【主治】食欲不振，食积不化，腹胀，腹泻，胃痛，呕吐，嗳气，咳嗽，气喘，咽痛，发热等。

【临床应用】本穴为助消化的效穴，常与捏脊、按弦走搓摩、摩腹、揉中脘等配合运用。板门推向横纹主升，主治腹泻；横纹推向板门主降，主治呕吐。《小儿按摩经》云："揉板门治气促、气吼、气痛、呕胀，除疳积。"

内劳宫

【部位】掌心，屈指时，中指、无名指指端之间。

【操作】

（1）揉法：用中指指端揉本穴，称揉内劳宫（图6-85）。

（2）运法：用中指或拇指指端自小指根起，经掌小横纹沿手掌尺侧缘，过小天心至本穴，称运内劳宫，也称水底捞明月，操作时可滴上几滴凉水，并用口吹气，以加强手法作用（图6-86）。

【次数】揉法：100～300次。运法：10～30次。

【功用】清热除烦。

【主治】发热，烦渴，口疮，齿龈糜烂，虚热，多梦，不寐，盗汗等。

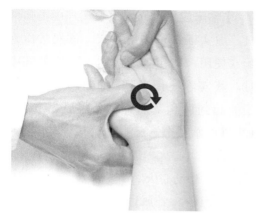

图6-85

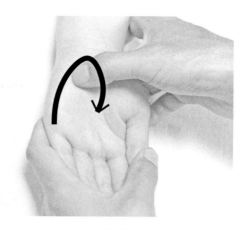

图6-86

【临床应用】揉内劳宫善清心经实热，常配以清心经、清天河水、推脊柱等。水底捞明月善清阴虚内热，常配以清天河水、揉二人上马等。本穴发汗作用较缓。《小儿推拿秘旨》云："内劳宫，屈中指尽处是穴，发汗用。""擦心经，二揉劳宫，推上三关，发热出汗用之。引开毫毛孔窍，要汗而汗不来，再以二扇门掐之，揉孩童右手心，微汗出即止。"

内八卦

【部位】手掌面，以掌心为圆心，以圆心至中指根2/3长为半径，所作的圆周即为本穴，（在此圆周上从小鱼际开始分布成八个卦位，依次为乾、坎、艮、震、巽、离、坤、兑）（图6-87）。

【操作】运法：用拇指或中指指面自乾位开始运起→坎→艮→震→巽→离→坤→兑，为顺运八卦（图6-88）。反之则为逆运内八卦。

【次数】100～300次。

【功用】调理气机，消食化痰。

【主治】咳嗽痰喘，胸闷纳呆，腹胀呕吐等。

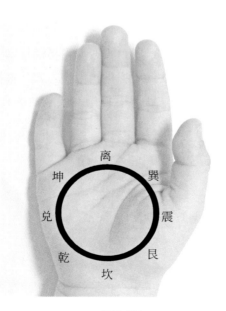

图6-87

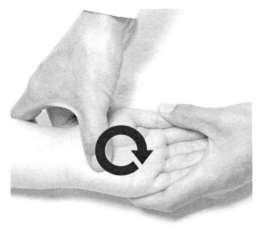

【临床应用】 该穴擅长调理中上焦气机，虚实证均可选用本穴。该穴常作为配穴使用，在作为配穴用于手法处方中时，其穴除发挥调理气机的作用之外，还能起到调和及加强其他手法的作用。《幼科推拿秘书》云："八卦，将指根下是离宫，属心火。运八卦必用大指掩掌，不可运，恐动心火。"

顺运内八卦属性偏温性，可以调理一些虚寒性的疾病，气是主上升的。在调理中往往侧重于宽胸理气，健脾助运调理一些消化系统的疾病。顺运内八卦

图6-88

在临床上经常用于补脾经、揉板门、外劳宫、揉中脘配合使用。

逆运八卦穴属性偏凉性，调理一些热性的疾病。气是主下降的，侧重于止咳平喘、和胃降逆止呕。

鱼际交（小天心）

【部位】 大小鱼际交接处凹陷中（图6-89）。

【操作】

（1）揉法：用中指或拇指指端揉本穴，称揉小天心。

（2）掐法：用拇指指甲掐本穴，称掐小天心。

（3）捣法：用中指指端或屈曲的食指指间关节捣本穴，称捣小天心或捣鱼际交（图6-90）。

【次数】 揉法：100～300次。掐法：3～5次。捣法：100～300次。

【功用】 镇静安神，醒脑开窍，清热除烦。

【主治】 惊风，抽搐，烦躁不安，夜啼，嗜睡，精神萎靡，心经有热，一切眼疾，小便不利，疹痘欲出不透，斜视，目肿痛，发热等。

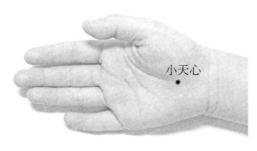

小天心

图6-89

【临床应用】捣小天心有双向调节作用，用快而重的捣法有兴奋作用，用慢而轻的捣法有抑制作用，常与清心经、清肝经、摩百会、掐老龙等配合使用。《幼科铁镜》云："儿眼翻上者，将大指甲在小天心向掌心下掐即平，儿眼翻下者，将大指甲在小天心向总筋上掐即平。"

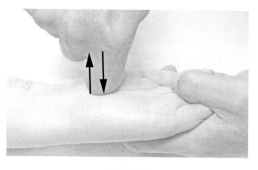

图6-90

运水入土、运土入水

【部位】手掌面，拇指根至小指根，沿手掌边缘成一弧形曲线。

【操作】运法：用拇指或中指指端自拇指根沿手掌边缘，经板门、鱼际交运至小指根，称运土入水（图6-91），反向运称运水入土（图6-92）。

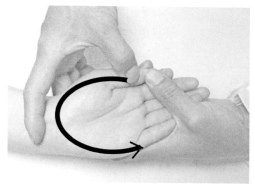

图6-91

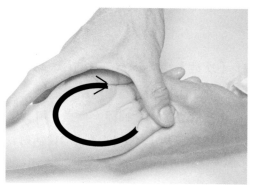

图6-92

【次数】100～300次。

【功用】运土入水：清热化湿，利尿止泻。运水入土：健脾助运，润燥通便。

【主治】纳呆，呕吐，腹胀，腹泻，便秘，痢疾，小便赤涩等。

【临床应用】运土入水属清泻法，可调理新病、实证。运水入土属调补法，可调理久病、虚证。《幼科推拿秘书》云"运土入水补，土者脾土也，在大指。水者，坎水也，在小天心穴上。运者从大指上，推至坎宫。盖因丹田作胀，眼睁，为土盛水枯，运以滋之，大便结甚效。"《小儿推拿广意》云："运水入土，身弱肚起青筋，为水盛土枯，推以润之。"

总筋（总位、总心、内窝风）

【部位】手掌面，掌后腕横纹中点（图6-93）。

【操作】

（1）揉法：用拇指或中指指端揉本穴，称揉总筋。

（2）掐法：用拇指指甲掐本穴，称掐总筋（图6-94）。

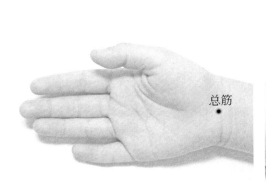
总筋

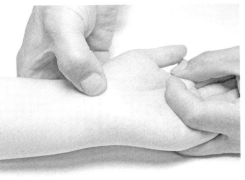

图6-93   图6-94

【次数】揉法：100 ～ 300次。掐法：3 ～ 5次。

【功用】清心泻热，散结止痉。

【主治】惊风，抽搐，夜啼，口舌生疮，发热烦躁，潮热，牙痛等。

【临床应用】用本穴调理热性病时，多用揉法，可配以清心经、清天河水、清小肠等；用之调理神志异常时，多用掐法，可配以掐十宣、揉百会、捣鱼际交等。

大横纹（横门）

【部位】手掌面，掌后横纹处，近拇指端为阳池，近小指端为阴池（图6-95）。

【操作】推法：用两手拇指指面自总筋向两旁分推，称分推大横纹，又称分手阴阳（图6-96）。自两旁向总筋合推，称合手阴阳。

【次数】100 ～ 300次。

【功用】平衡阴阳，调理气血，行滞消食，化痰散结。

【主治】寒热往来，久病不愈，发病有定时，腹泻，腹胀，痢疾，呕吐，食积，烦躁不安，痰涎壅盛等。

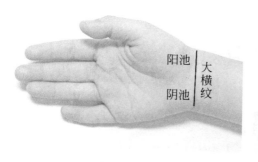
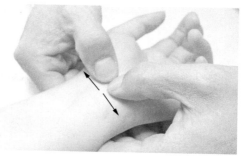

图6-95   图6-96

【临床应用】调理实热证时，阴池宜重分，或独取阴池；调理虚寒证时，阳池宜重分，或独取阳池。合阴阳能化痰散结，多用于调理咳喘诸证。《厘正按摩要术》云："手阴阳法治寒热往来。将儿手掌向上，医用两手托住，将两大指于掌后中间，往外阴阳二穴分之。阳穴宜重分，阴穴宜轻分，无论何法，均须用此。但寒证宜多分阳，热证宜多分阴，又不可不讲也。"

十宣（十王）

【部位】十指尖指甲内赤白肉际处。（图6-97）

【操作】掐法：用拇指指甲掐本穴，称掐十宣。

【次数】3～5次。

【功用】醒神开窍。

【主治】惊风，高热，昏厥等。

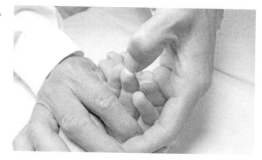

图6-97

【临床应用】本穴主要用于急救，常调理神志病的重证，多与掐老龙、掐鱼际交、揉百会等合用，遇高热惊厥时，可用三棱针刺破本穴放血。

一窝风

【部位】手背，腕横纹正中凹陷中。

【操作】

（1）揉法：用中指或拇指指端重揉本穴，称揉一窝风（图6-98）。

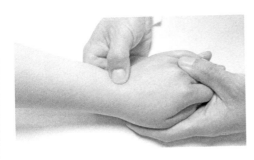

图6-98

（2）掐法：用拇指指甲掐本穴，称掐一窝风。

【次数】揉法：100～300次。掐法：3～5次。

【功用】温中行气，止痛散寒，安神镇静。

【主治】腹痛，肠鸣，关节痹痛，伤风感冒，无汗身痛，惊风，昏厥，抽搐等。

【临床应用】本穴为止腹痛要穴，可与拿肚角、摩腹合用。调理神志方面疾病时，多作为配穴使用，可与掐十宣、掐老龙、揉百会等合用。《小儿推拿方脉活婴秘旨全书》云："一窝风，在掌根尽处腕中，治肚痛极效。急慢惊风，又一窝风，掐住中指尖，主泻。"

膊阳池（外间使、支沟）

【部位】手背，尺桡骨之间。一窝风后3寸处。属手少阳三焦经。

【操作】

（1）掐法：用拇指指甲掐本穴，称掐膊阳池（图6-99）。

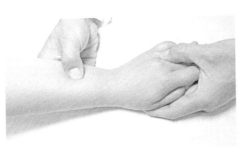

图6-99

（2）揉法：用中指或拇指指端揉，称揉膊阳池。

【次数】掐法：3～5次。揉法：100～300次。

【功用】止头痛，通大便，利小便。

【主治】头痛，便秘，小便短赤等。

【临床应用】用本穴调理便秘时，宜用揉法，常与推下七节骨、摩腹等合用。

三　关

【部位】前臂桡侧，腕横纹至肘横纹成一直线。

【操作】推法：用拇指桡侧面，或食指、中指二指指面自腕推向肘，称推三关（图6-100）。《厘正按摩要术》："推三关。蘸葱姜汤，由阳池推至曲池，主温性，病寒者多推之"。

【次数】100 ～ 300次。

【功用】温阳散寒，发汗解表，补益气血。

【主治】一切寒证。风寒感冒，腹泻，腹痛，斑疹白，疹出不畅，病后体弱，阳虚肢冷，痿证等。

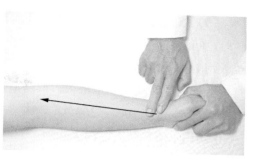

图6-100

【临床应用】用本穴调理虚寒诸证效果较好，可配以补脾经、揉丹田、捏脊等。用本穴透疹时，宜久久推之。推三关性温热，可补气行气、温阳散寒、调理虚寒病症、多与补脾经、肾经及揉丹田、捏脊、摩腹合用。对调理风寒感冒有发散表寒的作用，多与清肺经、开天门等合用。本穴有助气活血的作用，可与推补脾经相结合。调理实热证时，手法应快而用力。《小儿推拿秘旨》云："三关出汗行经络，发汗行气是为先。"《小儿推拿直录》云："三关：推之去风发汗，亦治寒战咬牙。"

天河水

【部位】前臂正中，腕横纹至肘横纹成一直线。

【操作】

（1）推法：用食指、中指二指指面自腕推至肘，称清天河水（图6-101）。如自内劳宫开始推至肘，称大清天河水。

（2）弹打法：用食指、中指二指自总筋处一起一落弹打直至曲泽，同时可口吹气随之，称打马过天河（图6-102）。

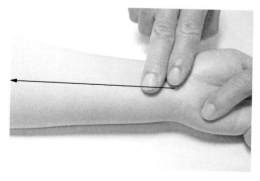

图6-101

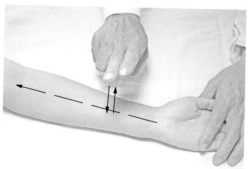

图6-102

（3）取天河水：从肘横纹的中点推向腕横纹的中点，即离心方向直推。

《厘正按摩要术》："推天河水，天河水在总筋之上，曲池之下，蘸水由横纹推至天河为清天河水；蘸水由内劳宫推至曲池为大推天河水；蘸水由曲池推至内劳宫为取天河水。均是以水济火，取清凉退热之义。"

【次数】推法100～300次。弹打法：3～7次。

【功用】清热解表，泻火除烦。

【主治】一切热证。外感发热，内伤发热，阴虚潮热，烦躁不安，口渴，弄舌，重舌，惊风，口舌生疮等。

【临床应用】打马过天河的清热作用大于大清天河水，大清天河水的清热作用大于清天河水，清天河水清热而不伤正，不伤阴，故可调理一切虚实之热证。大清天河水及打马过天河主要用于调理实热证，常与退六腑、推脊柱等配合使用。滋阴、降火、退热之一切的内热症及小儿盗汗、烦躁、手脚心热用取天河水。

六　腑

【部位】前臂尺侧缘，腕横纹至肘横纹成一直线（图6-103）。

【操作】推法：用拇指或食指、中指二指指面自肘推至腕，称退六腑（图6-104）。

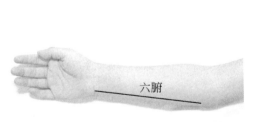

图6-103

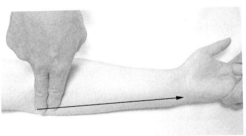

图6-104

【次数】100～300次。

【功用】清热，凉血，解毒。

【主治】一切实热证。高热，烦渴，惊风，鹅口疮，重舌，木舌，咽痛，肿毒，热痢，便秘，痄腮等。

【临床应用】本穴善治实热证，常与推脊柱、清肝经等配合使用。退六腑与补脾经或推三关合用（一凉一热）有调和阴阳及气血的作用。退六腑与推三关，一寒一热，一补一泻，均为临床常用要穴。古人认为二穴其性猛烈，故而常两穴合用。《幼科推拿秘书》说："推三关取热，退六腑取凉，犹医家大寒大热之剂，若非大寒大热，必二法交用，取水火相济之义也。"以热、实为主，以退六腑为主，推三关次之，而以寒、虚为主，则以推三关为主，退六腑次之，以防寒热太过，补泻太猛。

外　关

【部位】腕背横纹上两寸，尺桡骨之间（图6-105）。属手少阳三焦经。

【操作】用拇指指甲掐或揉，称掐揉外关（图6-106）；还可用拇指或中指指端向上直推，称推外关。

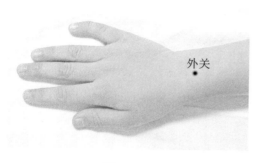
图6-105

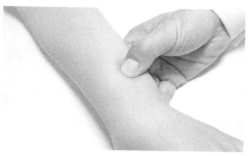
图6-106

【次数】直推50～100次；掐法：3～5次。揉法：100～300次。

【功用】解表清热，通络止痛。

【临床应用】按摩此穴位有通络气血、补阳益气、疏表解热、通经活络、清热解表的作用。可用于调理感冒发热、头痛、耳鸣、耳聋、咽喉肿痛、手臂屈伸困难、腮腺炎、小儿麻痹后遗症、偏瘫等症。

少　商

【部位】拇指桡侧指甲角旁约0.1寸。属手太阴肺经。

【操作】

（1）一手持小儿拇指以固定，另一手以拇指指甲掐穴位处，掐3～5次，称掐少商（图6-107）。

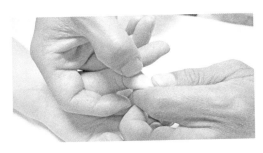

图6-107

（2）先搓揉少商穴，加快血液循环，使其局部充血。消毒少商穴后用三棱针（或采血针）刺入，快进快出到达皮下，出点状血珠后用手挤，使冒出的血量加大，最后用消毒干棉球擦拭、按压即可。

【次数】掐法：3～5次。

【功用】清热利咽，开窍。

【主治】调理发热，咽喉肿痛，心烦，口渴，疟疾，痢疾，感冒，昏迷等症。

【临床应用】此穴为肺经之井穴，五行属性属木，其疏通、条达、开泄之作用较强，善清肺泻火，驱邪外出，调理外感风热郁遏肺经之咳嗽气喘，鼻塞、咽喉肿痛、鼻衄。善调气血阴阳之逆乱，开窍启闭，醒脑宁神，用于调理经络闭阻、气血逆乱、阴阳失调的小儿惊风、癫狂等神志病变。

列　缺

【部位】掌背横纹桡侧面凹陷处，桡骨茎突外侧。简易取穴法：两虎口交叉，食指指端下取穴。属手太阴肺经。

【操作】可掐，可拿。拿为一手握手腕，一手拇指、食指二指分别卡于列缺和手腕尺侧，两手协调用力拿捏（图6-108）。

【次数】掐10次，拿1分钟。

【功用】发汗解表，镇痛开窍。

【主治】用于感冒无汗、头痛、头昏、项强、目赤肿痛、牙痛、咳嗽痰多等。

【临床应用】列缺具有清热散风、通络止痛之功，即可调理外感风邪之头痛项强，又可调理经气阻滞、气血运行不畅的头痛项强，还可通过疏解面齿风邪，调理口眼歪斜、齿痛等。列缺还能调理膀胱疾患。此穴是八脉交会穴之一，通任脉，所以具有调理任脉经气、调理任脉病变的作用。任脉通行阴部联系膀胱，故此穴就具有清热利湿、调理膀胱功能的作用，可用于调理遗尿、小便热、尿血、阴茎痛等疾患。

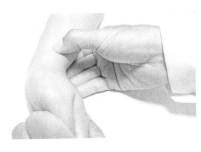

图6-108

头项寻列缺

列缺穴为八脉交会穴，通于任脉，可同时调节肺经、大肠经以及任脉的经气，主要用于调理头面、颈项部的疾病，如头痛、头晕、颈项僵痛、落枕等。小儿还可用于惊风、癫痫发作时的急救。

合 谷

【部位】位于手背，腕横纹上2寸，当尺骨和桡骨之间。属手阳明大肠经。简易取穴法：以一手的拇指关节横纹，放在另一手拇指、食指之间的指蹼缘上，当拇指尖下是穴。

【操作】揉合谷、掐合谷（图6-109）。

【次数】揉1～3分钟，掐10次。

【功用】祛风解表，镇静止痛。

【主治】面瘫、头痛、目赤肿痛、感冒、鼻出血、牙痛、牙关紧闭、口眼歪斜等。

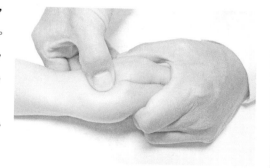

图6-109

【临床应用】对于感冒引起的鼻塞、流鼻涕、头晕头痛、打喷嚏等症状能够起到辅助调理作用。同时合谷是大肠经穴位，所以对于腹痛、腹泻也具有很好的调理作用；合谷和太冲配起来叫开四关，有镇静、安神、止痛的作用。

知识链接

面口合谷收

合谷穴是手阳明大肠经的原穴，为大肠元气输注、经过和留止于手部的部位。合谷穴在调理头、鼻、口腔、齿、面颊等部病症方面有特殊作用，如牙龈疼痛、鼻炎、扁桃体炎、咽喉肿痛、口腔溃疡等。在小儿推拿中，合谷穴有"清热利咽"作用，为治疗咽喉疾患之要穴。

曲　池

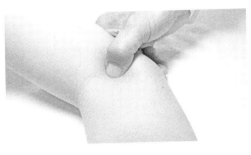

图6-110

【部位】屈肘成直角，肘横纹外侧端与肱骨外上髁连线中点。属手阳明大肠经穴。

【操作】以拇指按揉，称揉曲池。以拇指点，称点曲池（见图6-110）。

【次数】按揉2分钟，点10次。

【功用】疏通经络，清热泻火。

【主治】调理肩、肘关节疼痛，上肢瘫痪、麻木、僵硬、腹泻等。

【临床应用】曲池穴可转化脾土之热，燥化大肠经湿热，特别对湿热型腹泻疗效尤佳。对小儿大肠功能障碍、肠炎、肚腹绞痛等有很好的调理效果。

第六节　下肢部常用穴位

箕门（足膀胱）

【部位】大腿内侧、膝盖上缘至腹股沟成一直线（图6-111）。

【操作】用食指、中指二指自膝盖内侧上缘推至腹股沟，称推箕门。用拇指、食指、中指三指用力做拿法，称拿足膀胱。

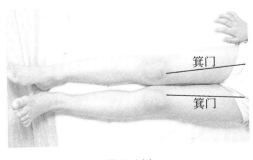

箕门

箕门

图6-111

【次数】推箕门100～300次；拿足膀胱3～5次。

【功用】健脾利湿，利水通淋。

【主治】小便短赤，尿闭，水泻等症。

【临床应用】推箕门性平和，有较好的利尿作用。用于尿闭，多与揉丹田、揉三阴交合用；用于小便赤涩不利，多与清小肠合用；用于水泻无尿，有利小便、实大便的作用。《秘传推拿妙诀》云："拿膀胱穴，能通小便。"

血海（百虫）

【部位】膝上内侧肌肉丰厚处。属足太阴脾经。

【操作】用拇指和食指、中指二指对称提拿，称拿百虫，用拇指指端按揉，称按揉百虫。

【次数】拿3～5次，按揉30～50次。

【功用】健脾、化湿、益气、补血。

【主治】四肢抽搐，下肢痿躄不用。

【临床应用】拿、按揉百虫能通经络、止抽搐，多用于下肢瘫痪及痹痛等症，常与拿委中、按揉足三里等合用。

足三里

【部位】外侧膝眼下3寸，股骨外侧约一横指处。属足阳明胃经。

【操作】用拇指按揉，称按揉足三里。

【次数】30～50次。

【功用】健脾和胃，补益气血。

【主治】腹胀，腹痛，呕吐，泻泄等。

【临床应用】按揉足三里能健脾和胃、调中理气，多用于消化道疾患。调理呕吐，多与推大柱骨、分腹阴阳合用；调理腹虚腹泻，多与补大肠、推上七节骨合用；另外，还与摩腹、捏脊等配合应用于小儿保健。

知识链接

肚腹三里留

足三里穴是足阳明胃经的合穴，根据"合治内腑"的原则，凡腹部脾、胃、肠道疾患皆可选足三里穴，如脾胃虚弱的纳呆、胃脘疼痛、呕吐，以及肠道泄泻病、便秘等。足三里是保持小儿脾胃功能的重要穴位，按揉足三里穴能起到良好的健脾和胃的作用，从而促进小儿的食欲以及增强小儿的脾胃功能。

三阴交

【部位】内踝尖直上3寸。属足太阴脾经。

【操作】用拇指或中指指端按揉，称按揉三阴交。

【次数】30～50次。

【功用】健脾和胃，补益肝肾。

【主治】遗尿，尿闭，小便短赤涩痛，消化不良等。

【临床应用】按揉三阴交能通血脉、活经络、疏下焦、利湿热、通调水道，亦能健脾胃、助运化，主要用于泌尿系统疾病，如遗尿、癃闭等症，常与揉丹田、推箕门合用。

丰　隆

【部位】外踝尖上8寸，股骨前缘外侧1.5寸。属足阳明胃经。

【操作】用拇指或中指指端按揉，称揉丰隆。

【次数】20～30次。

【功用】健脾降逆、止咳宣肺。

【主治】痰鸣气喘。

【临床应用】揉丰隆能和胃气、化痰湿，主要用于痰涎壅盛、咳嗽气喘等症，多与揉膻中、运内八卦合用。

太　冲

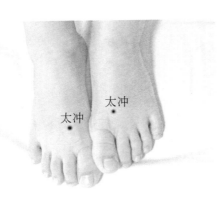

图6-112

【部位】位于足背，第1、第2跖骨间，跖骨结合部前方凹陷中（图6-112）。属足厥阴肝经。

【操作】用拇指或中指指端按揉，称揉太冲。

【次数】3～5次。

【功用】疏肝解郁。

【主治】小儿惊风，癫狂，痫证，胁痛，腹胀，黄疸，呕逆，咽痛嗌干，目赤肿痛，膝股内侧痛，足跗肿，下肢痿痹。

【临床应用】太冲属肝经，揉太冲对肝火旺盛带来的上火症状效果非常好。

涌 泉

【部位】足掌心前1/3凹陷处（图6-113）。
属足少阴肾经。

【操作】用拇指指端按揉，称揉涌泉。
用两拇指指面轮流自足根推向足尖，称推
涌泉。

【次数】揉30～50次，推100～300次。

【功用】滋阴降火，引火归元。

【主治】发热，呕吐，腹泻，五心烦热。

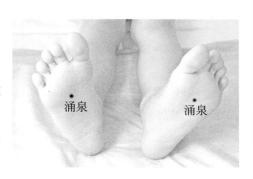

图6-113

【临床应用】推涌泉能引火归元、退虚
热，常与揉二马、运内劳宫等配伍，调理烦躁不安、夜啼等症；若与退六腑、清
天河水配合，亦可用于实热证。揉涌泉能治吐泻，左揉止吐，右揉止泻。

阳陵泉

【部位】在小腿外侧，当腓骨头前下方凹陷处。属足少阳胆经。简易取穴法：
沿着外踝向上推，推到了腘窝附近骨头，就是腓骨小头，它的前下方凹陷就是阳
陵泉穴的位置。

【操作】用拇指或中指指端按揉，称按揉阳陵泉。

【次数】30～50次。

【功用】清热化湿，疏肝利胆，舒筋活络。

【主治】发热，黄疸，呕吐、腹泻，五心烦热。

【临床应用】阳陵泉是治疗筋病的要穴，具有舒筋和壮筋的作用，特别是下肢
筋病，如小儿多动症、小儿抽动症等临床较为常用。也可用于治疗肝胆湿热引起
的黄疸、两胁胀满等症状。

委 中

【部位】在膝部后面，腘横纹中点（图6-114）。属足太阳膀胱经。

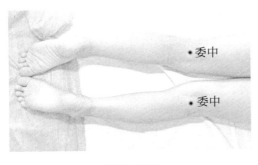

图6-114

【操作】用食指、中指指端拿腘窝中筋腱，称拿委中。

【次数】拿5次。

【功用】疏通经络，息风止痉。

【主治】惊风抽搐，下肢痿软无力等。

【临床应用】委中用拿法能止抽搐，用本穴调理惊风抽搐时，常与掐涌泉、掐百会、掐十宣配合使用。调理下肢痿软等病时，常配以揉足三里、拿后承山、按揉膝眼等法。用捏挤法至局部瘀斑，可调理中暑痧症等。

后承山

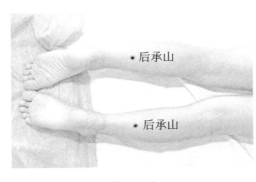

图6-115

【部位】在小腿后，腓肠肌腹下陷中（图6-115）。

【操作】用拇指放在穴位上，四指放在胫前与本穴相对处，用力对拿本穴，称拿后承山。用拇指指面在小腿肌腹上向上或向下直推，向上直推称推上承山，向下直推称推下承山。

【次数】拿后承山3～5次。推承山30～50次。

【功用】通经活络，止痉息风。

【主治】腿痛转筋，下肢痿软。

【临床应用】用本穴止抽时，用拿法，常与拿委中、掐十宣等合用。推上承山可治腹泻，多与摩腹、揉脐、推上七节骨等合用。推下承山可治便秘，多与拿肚角、推下七节骨、揉龟尾等合用。

仆　参

【部位】足外侧部，外踝后下方，昆仑穴直下，跟骨外侧，赤白肉际处。属足太阳膀胱经。

【操作】以拇指与食指、中指两指相对着力，稍用力在仆参穴上，称拿仆参；以拇指爪甲着力，稍用力在仆参穴上掐压，称掐仆参。

【次数】拿5次、掐5次。

【功用】益肾健骨，舒筋活络，安神定志。

【主治】腰痛，脚跟痛，霍乱转筋，癫狂痫，晕厥，足痿不收。

【临床应用】拿之能益肾、舒筋，常与拿委中配合应用调理腰痛，与拿后承山配合调理霍乱转筋、足痿不收；仆参穴也可以调理头面问题，如神志病，包括癫、狂、痫、抽搐、小儿惊风、小儿吐弄舌等。拿仆参对癫狂痫、晕厥有效。

前承山

【部位】在小腿胫骨旁，与后承山相对处，约当膝下8寸（图6-116）。

【操作】以拇指指甲掐该穴3～5次，称掐前承山。用拇指或中指螺纹面揉，称揉前承山。

【次数】掐前承山3～5次。揉前承山30～50次。

【功用】息风定惊，行气通络。

【主治】小儿惊厥，角弓反张，惊风，抽搐，下肢痛，足下垂等。

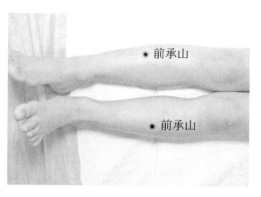

图6-116

【临床应用】常用于调理惊风、下肢抽搐、下肢痿软无力等病症。现代常用于调理小儿急惊风、小儿多动症、小儿角弓反张、呕吐、胃病、足下垂、下肢痛、腓肠肌拉伤、踝关节扭伤、脉管炎等。

膝　眼

【部位】一足两穴，一是在髌骨下缘，髌韧带外侧凹陷中，称外膝眼，又称犊鼻，属足阳明胃经。二是在髌骨下缘，髌韧带内侧凹陷中，又称内膝眼，为经外奇穴（图6-117）。

【操作】用拇指、食指二指分别在两侧膝眼上按揉，称按揉膝眼。用双手大拇

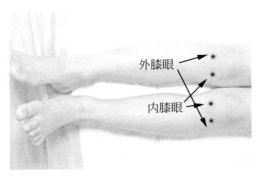

外膝眼

内膝眼

图6-117

指指甲同时掐内、外膝眼，称掐膝眼。

【次数】揉膝眼50～100次；掐膝眼3～5次。

【功用】祛风湿，散风寒，利关节，通经络，止痹痛。

【主治】下肢萎软无力，惊风抽搐，昏迷不醒等。

【临床应用】按、掐膝眼能息风止搐，揉膝眼配合拿委中调理小儿麻痹症而致的下肢痿软无力，揉膝眼并能调理因风寒而致的膝痛及膝关节的扭挫伤。

复习思考题

1.调理小儿外感常用四大手法是什么？如何操作？

2.调理小儿腹泻四大手法是什么？如何操作？

3.有处理抽搐、小儿惊风作用的小儿推拿特点穴有哪些？

4.请说出板门穴的几种操作方法和功用。

第七章

小儿保健

学习目标

    1.掌握小儿保健推拿的适应证。

    2.熟悉小儿常用保健推拿的操作方法。

技能目标

    具有运用小儿推拿疗法，对健康儿童及患病后小儿进行保健、防病治病的能力。

德育目标

    使用小儿推拿保健护育小儿的正气、让小儿远离疾病！爱护小儿，保健为主，减轻小儿病痛，减低小儿就医率、用药率。

第一节　小儿全身保健推拿

    小儿全身保健推拿，能调理脏腑功能，达到治病保健的目的，按以下流程操作，可达到疏通经络、调和气血和提高小儿免疫能力的目的。

    （1）进行小儿推拿能起到疏通经络的作用，比如按揉足三里、补脾经能够增加人体内消化液的分泌。通过刺激末梢神经来促进血液、淋巴液循环以及各个组织的代谢过程，使各组织、器官的功能能够相互协调，提高机体的新陈代谢水平。

    （2）推拿使用的力量柔软轻和，通过刺激经络、穴位等调节全身气血，提高局部组织温度，促进毛细血管的扩张，从而改善血液和淋巴液循环，降血液的黏滞性以及周围血管阻力。

    （3）小儿推拿能够增强孩子的身体免疫力，降低儿童发病率，起到抗炎、退热、提高免疫力的作用。所以进行小儿全身保健推拿能够疏通经络、调和气血、提高人体的免疫力，帮助孩子健康成长。

小儿全身保健推拿仰卧位从头面开始，然后分别是胸腹部、上肢、下肢前侧，在换俯卧位后，再操作背腰部和下肢后侧。一般全身操作30分钟左右为宜。

一、头面部操作程序

头面部的推拿以开窍醒脑、解表、止咳、镇静安神为主，有开启经络、激活诸穴之功，能够疏风解表、镇静安神。多用于调理咳嗽、感冒，还可以用于益智。其中开天门、推坎宫、揉太阳、揉耳后高骨合称头面四大手法，常用于调理小儿轻度感冒、发热、惊吓、头痛等症状。

（1）开天门：从印堂到神庭，以两手拇指进行抹法，由轻至重，30～50次。

（2）分推前额：以两手拇指桡侧自中间向外进行分推，由轻至重、重而不滞，30～50次。

（3）推坎宫：两手拇指指腹自攒竹分抹到丝竹空穴，手法不宜重，要轻而不浮，30～50次。

（4）揉耳后高骨：用拇指揉耳后高骨下凹陷中50～100次。

（5）揉太阳：用中指指端揉太阳100～200次。

（6）点按四白穴：以两手拇指指腹在四白穴进行按揉100～200次。

（7）点按迎香穴：经两手中指或食指指端点按迎香穴100～200次。

（8）环摩嘴周：以两手拇指腹在嘴唇上自人中穴分抹到地仓穴，再在嘴唇下自承浆分抹到地仓穴100～200次。

（9）按揉耳部：术者以两手拇指与食指相对揉捏耳部，并向外下方揪耳垂。

（10）按揉百会100次和点按四神聪5次。

二、胸腹部操作程序

对胸腹部进行有规律的特定按摩，可健脾助运而直接防治脾胃诸疾，也可理气化痰止咳、培植元气，使气血生化机能旺盛，而起到防治全身疾患和消除腹胀、呕吐、咳嗽或者积食等症状的作用。

（1）按揉天突：用拇指揉天突穴50～100次。

（2）揉乳根：用拇指揉乳根、乳房穴50～100次。

（3）搓摩胁肋：两手掌从两胁腋下搓摩至天枢穴。

（4）推揉中脘：先自天突起沿胸部正中线直下推至中脘10次，再用指端或掌根按揉中脘50～100次。

（5）摩腹：以中脘穴为中点，用掌心摩腹1～2分钟，摩少腹1～2分钟。

（6）揉天枢：以食指、中指两指分别置于两侧天枢穴指揉50～100次。

三、上肢部操作程序

小儿百脉皆会于掌，以阴阳五行、脏腑经络等学说为理论指导，运用各种手法刺激穴位，使经络通畅、气血流通，以达到调整脏腑功能、治病保健目的。

（1）补脾经：以拇指、食指二指掐捏住患儿拇指，使之微屈，再用右手拇指自小儿拇指桡侧尖推向拇指桡侧根。300～500次。

（2）清肝经：一手托住小儿的手掌，用另一手食指、中指指掌面从小儿食指指端推向指尖。300～500次。

（3）清心经：一手托住小儿的手掌，用另一手食指、中指指面从小儿中指指端推向指尖。300～500次。

（4）补肺经：一手托住小儿的手掌，用另一手食指、中指指面从小儿无名指指尖推向指端。300～500次。

（5）补肾经：一手托住小儿的手掌，用另一手食指、中指指面从小儿小指指尖推向指端。300～500次。

（6）掐揉五指节：用拇指指甲逐个掐五指节，掐后继以揉（可掐1揉3次）。

（7）掐揉四横纹：用拇指指甲逐个掐四横纹，掐后继以揉（可掐1揉3次）。

（8）运内八卦：以右手食指、中指二指夹住患儿拇指，然后以中指自乾宫起向坎宫施运至兑宫，300～500次。

（9）揉小天心：用中指揉小天心穴50～100次。

（10）清天河水：用食指、中指二指指面自腕横纹中点推至肘横纹中点，300～500次。

（11）推三关：用食指、中指二指指面自腕横纹桡侧推至肘横纹桡侧，300～500次。

（12）退六腑：用食指、中指二指指面自肘横纹尺侧推至腕横纹尺侧，300～500次。

四、下肢部操作程序

下肢有三条阳经、三条阴经，除此以外，还有一系列的别络和奇穴。通过对这些经络、穴位的推拿，施以不同的刺激，可以调和其经气，通调其联系的脏腑（脾、肝、肾），平衡一身之阴阳气血，能够有效地疏通经络。

（1）推箕门：用食指、中指二指自膝盖内上缘至大腿根部做直推法，100～300次。

（2）拿足膀胱（箕门）：用拇指、食指、中指三指用力做拿法，从下至上3～5次。

（3）点按足三里：拇指指端按双侧足三里穴1分钟。

（4）点按三阴交：拇指指端按双侧三阴交穴1分钟。

五、背腰部操作程序

捏脊能调阴阳、理气血、和脏腑、通经络、培元气，具有强健身体的功能，是小儿保健常用手法之一。人体背部的背俞穴，对应着身体的五脏六腑，是脏腑经络之气输注于背部的穴位，可以调理各内脏的功能。

（1）捏脊：用拇指指面与屈曲的食指桡侧部对合，挟持住尾骶部的肌肤，拇指在前，食指在后。然后拇指向后捻动，食指向前推动，边捏边向上推移至大椎穴，每捏3次提1次。3～6次。

（2）推七节骨：用拇指桡侧面或食指、中指二指指面自上向下做直推，300～500次。

（3）揉大椎：拇指指端按大椎穴1分钟。

（4）拿肩井：用拇指与食指、中指二指对称用力提拿肩井3～5次。

（5）按揉脾俞、胃俞：拇指、食指指端按脾俞、胃俞穴各1分钟。

（6）搓命门：两手相互搓热，然后两手依次在命门穴上下来回搓热，2～3分钟。

知识链接

婴儿抚触

婴儿刚刚离开妈妈温暖的子宫，外界的环境很容易让婴儿缺乏安全感，婴儿抚触对婴儿的身心全面发展有着积极的作用。通常抚触步骤如下：

（1）抚触面部：从前额中心处用双手拇指往外推压，分抹前额。

（2）抚触胸部：双手放在两侧肋缘，右手向上滑向婴儿右肩，复原，左手以同样方法进行。

（3）抚触腹部：按顺时针方向按摩腹部三次，沿右上腹到右下腹书写一个1字，沿横结肠下滑到乙状结肠及降结肠，在脐部范围进行。

（4）抚触手部：将婴儿双手下垂，用一只手捏住其胳膊，从上臂到手腕部轻轻挤捏，然后用手指按摩手腕、手掌及捏拿手指。同样方法按摩另一只手。

（5）抚触腿部：按摩婴儿的大腿、膝部、小腿，从大腿至踝部轻轻捏揉，然后按摩脚踝和足底，捏揉脚趾。

（6）抚触背部：双手平放背部，从颈部向下按摩，然后用指尖轻轻按摩脊柱两边的肌肉，再次从颈部向底部抚摩。

第二节　小儿积滞保健

小儿积滞又叫积食，是婴幼儿时期的一种常见的问题，导致小儿积食的内因是脾胃消化功能尚未成熟，家长喂养的方式不对、滥用抗生素等是导致积食的外在原因。

一、症状

不思饮食，食则饱胀，脘腹胀满，大便稀溏酸腥。

二、取穴

脾经、足三里、板门。

三、推拿手法

（1）补脾经3分钟。

（2）按揉双侧足三里1分钟。

（3）顺时针摩腹3分钟。

（4）揉板门3分钟。

（5）推四横纹3～5次。

四、注意事项

（1）注意给予易消化、有营养的食物，并定质、定量、定时。

（2）按婴儿生长发育规律科学添加辅食。

（3）注意饮食卫生，预防各种肠道传染病和寄生虫病。

（4）注意经常带小儿到室外活动，呼吸新鲜空气，多晒太阳，增强体质。

知识链接

婴儿添加辅食的原则

添加辅食要根据婴儿生长发育的需求，逐渐给婴儿添加辅食。辅食既不可骤然添加过多，造成脾胃不能适应，也不可不添加，使婴儿的消化功能不能逐渐增强，难以适应将来更大量的营养需求。

（1）添加辅食应该遵循从单一到多样化的原则。

（2）添加辅食应该遵循从稀到稠的原则。

（3）添加辅食还应该遵循从少到多的原则。

第三节　小儿鼻炎保健

小儿鼻炎是由于病毒、细菌、过敏原等因素刺激引起的鼻黏膜的炎症。

一、症状

鼻塞、流涕、鼻痒、喷嚏。

二、取穴

鼻通、迎香、合谷、肺经、肺俞。

三、推拿手法

（1）四大头面部手法（开天门，推坎宫，运太阳，揉耳后高骨）3分钟。

（2）揉印堂2～3分钟。

（3）按揉鼻通穴2分钟、揉按迎香穴2分钟。

（4）揉黄蜂入洞200次。

（5）鼻翼两侧晴明至迎香来回擦50次。

（6）按揉合谷1分钟。

四、注意事项

（1）多呼吸新鲜空气。

（2）保持性情开朗，精神上避免刺激。

（3）饮食清淡，禁食油腻辛辣食物，多饮水，多食蔬菜，保持大便通畅。

（4）注意擤鼻涕方法，鼻塞多涕者，宜按压一侧鼻孔稍稍用力外擤，之后交替而擤。

（5）慢性鼻炎者注意加强锻炼以增强体质，以防感冒。

按： 由于儿童时期机体各器官的形态发育和生理功能的不完善，造成儿童抵抗力和对外界适应力较差，因此儿童更容易患鼻炎。小儿急性鼻炎和感冒的症状非常相似，出现鼻塞、咽痛、头痛、打喷嚏等症状时家长认为孩子是感冒而致病情拖延，小儿按摩从业人员一定要仔细鉴别。

知识链接

过敏性鼻炎与哮喘

过敏性鼻炎和哮喘病的密切关系已经得到了广泛的临床关注。调理过敏性鼻炎可控制哮喘。过敏性鼻炎是哮喘的高危因素，鼻炎可以加重哮喘发作，使哮喘发病风险增加。因此，如能在发病早期对过敏性鼻炎采取有效的防治措施，则可以减少哮喘的反复，甚至可以避免哮喘的发作。

第四节　小儿厌食症

厌食是小儿的一种常见病症，主要表现为长时间的食欲不振、食量明显减少，甚至拒食，有时候伴有恶心、呕吐或手足心发热、精神萎靡等，如果不及时调整，可能会导致小儿发育迟缓。

一、症状

不思饮食或拒食。

二、取穴

脾经、中脘、板门。

三、推拿手法

（1）补脾经3分钟。

（2）揉中脘3分钟。

（3）顺时针摩腹3分钟。

（4）揉板门3分钟。

四、注意事项

（1）要调整小儿的喂养方式，要定时定量，避免暴饮暴食，少给零食和甜食，从而慢慢使食欲恢复。

（2）对小儿厌食进行心理矫治（给小儿做好榜样，创造良好的进食气氛）。

（3）可以多做小儿比较喜欢吃的食物，来诱导小儿的食欲。

知识链接

现代医学对小儿厌食症的病因分析认为，小儿厌食症的发病与以下原因有关：

（1）喂养方式：出生后6～7个月是食物质地敏感期，如果此期间不给婴儿添加各种味道、质地的辅食，其在1岁后往往拒绝新食物。

（2）自然因素：夏季时由于天气炎热且湿度大，会影响小儿的消化液分泌而导致其食欲减退。

（3）精神及社会因素：家长在吃饭时批评责骂小儿，会使其产生焦虑情绪，进食减少。

（4）疾病及药物影响：肠道感染、结核、长期便秘、发热等疾病均会使儿童的食欲下降；服用刺激胃黏膜的药物会使其出现恶心、呕吐等不适症状，造成小儿食欲不振。

第五节　眼部不适调理

"五脏六腑之精气，皆上注于目而为之精"，肝开窍于目，肾主瞳仁。0～6岁是孩子视力保护的关键时期，这一阶段眼部的发育对孩子一生有决定性的影响。

一、症状

看远处时视力下降，看不清或眯着眼睛看东西；看书或电子产品时间长会出现重叠、串行，眼睛会出现灼热、胀痛、干涩等不适。

二、取穴

睛明、四白、鱼腰、瞳子髎等。

三、推拿手法

（1）开天门、推坎宫、揉太阳各1分钟。

（2）拿睛明1分钟。

（3）点按攒竹、四白、鱼腰、瞳子髎、丝竹空各30秒。

（4）点按承泣、球后穴，力量由轻到重，直到小儿不能耐受，再由重到轻，反复10次。

（5）双拇指桡侧刮上下眼眶至局部发热。

（6）两掌心搓热，捂于眼球，再搓，再捂1分钟。

（7）推颈后三线，分别从上至下推揉颈后正中及两旁寸许，3～5遍。

（8）按揉并擦肝俞，按揉1分钟、擦至透热。如目赤红肿或眼屎多，则不宜用擦法。

（9）揉捏耳郭及耳垂，从上至下共10次。

（10）按揉合谷1分钟，拿肩井3～9次。

四、注意事项

（1）小儿哭闹时不宜操作。

（2）做完操作，要求小儿眺望远处或注视绿色植物。

（3）学龄儿童每日做眼保健操，并养成良好的用眼习惯。

知识链接

如小儿眼部不适，频繁揉眼、眨眼，眼周分泌物增多，有可能是以下几种情况：

（1）感染性结膜炎；

（2）过敏性结膜炎；

（3）眼周皮肤存在轻度湿疹，婴儿抓挠动作不精准，如同是在揉眼睛；

（4）长了倒睫毛，除了异物感之外，还可能出现眼红、流泪、眼痒等不适。

以上情况则不宜进行眼部推拿操作。如泪管堵塞出现眼睛结膜充血、流眼泪、分泌物多等症状，采用推拿方法能够起到良好的作用，着重操作睛明推按到迎香手法。

第六节　小儿增高助长

影响小儿身高增长的因素比较多，先天性发育不良、遗传性因素、营养不良都可能会引起身材矮小，影响到以后的成长。人的身高虽然受种族和父母遗传因素的影响，但实践证明，后天因素也不容忽视。小儿身高增长有三个关键阶段：

（1）婴儿时期：婴幼儿时期一定要注意合理的饮食，养成良好的生活习惯和饮食规律，能够促进身体生长。

（2）儿童期：这是小儿身体生长的关键时期，小儿在三岁以后，每年身高增长的速度为 5 ～ 7 厘米。

（3）青春期：是小儿生长的最后一个时期。本推拿方法只适用于儿童期。

小儿身体长高，与肝、脾、肾关系密切。因为肝主筋，筋的功能是需要肝血的滋养。肾藏精主骨，长高首先需要骨骼健康发育，而骨骼的健康发育取决于肾精是否旺盛；骨骼的精华在骨髓，而脑为髓海，是骨髓汇集的大海，养肾就能养骨骼滋养骨髓。精和血又是必须依赖于脾胃消化吸收的水谷精微化生。通过调理脾、肝、肾的功能，从而调理身高增长，就是推拿助长的基本思路。

一、症状

儿童生长缓慢，身高体重不达标，发育不良，身材矮小。

二、取穴

百会、足三里、涌泉、三关、脾经、肝经、阳陵泉。

三、推拿手法

（1）头面部：按揉并搓百会 1 ～ 2 分钟。

（2）上肢部：推三关 3 分钟，补脾经、肺经、肾经及泻肝经、心经各 1 ～ 3 分钟。

（3）腹部：顺时针揉腹 3 分钟，按揉中脘 1 分钟，摩丹田至热。

（4）背腰部：双手拇指指面分别按揉两侧膀胱经内线3～5次，按揉大杼、命门、肾俞穴各1分钟，捏脊10遍。

（5）下肢部：按揉阳陵泉、足三里、膝眼各1分钟，擦涌泉至热。

四、注意事项

（1）充足、均衡的营养供给。保持良好的心态和生活规律，适当地补钙和补充维生素D。

（2）科学的体格锻炼：督促小儿每天至少要有20～40分钟的有氧运动时间，心率最好能达到120～140次/分钟。

（3）充分的8～10小时的高质量的睡眠。

知识链接

小儿增高饮食要求

（1）奶制品：如牛奶、奶酪、酸奶等，如乳糖不耐受者可给予无乳糖牛奶。奶酪是牛奶浓缩后发酵而形成的食物，属于营养丰富的奶制品，含有牛奶中的优质蛋白质以及维生素、矿物质，利于儿童的生长发育。

（2）豆制品：大豆含有丰富的优质蛋白质，是天然食物中含蛋白质最高的食品。大豆中铁、锌的含量较其他食物高，富含健脑、益脑成分，对生长发育非常有利。

（3）肉类：如牛肉、鸡肉、沙丁鱼等。牛肉中含有丰富的优质蛋白质和铁；鸡肉除含有丰富而且优质的蛋白质外，还有丰富的磷、铁、铜和锌，很容易被人体吸收利用，有增强体力、强壮身体的作用；沙丁鱼中的钙比其他海藻类中含有的植物性钙更容易消化吸收，对孩子成长很有帮助。

（4）胡萝卜：胡萝卜含丰富的胡萝卜素，在身体中可转化成维生素A，维生素A对推动婴儿的生长发育起着十分关键的作用。而且胡萝卜中含有大量膳食纤维，可以促进婴儿胃肠的蠕动。

（5）鸡蛋：每天一定要吃一个鸡蛋。鸡蛋含有丰富的蛋白质，并且鸡蛋的蛋白质含有人体所需要的必需氨基酸，几乎能够被人体完全吸收利用，是非常理想的优质蛋白质。国外有研究表明，鸡蛋是对儿童生长发育具有促进作用的食物。

第七节　易过敏体质调理

随着环境的变化、生活水平的不断提高，过敏性疾病，尤其是婴幼儿过敏的发病率逐年上升，日益引起人们的重视。鉴于此，世界卫生组织把过敏性疾病列为"21世纪重点研究和预防的疾病"。

小儿过敏现象的发生，其一是先天因素，受到了遗传因素的影响，有研究表明，小儿父母双方中有一方存在过敏体质，则小儿为过敏体质的概率通常可以达到30%左右。若父母双方均是易过敏体质，小儿为过敏体质的概率可以达到70%左右。婴儿的皮肤比成人更加娇嫩，所以，更容易出现皮肤过敏。其二是环境因素造成的，比如长期处于粉尘或特殊空气环境下，日常使用的洗护用品造成的皮肤过敏。其三是食物因素，随着生活水平的提高，食物的种类不断增加，但同时也增加了过敏的风险。当小儿处于免疫功能紊乱时，容易发生反复的过敏反应。

一、症状

皮肤过敏有急性过敏和慢性过敏两种，常见泛红、脱屑、红肿、风团等，消化道过敏常见腹泻，呼吸道的过敏常见咳嗽、打喷嚏、哮喘。

二、取穴

脾经、天河水、足三里、风池、风门、三阴交、膈俞、血海、脊。

三、推拿手法

（1）上肢部：清补脾经1～3分钟；清天河水1～3分钟；推三关3分钟；清肝经1～3分钟；揉二人上马1～3分钟；按揉曲池1分钟。

（2）下肢部：按揉双足三里、双三阴交、双血海各1分钟。

（3）背腰部：拿风池1分钟，一手拇指、食指同时按揉风门、脾俞、肺俞、膈俞1分钟，捏脊10遍。

四、注意事项

（1）效果会比较慢，如果还有其他不适的症状，家长还可以配合西医调理，效果更好。

（2）查出过敏原并远离过敏原。

（3）让小儿多运动，增强体质。

（4）饮食清淡，禁食各种有添加剂的零食、快餐等，提倡原型食物。

知识链接

有调查表明：中小学生和学龄前儿童的过敏症发病率高达30%，常见病症为过敏性鼻炎、哮喘、咳嗽、咽喉炎、紫癜、湿疹、荨麻疹、结膜炎、腹泻等。婴儿的过敏症状一般多为打喷嚏、流鼻涕或皮肤上出现红肿或是瘙痒。遗传学研究表明，人体在第5对和第11对染色体上拥有过敏体质基因，父母一方患有过敏症，其子女该基因被激发的可能会提高25%，此外环境污染也可能会激发该基因表达。

原型食物是指可以看出原本天然样貌和状态的食物，比如新鲜的肉类、鸡蛋、蔬菜、水果、坚果等。加工食品就是看不出原来长什么样子或者在成分配料表中有我们平常无法单独见到的成分，比如含糖饮料、膨化食物、蛋糕点心、方便面、火腿肠、雪糕、糖果等。

第八节　常用强健体质法

一、眼按摩保健法

（1）以拇指自印堂穴上推至前发际，两手交替操作30～50次，然后，自额中向两侧分抹至太阳穴30～50次。

（2）按揉睛明、攒竹、鱼腰、阳白、瞳子髎、四白穴各50次。

（3）小儿闭目，以拇指指面轻轻按揉眼球20次。

（4）以食指点揉太阳穴1分钟。

（5）揉抹眼眶30～50次。

本法每天可操作1次，或在视物过久、眼睛疲劳时进行。对于眼睛近视者可适当增加按摩次数。

二、防止感冒保健法

（1）两手掌快速互擦，发烫为止，然后，用擦烫的手按在前额，先按顺时针方向环摩面部50次，再按逆时针方向环摩面部50次，使面部微红有温热感。

（2）两手食指在鼻两侧做快速上下摩擦，用力不宜过重，以局部产生的热感向鼻腔内传导为度。

（3）双手拇指和食指搓揉双侧耳垂，反复操作1～3分钟，以耳垂发红、发热为度。

（4）以全掌横擦风门、肺俞穴，以透热为度。

（5）点按合谷、曲池穴各100次。

三、健脾和胃法

（1）小儿仰卧位，操作者以中指按揉中脘穴3分钟，摩腹3分钟。

（2）小儿坐位，搓摩胁肋3分钟。

（3）补脾经3分钟、揉板门3分钟。

（4）按揉双侧足三里穴1分钟。

本法可促进发育，一般在空腹时施术操作，每日1次。

四、养心安神法

（1）清心经3分钟。

（2）调五脏：一手拇指、中指两指相对，捏住小儿掌心与一窝风，另一手拇指、食指相对从小儿拇指起掐揉五指螺纹面，3～5次。

（3）掐揉五指节3～5次。

（4）清肝经1～2分钟。

（5）清天河水3分钟。

（6）掐耳后高骨1分钟。

本法助睡眠，增强自我控制能力，睡前或下午操作为宜。

五、健脑益智法

（1）头面四大手法共1～2分钟。

（2）调五脏3次。

（3）拿风池1～2分钟。

（4）黄蜂出洞3遍。

（5）鸣天鼓1分钟。

（6）摩囟门5分钟。

本法3岁以下幼儿最宜，可每日一次。若脑瘫后遗症需要长期坚持。

第八章

小儿常见病调理

知识目标

1.掌握夜啼、咳嗽、泄泻、腹痛、鹅口疮、呕吐、感冒、便秘、疳积、汗证、遗尿、小儿肌性斜颈的概念、分型与推拿手法调理；熟悉夜啼、咳嗽、泄泻、腹痛、鹅口疮、呕吐、感冒、便秘、疳积、汗证、遗尿、小儿肌性斜颈的病因病机、临床表现。

2.熟悉发热、哮喘、小儿脑瘫、疱疹性咽峡炎、儿童多动综合征、儿童抽动征、腺样体肥大、婴儿湿疹、慢性支气管炎的概念、分型与推拿手法调理。

技能目标

能运用中医辨证手段对上述病证进行初步诊断，运用推拿手法进行初步的调理。

德育目标

具有从事小儿推拿临床工作岗位必备的专业素质和思想品德。具备牢固的专业思想、实事求是的科学态度和救死扶伤的人道主义精神，对患儿充满爱心。

第一节　夜　啼

婴儿白天能安静入睡，入夜则啼哭不安，时哭时止，或每夜定时啼哭，甚则通宵达旦，称为夜啼。本病可见于三岁以内婴幼儿，尤其是1岁以下小儿，本病要与发生于6个月以内的生理性啼哭区别。病理性啼哭不适用以下方法。

一、病因病机

（1）脾胃虚寒：腹痛而哭，多半夜啼哭，多因母体素体虚，过食寒凉。

（2）心火亢盛：母体素盛，过食肥甘厚味。

（3）惊恐伤肾：小儿肾气未充易受惊恐。

二、分型与调理

基本方：头面四大手法（开天门、推坎宫、运太阳、运耳后高骨）、清心经3分钟，清肝经3分钟，摩揉推囟门3分钟，点揉风府3分钟，掐揉五指节、摩腹5分钟，擦涌泉热为度。

1.脾脏虚寒

（1）症状：哭声无力声低，夜半加重，面色青白，四肢不温，腹痛喜踡卧，可伴泄泻，腹胀，纳少，指纹色淡。

（2）调理：基本方加补脾经3分钟、推三关3分钟、揉外劳宫3分钟、拿肚角5～8次。

2.心火旺盛

（1）症状：夜啼，声高有力，烦躁难寐，面红目赤，四肢温热，舌质红，小便短赤，便秘。

（2）调理：基本方加清小肠5分钟、掐总筋1分钟、分阴阳3分钟、揉内劳宫3分钟、揉神门3分钟、清天河水3分钟。

3.惊啼

（1）症状：啼哭，哭声尖嚎，恐惧不安，面色晦暗，善惊易恐，大便泄泻，小便清长，肢体欠温，畏寒，耳冷，前后阴色暗。

（2）调理：基本方加补肾经5分钟、掐小天心1分钟、推脊2～3遍。

4.积食

（1）症状：夜卧不安，翻来覆去，喜踡卧，口臭，睡时露睛，舌苔腐腻。

（2）调理：基本方加捏挤板门10次、掐揉四横纹10次、下推七节骨至热。

<h1 style="text-align:center">病　案</h1>

　　李某某，男，90天。近一个月以来，患儿每晚约23时以后，啼哭不止，声音高亢有力，烦躁不安；面赤唇红，指纹紫。

　　拟诊为夜啼，心火旺盛型。操作：开天门1分钟、推坎宫1分钟、运太阳1分钟、运耳后高骨1分钟、清心经1分钟、清肝经1分钟、清小肠1分钟、清天河水1分钟、揉神门1分钟、点揉风府1分钟、掐揉五指节3遍、摩腹1分钟、擦涌泉1分钟。

　　按以上小儿推拿方法调理3次而愈。

<h1 style="text-align:center">第二节　鹅口疮</h1>

　　口疮生于婴幼儿舌、口腔内、牙床，满布白屑，状如雪片。轻者妨碍乳食，重者蔓延至咽喉及鼻部，疼痛难忍，小儿啼哭烦躁。

一、病因病机

　　（1）心脾积热：母亲性格急躁，过食辛热，移于胎儿，胎儿受热，复感邪毒，邪上蒸于舌而成。

　　（2）虚火上浮：母体素有阴亏或小儿久病伤阴，肾阴不足，水不济火，虚火上浮，内熏口舌。

　　（3）脾虚湿泛：脾虚失运，水湿停聚，上泛于口舌，复感邪毒，内外合邪，蕴结口舌。

二、分型与调理

　　基本方：清补脾经3～5分钟、清胃经3～5分钟、清心经1～3分钟、清小肠1～3分钟、揉板门1～3分钟、掐揉四横纹、掐揉承浆与廉泉。

1.心脾积热

（1）症状：口生白屑，逐渐蔓延，直至布满口舌，面赤唇红，烦躁，吮乳时啼哭，大便干结，小便短赤，舌质红，脉数，指纹暗红。

（2）调理：基本方加清天河水3～5分钟、清肝经3分钟、清大肠3分钟。

2.虚火上浮

（1）症状：白屑散在而干，黏膜淡红，伴潮热颧红、盗汗，舌质淡红少苔或无苔，脉细数。

（2）调理：基本方加揉太冲3分钟、掐太溪3分钟、擦双侧涌泉至热。

3.脾虚湿泛

（1）症状：口腔舌上白屑散在，颜色较淡，且较湿润，面色苍黄，精神萎靡，大便稀溏，舌淡苔腻，指纹淡

（2）调理：基本方加揉板门3分钟、按揉足三里3分钟、按揉阴陵泉3分钟。

病　案

王某，女，7个月10天。因"呕吐发热1周"求治，神志清楚，精神尚可。口腔黏膜见白色乳凝块样片状物，不易拭去。查体温39摄氏度，局部黏膜潮红，粗糙，溢血，整个口腔见白色膜状物附着，不能吃奶，流口水，偶咳嗽，大便秘结，小便赤黄，哭闹烦躁，夜睡不安。舌质红，指纹暗红。

拟诊为鹅口疮，心脾积热型。操作：清补脾经3分钟、清胃经3分钟、清心经3分钟、清小肠3分钟、推六腑5分钟，掐揉承浆与廉泉各1分钟。

第三节　惊　风

惊风也叫"惊厥"，俗称"抽风"，并非一个独立病症，而是儿科对抽风症状的一个称呼。

（1）急惊风：发病急骤，症状暴烈。

（2）慢惊风：发病缓慢，多因急惊风调理不当转化而成，症状和缓，5岁以内

小儿易发，年龄越小，发病症状越强烈。

一、病因病机

（1）外感时邪：风、热之邪或疫疠之邪，合患儿内热，内外合邪而发病。

（2）痰热积滞：脾虚生湿，湿聚为痰，复感热邪，痰热交蒸，上扰心神或上蒙心窍。

（3）暴受惊恐：小儿神气怯弱，元气未充，加之痰邪内伏，如突受惊吓，惊则伤神，恐则伤志，扰乱心神，或痰涎上壅，蒙蔽清窍，引动肝风。

二、分型与调理

1.急惊风发作期

（1）症状：暴发壮热、神志昏迷，两目窜视，牙关紧闭，颈项强直，痰壅气促，大便秘结，小便涩难，手足抽搐等。

（2）调理：本病因发病急骤，证候凶险，故调理重在急救治标，回阳救逆，开窍醒神。先掐人中、精宁、威灵，如仍不能缓解，则针刺十宣或配合其他急救。

2.慢惊风发作期

（1）症状：起病缓慢，病程较长，症见面色苍白，嗜睡无神，抽搐无力，时作时止，或两手颤动，筋惕肉瞤。

（2）调理：清肝经5分钟，清心经5分钟，清天河水5分钟，捣小天心3分钟，拿委中3分钟，拿曲池3分钟。

3.急惊风休止期

（1）症状：发热，头痛身痛，咳嗽流涕，烦躁不安，或见呕吐，腹痛，大便腥臭，或带脓血，脉浮数或滑数。

（2）调理：清心经3分钟，清肝经3分钟，清天河水3～5分钟，推桥弓10次，揉板门3～5分钟，分推膻中3分钟，捣小天心1分钟。

4.慢惊风休止期

（1）症状：面色萎黄，形态疲惫，嗜睡露睛，甚则沉睡昏迷，口鼻气凉，额汗不温，四肢厥冷，舌质淡，苔白，脉沉弱。

（2）调理：补肾经3～5分钟，揉二人上马3～5分钟，补脾经5分钟，清肝经5分钟，逆运内八卦3分钟，捏脊3～20遍，揉中脘与摩腹3分钟。

病　案

唐某某，女，2岁。1日前因发热恶寒在某院儿科门诊，予输液调理，用药情况不详。当日体温骤降至正常，今小儿复现高热，家中测体温39.3摄氏度，3分钟前出现惊厥症状，四肢抽搐，双目上翻，口唇紫暗。求医途中偶遇编者。

拟诊为急惊风，掐人中十息后抽搐未止。逐重掐精宁、威灵，抽搐渐止。继续推六腑10分钟，口唇转红。后嘱其父母继续去医院进一步诊治。

第四节　泄　泻

泄泻俗称拉肚子。以大便次数增多，粪质稀薄甚或如水样为特征的一种小儿常见病。夏秋季节发病率高，秋冬季节发生的泄泻容易引起流行。

小儿脾常不足，感受外邪，内伤乳食，或脾肾阳虚，均可导致脾胃运化功能失调而发生泄泻。轻者调理得当，预后良好。重者泄下过度，易见气阴两伤，甚则阴竭阳脱。久泻迁延不愈者，易转为疳证或慢惊风。

一、病因病机

（1）感受外邪：多为风、寒、暑、湿之邪。

（2）饮食所伤：过食热性或寒凉的食物。

（3）体质虚弱：患儿先天禀赋不足。

二、分型与调理

基本方：揉龟尾5分钟、推七节骨5分钟、摩腹3分钟、揉脐3分钟。

1.风寒泻

（1）症状：大便泄泻稀水，色淡黄或清白，伴恶寒发热无汗，胸闷泛恶，腹胀疼痛，有时肠鸣，舌苔薄白而腻。

（2）调理：基本方中推七节骨向尾骨方向，加揉外劳宫3～5分钟、清胃5分钟、清天河水5分钟。

2.湿热泻

（1）症状：大便黏腻，次多臭秽，泄泻急速，肛门灼热，兼身热，面红唇赤，心烦少寐，腹痛阵阵，小便短赤，舌红苔黄腻。

（2）调理：基本方推七节骨向尾骨方向，加清大肠、清小肠、清补脾经、清天河水各3～5分钟，拿肚角3～5次。

3.伤食泻

（1）症状：泄泻有酸臭气，面色淡黄，胸闷，嗳气酸馊，或泛恶欲吐、发热，腹胀疼痛，腹痛则泄，泄则痛减，小便少。舌红苔黄垢。

（2）调理：基本方推七节骨向尾骨方向，加顺运八卦3分钟、清胃经3分钟、清天河水3分钟、揉天枢5分钟、揉中脘5分钟。

4.脾肾阳虚泻

（1）症状：久泻不止，大便清稀，完谷不化，或见脱肛，形寒肢冷，面色㿠白，精神萎靡，睡时露睛，舌淡苔白，脉细弱。口不渴，面色淡白。舌质淡、苔白，指纹淡红。

（2）调理：基本方推七节骨向第四腰椎方向，加补脾经3分钟、补大肠3分钟、推三关5分钟、揉外劳宫5分钟。艾灸选取命门、足三里、关元，每天艾灸15～30分钟，以局部皮肤潮红为度。

5.脾虚泻

（1）症状：大便稀溏，色淡不臭，多于食后作泻，时轻时重，面色萎黄，形体消瘦，神疲倦怠，舌淡苔白，脉缓弱。

（2）调理：基本方推七节骨向第四腰椎方向，加补脾经3分钟、揉板门3分钟、顺运内八卦3分钟、清小肠3分钟、补大肠3分钟、捏脊5～6次。艾灸选取足三里、脾俞、关元，每天艾灸30～40分钟，以局部皮肤潮红为度。

病　案

赵某，1年4个月。反复腹泻近半年，大便为黄绿色稀糊状，时夹杂黏液，每天腹泻6～10次，且多于食后作泻。半年来在多家医院就诊，予以输液、妈咪爱、蒙脱石散等调理，疗效不佳。症见面色萎黄，形体消瘦，神疲倦怠，舌质淡，苔薄白，指纹淡显于风关。泻下物可见黄绿色，稀糊状，不臭。

拟诊为泄泻，脾虚型。操作：揉龟尾3分钟、推上七节骨3分钟、摩腹3分钟、揉脐3分钟、补脾经3分钟、揉板门3分钟，按揉双侧足三里1分钟。推拿结束后施灸法：灸双侧脾俞、胃俞、关元、神阙每穴各5分钟。

按以上方法调理2次后泄泻症状逐步减轻，大便黄绿转黄。8次后痊愈。

第五节　呕　吐

呕吐是小儿常见症状。多由小儿因各种情况引起的脾胃不和、胃气上逆而导致。

一、病因病机

（1）饮食积滞：因小儿脾胃薄弱，加之喂养不当，致积滞中脘，损伤脾胃，脾胃不和，气机升降失调，胃气上逆而吐。

（2）胃中积热：过食辛辣之品，致热积胃中，或食积蕴热，感受暑湿蕴伏肠胃，气逆上冲，食反而出。

（3）脾胃虚寒：素体亏虚，加之过食生冷，致凝滞中脘；或风寒之邪入于中焦，客于肠胃，或苦寒之药攻伐太过，致升降之机失常，胃气上逆而吐。

（4）胃阴不足：热病耗伤胃津，或病后气阴未复，胃失濡养，气逆上犯而吐，吐则更伤胃阴，阴虚内热，虚火上炎，灼伤脾胃而吐愈甚。

（5）肝气犯胃：若小儿情志失，肝失条达，横逆犯胃，胃失和降，上逆而吐。

二、分型与调理

基本方：清胃经3分钟、逆运内八卦3分钟、横纹推向板门3分钟、分腹阴阳20次、横擦脾俞至热为度。

1.饮食停滞

（1）症状：呕吐酸腐，吐后则舒，脘腹部胀满，或腹痛拒按，舌红苔厚，脉滑实。

（2）调理：基本方加揉板门3分钟、清补脾经3分钟、掐揉四横纹。

2.胃中积热

（1）症状：吐物热臭，食入即吐，面红唇赤，四肢温热，口气臭秽，舌红苔黄，脉数。

（2）调理：基本方加清天河水5分钟、揉板门5分钟。

3.脾胃虚寒

（1）症状：此型病程较长，多朝食暮吐，吐出物多为清水或食物，四肢不温，腹痛绵绵，面黄唇淡，舌淡苔白，脉细无力。

（2）调理：基本方加揉外劳宫3分钟、揉一窝风5分钟、补脾经5分钟、揉足三里5分钟。

4.胃阴不足

（1）症状：见于热病伤阴，久病气阴未复，频繁干呕，口渴多饮，口唇干，颧红，潮热，盗汗，大便干结，舌红少苔，脉细数。

（2）调理：基本方加揉二人上马3分钟、按揉足三里1分钟、按揉太溪1分钟、揉中脘3分钟。

5.夹惊呕吐

（1）症状：跌仆受惊，或食时被惊，或先有痰热，食随气逆，或见痉挛喷射性呕吐。或痰热上涌，气血逆乱，兼见恶心时作，呕吐黏涎，夜眠多惊，抽搐蠕动。

（2）调理：基本方加清肝经5分钟、清天河水3分钟、分手阴阳3分钟，捣小天心、掐揉五指节3～5遍。

病　案

李某某，女，4岁。腹痛6小时，伴恶心、呕吐。患儿6小时前不明原因出现腹部疼痛、呕吐4次，无发热恶寒。其母代诉呕吐物多为不消化食物，恶心腹胀，吐后缓解。嗳酸，大便秘结，舌质红，苔厚腻，脉滑数有力，指纹紫滞。

拟诊为呕吐，饮食停滞型。操作：清胃经3分钟、逆运内八卦3分钟、横纹推向板门3分钟、掐揉四横纹6遍、清天河水5分钟、挤捏板门3分钟、按揉双侧天枢1分钟、重拿肚角5次。

按以上方法调理1次后腹痛消失，呕吐减轻。2次（天）后呕吐消失。

知识链接

小儿周期性呕吐综合征

周期性呕吐综合征是功能性胃肠道疾病。目前学术界公认的定义为3次或更多次的发作性顽固的恶心和呕吐，每次发作持续数小时至数日，2次发作间有长达数周至数月的完全无症状间歇期。患者不存在任何代谢、神经、消化等各系统的异常。发病年龄5岁左右，男、女均可发病，女性稍多于男性。患儿发病期非常衰弱、倦怠，严重影响学习，而缓解期完全健康如常。病因和发病机制可能与以下方面有关：偏头痛、应激反应、自主神经系统功能不良。

第六节　便　秘

便秘是指大便次数减少、排便时间延长或排便不通畅的一种症状。

一、病因病机

（1）胃肠积热：患儿素体阳盛，过食辛辣厚味，内热炽盛，伤津耗液，大肠传导失司。

（2）阴虚肠燥：患儿素体阴亏，后天失养，血虚阴亏，肠津缺乏，肠道传导失司。

（3）气血亏虚：患儿先天不足，后天失养，气血生化不足，气虚则传导鼓动无力，血虚则脏腑失养，肠道失于濡润，排便困难。

二、分型与调理

基本方：清大肠3分钟、揉膊阳池3分钟、顺时针摩腹3分钟、推下七节骨3分钟、揉龟尾3分钟。

1.实热便秘

（1）症状：便干而硬，排出困难，面赤唇红，口渴喜冷饮，烦躁不寐，腹痛腹胀，发热或有干咳，小便短赤或清长，恐惧排便，舌红苔黄而干，脉数。

（2）调理：基本方加清肝经3分钟、退六腑3分钟、清心经3分钟。

2.虚热便秘

（1）症状：便干而硬，排出困难，五心烦热，盗汗，口干欲饮，两颧潮红，舌红少苔，脉细数，小便短赤。

（2）调理：基本方加补脾经3分钟、清天河水3分、补肾经3分钟、捏脊3～6次、点按双涌泉1分钟。

3.气血亏虚

（1）症状：排便困难，不干，面白无华，倦怠乏力，少气懒言，食少懒言，自汗，或四肢不温，爪甲不荣，小便清长量多，舌淡苔白润，脉细无力。

（2）调理：基本方加补脾经3分钟、补肺经3分钟，推三关、退六腑各1～3分钟、揉双侧足三里1分钟。

病　案

王某，女，2岁3个月，10天前排便困难，3～4天排便一次。其母代诉：其女排便一向正常，软硬适度。但由于近半月以来小女由老人看护，老人喂养过度。现患儿腹胀拒按、口气臭秽、烦躁、夜睡卧不宁、不欲饮食、大便秘结、排便困难，上次大便在3天前，舌苔黄腻，脉沉实。指纹紫。

拟诊为便秘，实热型。操作：清大肠3分钟、清心经3分钟、退六腑3分钟、揉膊阳池3分钟、顺时针摩腹5分钟、按揉双侧天枢穴3分钟、推下七节骨3分钟、揉龟尾3分钟、掐揉四横纹6遍。

按以上方法调理1次后有矢气，当晚在热水坐浴下排便1次。

知识链接

推三关大热、退六腑大寒，两穴合用能平衡阴阳，防止大凉大热，伤其正气。以热为主，退六腑与推三关之比为3∶1；若以寒为重，则推三关与退六腑之比为3∶1。

第七节　疳　积

疳积是指由于喂养不当或病后失调，导致小儿脾胃虚损，运化失常，而导致脏腑失养、气液干枯的一种慢性病症。

临床主要以形体消瘦、面黄发枯、精神萎靡、嗜食异物、二便不调等为主要症状。本病起病缓慢，病程缠绵，影响小儿生长发育，多发于3岁以内的婴幼儿。

一、病因病机

（1）饮食不节，肥甘伤脾。
（2）喂养不当，营养失调。
（3）内有宿疾，转化成疳。

二、治法

补脾经3分钟、清胃经3分钟、清天河水3钟、清肝经3分钟、掐揉四横纹、顺时针摩腹3分钟、摩腹3分钟、按揉足太阳膀胱经3～5遍，捏脊3～20遍，针刺四缝（可选用），点揉双足三里1分钟。

病　案

李某某，男，2岁10月。食欲不振、消瘦八月余。其母诉：因自己奶水不足，一直以婴儿配方奶粉辅助。一年前因无暇照顾小儿，由家中老人代管，老人往往以零食逗弄小儿。八月前出现腹泻不止，食欲不振，经多处求医，腹泻时好时发，稍有不慎即腹泻。现下症见面色黄、毛发稀疏、色黄而干枯，形体消瘦，发育明显落后于同龄。精神萎靡不振，腹胀满，皮下无脂肪，大便稀，完谷不化，每日大便4～6次，小便少。舌淡苔白腻，指纹隐淡。

拟诊为疳积。第一次操作：以三棱针点刺双手四缝穴，挤出黄色透明黏液。第二天复诊，其母诉小儿食欲有好转，遂行以下手法：补脾经3分钟、清胃经3分钟、清天河水3钟、清肝经3分钟、掐揉四横纹、顺时针摩腹3分钟、摩腹3分钟、按揉足太阳膀胱经5遍，捏脊20遍、点揉双足三里1分钟。并嘱其母自行去药房购买参苓白术散予小儿口服。12天调理后，临床症状逐渐消失，大便逐渐成形。

第八节　发　热

发热指体温升高，也包括体温不高，自觉发热或触摸发热的症状，可见于感冒、阴虚、气虚、食积、惊吓等原因。

一、病因病机

（1）外感外邪：风寒或风热之邪，郁遏卫阳，郁而发热。

（2）阴虚内热：阴不制阳，阳相对亢盛。

（3）气虚发热：阴盛于内，阳浮于外。

（4）食滞生热：食滞于中，郁而化热。

（5）惊吓发热：气乱而发热。

二、分型与调理

基本方：清肺经3分钟、清肝经3分钟、水底捞月1分钟、清天河水3分钟、推天柱骨3分钟。

1.外感发热

（1）风寒证

① 症状：发热，恶寒重，无汗，鼻塞，咳嗽，脉浮紧。

② 调理：基本方加推三关5分钟、揉一窝风5分钟、掐外劳宫。

（2）风热证

① 症状：发热，恶风，有汗或无汗，伴流浊涕，鼻塞，咳嗽，脉浮数。

② 调理：基本方加推六腑5分钟、掐内劳宫。

2.阴虚发热

（1）症状：午后或入夜低热，伴有颧红、盗汗、口干、五心烦热，便秘，舌红，苔少而干，脉细数

（2）调理：基本方加补肾经3分钟、揉二人上马3分钟、点按太溪1分钟、搓涌泉1分钟

3.气虚发热

（1）症状：早上或上午发热，伴有气短，懒言，疲乏无力，饮食欠佳，重者畏寒肢冷，小便清长，大便不调。

（2）调理：基本方加补肺经3分钟、补脾经3分钟、捏脊5次。

4.惊吓发热

（1）症状：高热不退，惊惕不安，神志昏迷，可伴呕吐、腹痛，上午轻，下午和夜间加重。

（2）调理：基本方加补肾经5分钟、揉二人上马3分钟、清补心经5分钟、捣小天心5分钟、点按神门1分钟。

5.食积发热

（1）症状：以热度不高，体温一般在38摄氏度以下，脘腹灼热、胀满、不思饮食，口臭，烦躁不安，或恶心呕吐，泻下如臭鸡蛋，苔腻脉滑，指纹紫滞。

（2）调理：基本方加清胃经3分钟、掐揉四横纹10遍、捏脊6遍。可选点刺四缝。

病　案

刘某某，女，1岁8个月。6天前小儿因受热，致反复发热，并伴咳嗽。不欲饮食5天。患儿6天前出现发热，额温38.9摄氏度，家长予布洛芬混悬滴剂，退热后两小时高热又起，每天反复高热，最高峰值38.6摄氏度。伴咳嗽，食欲不振，小儿烦躁哭闹、夜卧不安，易惊醒，二便尚可。诊见：哭闹不安，精神欠佳，偶有咳嗽，咳声低沉。测体温37.8摄氏度，咽喉充血，腹胀，舌质红苔厚腻，脉数有力。

拟诊为发热，外感风热兼食积。操作：推天柱骨至局部发红，清肺经3分钟、清肝经3分钟、水底捞月1分钟、清天河水5分钟、推三关5分钟，捣小天心1分钟，清胃经3分钟，掐揉四横纹10遍。推后当夜小儿夜卧安稳，发热明显减轻。

知识链接

小儿发热的常见原因有呼吸系统感染、消化系统感染、神经系统感染、泌尿系统感染。小儿正常体温为腋下36～37摄氏度，超过37.4摄氏度即确定发热。低热是腋温37.5～38摄氏度，中热指38.1～39摄氏度、高热指39.1～40摄氏度，超高热指41摄氏度以上。一般体温低于38.5摄氏度时不使用退烧药，也不需要擦澡、冰袋等物理降温手段。体温升高可以减少孩子体内病原微生物的复制和繁殖，也可以提高人体的炎症反应，有利于致病微生物的清除，因此发热对孩子的病情恢复是有利的。

未明确诊断疾病前也不能盲目降温，以免影响诊断。

第九节　咳　嗽

凡因感受外邪或脏腑功能失调，影响肺的正常宣肃功能，造成肺气上逆作咳，咯吐痰涎的，即称咳嗽。咳嗽作为一个症状，可见于诸多疾病中，当咳嗽以突出主症出现时，方可称谓咳嗽。

一、病因病机

形成咳嗽的病因主要是感受外邪，以风邪为主，肺脾虚弱是其内因。病位主要在肺脾。感受外邪主要为感受风邪。小儿冷暖不知自调，风邪致病，首犯肺卫。风为百病之长，常夹寒夹热，而致临床有风寒、风热之区别。

二、分型与调理

基本方：清肺经清肝经（同时操作）3分钟、补脾经3分钟、逆运内八卦3分钟，擦肺俞、膻中至热、搓摩胁肋15～20次，按揉缺盆1分钟。

1.风寒咳嗽

（1）症状：咳嗽频作，咽痒声重，痰白清稀，鼻塞流涕，恶寒少汗，或有发热头痛，全身酸痛，舌苔薄白，脉浮紧，指纹浮红。

（2）调理：基本方加拿风池3分钟、揉外劳宫3分钟、按揉风门3分钟。

2.风热咳嗽

（1）症状：咳嗽痰黄黏稠，不易咯出，口渴咽痛，鼻流浊涕，可伴发热头痛，恶风，微汗出，舌质红，苔薄黄，脉浮数，指纹红紫。

（2）调理：基本方加清天河水3分钟、推天柱骨3分钟、拿肩井3分钟。

3.痰热咳嗽

（1）症状：咳嗽痰黄，黏稠难咯，面赤唇红，口渴多冷饮，或有发热、烦躁不宁，舌红苔黄腻，脉滑数，指纹色紫。

（2）调理：基本方加清胃经3分钟、退六腑3分钟、揉乳根乳旁3分钟、分推肩胛骨3分钟。

4.痰湿咳嗽

（1）症状：咳嗽重浊，痰多壅盛，色白而稀，胸闷不欲食，苔白腻。

（2）调理：基本方加揉乳根乳旁3分钟、分推肩胛骨3分钟、按揉膻中1分钟、按揉双侧足三里、丰隆1分钟。

5.阴虚咳嗽

（1）症状：干咳无痰，或痰少而黏，不易咯出，口渴咽干，喉痒声嘶，手足心热，或咳嗽带血，午后潮热，舌红少苔，脉细数。

（2）调理：基本方加补肾经3分钟、揉二人上马3分钟、揉乳根乳旁3分钟，按揉双侧太溪、涌泉1分钟。

6.气虚咳嗽

（1）症状：咳而无力，痰白清稀，面色苍白，气短懒言，语声低微，喜温畏寒，体虚多汗，舌质淡嫩，脉细少力。

（2）调理：基本方加捏脊3次、揉板门3分钟、按揉双侧足三里1分钟、摩腹3分钟、按揉气海1分钟。

病　案

季某，男，6岁。患儿10天前突起发热恶寒，家长测体温达39℃，予口服对乙酰氨基酚和阿莫西林2天，诸症缓解。8天前出现阵发性咳嗽，咳嗽以夜间为重，痰白清稀，无发热，鼻塞流清涕，手足不温，舌淡苔白厚，脉沉细。

拟诊为咳嗽，风寒型且风寒入里。操作：清肺清肝5分钟、补脾经5分钟、揉掌小横纹5分钟，推三关5分钟、揉一窝风5分钟，擦肺俞、膻中至热，搓摩胁肋20次，按揉缺盆1分钟。二次推拿后咳嗽减轻。

知识链接

小儿咳嗽的鉴别诊断

许多疾病伴有咳嗽症状，要鉴别肺炎、支气管炎、支气管异物、上呼吸道感染、胃食管反流、鼻后滴漏综合征、咳嗽变异性哮喘等。

从咳嗽的性质鉴别：干咳或痰量较少，常见于急性咽喉炎。咳嗽多痰，多见于肺炎、支气管炎等。痉挛性咳嗽多见于百日咳、气管和支气管异物。

从咳嗽发生时间鉴别：骤然发生咳嗽多由于急性上呼吸道炎症，气管、支气管异物等引起。缓慢发病多见于慢性呼吸道疾病，如肺结核、慢性支气管炎等。半夜咳，无痰，入睡1～2小时后突然剧烈急咳，伴随胸闷、胀气等症状时，是胃食管反流所致的咳嗽。晨起或晚上体位改变时咳嗽加剧，常为支气管扩张、慢性支气管炎、鼻后滴漏综合征等。

从咳嗽的声音鉴别：咳嗽声音嘶哑多为急性咽喉炎、支气管炎等；鸡鸣样咳嗽多见于百日咳、会厌、喉部疾病或支气管受压等情况；单声浅咳嗽见于扁桃体肥大、增殖体肥大或慢性鼻、咽炎等。金属音咳嗽可能是气道梗阻引起；咳嗽声音低微且无力是虚弱的患儿。

从痰的性质鉴别：脓性痰多见于细菌性炎症，无色痰多为病毒性感染及支气管哮喘。痰中带血常见于支气管扩张。

附 过敏性咳嗽

过敏性咳嗽是小儿常见的呼吸道疾病之一，亦称咳嗽变异性哮喘或隐匿性哮喘，是支气管哮喘的一种特殊类型，以咳嗽为主要临床表现。由于婴幼儿支气管黏膜娇嫩，抵抗外界病菌感染的能力低，所以支气管非常容易发生炎症，引起小儿过敏性咳嗽。过敏性咳嗽可以按中医咳嗽进行辨证推拿，但如果明确诊断是过敏性咳嗽，针对性手法调理效果会更加明显。

一、病因病机

本病的发生，肾精亏虚为本，外感邪气为标，小儿在正气不足、内脏亏虚的基础上复感风、寒、热等外邪引动伏痰而发病，本病是一个正虚邪实、虚实夹杂的慢性病理过程。肾为先天之本又主纳气，肾虚则贯穿于本病发生的全过程。过敏性咳嗽的主要表现是久咳不愈，这与肾中阴阳亏虚密切相关。由于禀赋不足，所以小儿过敏性咳嗽多自幼发病，随着年龄的增长，肾精渐充，部分患儿可逐渐好转。

二、分型与调理

基本方：补肾经3～5分钟、补脾经3～5分钟、搓摩胁肋10遍、按揉涌泉1～3分钟、按揉天突穴1分钟、拿肩井1分钟、运丹田1分钟。

1.肝肾阴虚

（1）症状：咳嗽病程较长，可长达数月，以刺激性干咳为主，夜卧不安。口鼻干燥，大便干，舌红苔少。

（2）调理：基本手法加苍龙摆尾3遍、揉二人上马3～5分钟、按揉太冲1～3分钟、按揉太溪1～3分钟。

2.脾肾阳虚

（1）症状：咳嗽痰多清稀、色白，四肢不温，少气懒言，大便稀，舌淡苔白腻。

（2）调理：基本手法加凤凰展翅3遍、推三关1～3分钟、揉外劳宫3～5分钟，擦命门、肾俞至热。

第十节　汗　证

汗证是指在安静或无外来因素的影响下，而出现的面部或全身汗出过多，严重者大汗淋漓的一种病症。小儿由于处于迅速生长发育的时期，代谢最旺盛，又活泼好动，出汗常常比成人多，这是正常的生理现象。如天气炎热、衣服穿的过多、室温过高或者是剧烈活动后，紧张、恐惧也可以造成多汗，属生理性出汗，不属于病态。这是小儿生长过程中的一种正常现象，随着小儿年龄的增长会逐渐减少。

一、病因病机

（1）表虚不固：小儿肌肤疏薄，若因病邪所侵或病后失调，或先天不足，发散太过等致使表气虚弱，卫阳不固，腠理开泄而汗出。

（2）营卫失调：正常情况下，营卫之行不失其常，营行脉中以滋阴血，卫行脉外以固阳气，小儿营卫薄弱，易受损伤，致使脏腑失调，营卫不和，腠理开合失养而汗液外泄。

（3）气阴两虚：小儿气血薄弱，大病久病，病后失调，先天不足，后天失养，均可致气血虚弱，气虚则不能敛阴，阳不足则阴必乘之。

（4）脏腑积热：小儿为"纯阳"之体，如调护失当，饮食失调，疾病影响，均可导致脏腑积热，热蒸津液，外泄为汗。

二、分型与调理

1.气虚自汗

（1）症状：不分睡眠与清醒都自汗出，动则尤甚，伴神疲乏力，畏寒肢冷，面色白少华，舌淡苔白，脉细弱。

（2）调理：补肺经3分钟，掐肾顶1分钟，补脾经3分钟，清心经清肝经（同时）3分钟，清天河水3分钟。

2.阴虚盗汗

（1）症状：睡则汗出，醒则汗止，潮热，五心烦热，颧红，口渴多饮，舌淡红，少苔，脉细数。

（2）调理：补肾经3分钟，掐肾顶1分钟，清心经清肝经（同时）3分钟，清天河水3分钟，揉二人上马3分钟，擦涌泉3分钟。

3.脏腑积热

（1）症状：头汗，颈汗或全身汗，口渴喜饮，面赤唇红，大便秘结，小便黄少，舌红苔干，脉数，纹紫。

（2）调理：清心经清肝经3分钟，清补肾经3分钟，清天河水3分钟，推六腑3分钟，推下七节骨3分钟，推箕门3分钟。

病　案

张某，女，5岁半。家长代诉：素体偏弱，自幼汗多，不分寤寐，活动后尤甚。头面颈背尤甚，头发、衣服常湿透。且汗量明显多于同龄人，即使在天气寒冷时亦有汗出，容易感冒，夜寐不宁，喜翻身，常于睡中磨牙，睡时露睛。现见神倦乏力，面色少华，形体无明显消瘦，食欲不振，无恶心呕吐，大便偏稀，每日2到3次不等，小便尚可。舌淡红苔薄白，脉细弱。

拟诊为汗证，自汗表虚不固型。操作：拍手太阴肺经3分钟，补肺经3分钟，掐肾顶1分钟，补脾经3分钟，清心经清肝经（同时）3分钟，清天河水3分钟，捣小天心1分钟。并嘱其家长自行去药房购买玉屏风颗粒予小儿口服。

经过半月共七次推拿后，汗出已正常。其余诸症皆有缓解。

第十一节　遗　尿

遗尿是指三岁以上小儿，睡中尿床，醒后方知的一种病症。多见于幼童、儿童，经常尿床可影响小儿身心健康。

一、病因病机

（1）下元虚寒，肾气不足。
（2）脾肺气虚，膀胱失约。
（3）肝经湿热，火热内迫。

二、分型与调理

基本方：揉百会5分钟，补脾经5分钟，补肾经5分钟，按揉三阴交3分钟。

1.肾气不固

（1）症状：睡中经常遗尿，甚者一夜数次，尿清而长，醒后方觉，神疲乏力，面白肢冷，腰腿酸软，智力较差，舌质淡，苔薄白，脉沉细无力。

（2）调理：基本方加揉外劳宫3分钟、温运丹田至小腹部热、横擦腰骶热透、推三关3分钟

2.脾肺气虚

（1）症状：睡中遗尿，少气懒言，动则尤甚，神倦乏力，面色少华，伴自汗出，食欲不振，大便溏薄，舌淡苔薄，脉细无力。

（2）调理：基本方加补肺经3分钟、清肝经3分钟、捏脊6次。

3.肝经湿热

（1）症状：睡中遗尿，尿黄而量少，尿味腥臭，性情急躁易怒，或梦语磨牙，舌红苔黄或黄腻，脉弦数。

（2）调理：基本方加清肝经3分钟、清心经3分钟，清天河水5分钟、水底捞月3分钟、揉二人上马3分钟。

病　案

谢××，女，6岁8个月。患儿自诉：自幼尿床，加重3个月。每夜睡中尿床2～4次，醒后方觉，而且不易叫醒，人迷糊不清；白天尿频。平素在饮食过量或受凉后尿床症状加重，曾服用中西药调理效果不佳。患儿平素容易感冒，伴有神疲乏力、少气懒言、食欲不振、大便溏薄。舌淡胖大，苔白厚，脉滑数。

拟诊为遗尿，脾肺气虚型。操作：揉百会5分钟，补脾经5分钟，补肾经5分钟，补肺经5分钟、清肝经5分钟，横擦风门、肺俞、脾俞、胃俞穴以透热为度，按揉三阴交3分钟、捏脊6次。并嘱患儿家长每晚睡前30分钟以盐包热敷下腹部30分钟。每周推拿二次，十次后尿床逐步减轻。

第十二节　哮　喘

哮喘为阵发性呼吸困难，呼气延长，喘鸣有声的一种呼吸道疾病，为小儿常见呼吸道病症。

一、病因病机

小儿哮喘与肺、脾、肾三脏密切相关。通常为肺脏娇嫩，脾常不足，肾常虚。肺虚则卫外失固，腠理不密，易为外邪所侵，邪阻肺络，津液凝聚为痰；脾主运化水谷精微，脾虚不运，生湿酿痰，上贮于肺；肾气虚弱，不能蒸化水液而为清津，上泛为痰，聚液成饮。内因为肺、脾、肾三脏之不足；外因以外感六淫为主，六淫之邪，冬春多为风寒、风热，或秋季乍冷乍热，外邪乘虚入侵而诱发。邪入肺经，引动伏痰，痰阻气道，肺失肃降，气逆痰动而为哮喘。

二、分型与调理

基本方：清肺经3分钟，清肝经3分钟，揉擦肺俞至透热，顺运内八卦3分钟，推揉膻中3分钟，搓摩胁肋1分钟，推天柱骨1分钟、揉定喘穴1分钟，温运丹田至发热。

1.寒喘

（1）症状：发作性呼气困难，呼吸急促，张口抬肩，喉中痰鸣，痰多稀白，不能平卧，胸闷气短，形寒肢冷，舌淡苔薄白，脉滑，指纹淡红。

（2）调理：基本方加推三关3分钟、揉外劳宫3分钟。

2.热喘

（1）症状：发作性呼气困难，呼吸急促，张口抬肩，喉中痰鸣，痰稠色黄，不能平卧，胸闷气短，面赤口渴，烦躁便干，舌红苔黄，脉滑数，指纹色紫。

（2）调理：基本方加清天河水3分钟，推脊柱至局部发红，清大肠3分钟。

3.虚喘

（1）症状：反复发作呼气困难，张口抬肩，喉中痰鸣，不能平卧，胸闷气短，面白神疲，肢冷浮肿，舌淡苔薄白，脉细无力，指纹色淡。

（2）调理：基本方加揉关元1分钟、按揉足三里3分钟、捏脊6次。

病 案

郑某，男，5岁。咳嗽伴喘息半年、伴胸闷，且鼻痒连续打喷嚏。其母详述患儿平素汗多，咳喘发作时伴喉间痰鸣，不能平卧，痰色清稀多泡沫。见患儿面色苍白，四肢欠温，口不渴，小便清长，舌质淡苔薄白，脉细无力。

拟诊为哮喘，虚喘型缓解期。操作：补肺经5分钟，清肝经5分钟，搓摩胁肋1分钟，推三关5分钟，揉外劳宫5分钟，擦肺俞、风门至透热，温运丹田至发热。推拿后加艾灸肺俞、肾俞穴20分钟。

每周推拿三次，共推拿二十次。一年后回访其母称经治后未再发作哮喘。

第十三节　感　冒

感冒是小儿时期常见的外感性疾病，临床以发热恶寒、头痛鼻塞、流涕咳嗽、喷嚏为特征。感冒可分为两种，普通感冒为冒受风邪所致，一般病邪轻浅，以肺系症状为主，不造成流行；时行感冒为感受时邪病毒所致，病邪较重，具有流行特征。因小儿生理特点，感冒易形成兼夹之证。

一、病因病机

小儿感冒的病因有外感因素和正虚因素。外感以感受风邪为主，常兼杂寒、热、暑、湿、燥等，亦有感受时邪疫毒所致者。在气候变化、冷热失常、沐浴着凉、调护不当时容易发生本病。正虚为小儿正气不足、机体抵抗力低下，外邪乘虚侵袭机体，发为感冒。

二、分型与调理

基本方：外感四大手法4分钟，黄蜂入洞50次，清肺经3分钟，掐揉二扇门1分钟，拿风池与拿肩井各1分钟。

1.风寒感冒

（1）症状：恶寒发热，无汗，头痛，鼻塞流涕，喷嚏，咳嗽，喉痒，舌偏淡，苔薄白，脉浮紧。

（2）调理：基本方加揉外劳宫3分钟、推三关3分钟、拿列缺2分钟。

2.风热感冒

（1）症状：发热重，恶风，有汗或无汗，头痛，鼻塞流脓涕，喷嚏，咳嗽，痰黄黏，咽红或肿，口干而渴，舌质红，苔薄白或黄，脉浮数。

（2）调理：基本方加清天河水3分钟、推天柱骨至热透、揉内劳宫3分钟、退六腑3分钟。

3.暑邪感冒

（1）症状：发热无汗，头痛鼻塞，身重困倦，咳嗽不剧，胸闷泛恶，食欲不振，或有呕吐泄泻，舌质红，苔黄腻，脉数。

（2）调理：基本方加清大肠3分钟、清胃经3分钟、拿五经10遍、清天河水3分钟。

4.燥邪感冒

（1）症状：口、鼻、咽和皮肤干燥，口渴，咽痛，目痒，干咳少痰，舌红，苔薄黄而干，脉细，指纹浮。

（2）调理：基本方加清天河水3分钟、掐揉二人上马3分钟、抹咽喉（食指、中指、无名指并拢，左手在左侧，右手在右侧，在患儿喉结两侧以指腹面自上而下轻抹咽喉部）1分钟。

5.时行感冒

（1）症状：全身肌肉酸痛，高热嗜睡或烦躁，汗出热不解，或有面红目赤、恶心呕吐，亦有皮下出疹，舌红苔黄，指纹紫。

（2）调理：基本方加补脾经3分钟、退六腑3分钟、清胃经3分钟、清大肠3分钟、按揉双足三里1分钟。

6.兼夹证治

（1）夹痰

① 症状：感冒并见咳嗽较剧烈，咳嗽声音重浊，喉中有痰声。

② 调理：基本方加揉乳根3分钟、揉掌小横纹3分钟，按揉双丰隆、双足三里各1分钟。

（2）夹惊

① 症状：感冒并见夜卧不安、烦躁惊惕、夜间磨牙，严重者惊风抽搐。

② 调理：基本方加清心经3分钟、清肝经3分钟、掐揉小天心1分钟。

（3）夹滞

① 症状：感冒并见脘腹胀满、不思饮食，呕吐酸腐、口气及大便秽臭。

② 调理：基本方加揉板门3分钟、掐揉四横纹3遍、摩腹3分钟、捏脊6遍。

病　案

苏某，女，3岁2月。7天前因受寒，出现发热39.3摄氏度，在某医院门诊输液后高热已退，但现仍有低热。患儿一年以来反复感冒发热，多次输液使用抗生素治疗，症状好转。今年以来，已有十余次因受凉、饮食不慎致反复感冒。目前患儿低热，面色白，咳嗽有清稀痰涎，恶心呕吐，鼻塞流涕，打喷嚏，查体37.8摄氏度，咽部红肿，扁桃体Ⅱ度肿大，大便正常，舌淡红，苔白腻。指纹红滞。患儿平素稍动即有汗出，但不多饮，好动，略烦躁。

拟诊为感冒，外感风寒夹滞。操作：开天门1分钟、推坎宫1分钟、揉太阳1分钟、运耳后高骨1分钟，黄蜂入洞50次，清肺经3分钟、掐揉二扇门1分钟，拿风池与拿肩井各1分钟，推三关3分钟、拿列缺2分钟、揉外劳宫3分钟，掐揉四横纹3遍、摩腹3分钟。

知识链接

小儿感冒要保持室内空气流通。

小儿感冒后，部分家长怕孩子再受凉，把门窗关死，殊不知保持室内正常的通风换气，才能提高患儿的舒适感。室内适当空气流通还能使患儿高温有所下降，但切忌直吹风扇或空调。给患儿选择合适厚度的衣物和被褥，避免过热而导致高热惊厥。此外，当小儿感冒时，应当注意保持室内安静，并保证患儿的睡眠质量。以上都有助于小儿感冒的康复。

第十四节　腹　痛

小儿腹痛在临床上常见，涉及的范围很广，许多内、外科疾病均能引起腹痛。有器质性的腹痛，也有功能性的腹痛。在器质性腹痛中，特别包括一部分急腹症在内，常需紧急处理，有些需要外科手术调理。因此，临诊时必须全面检查，及早作出正确的诊断，以免延误治疗。腹痛可为阵发性疼痛、持续性疼痛或轻度隐痛。阵发性疼痛或绞痛多见于梗阻性疾病，若局部喜按或热敷后腹痛减轻者，常为胃、肠、胆管等空腔脏器的痉挛；持续腹痛加剧多见于胃肠穿孔；持续性钝痛，改变体位时加剧、拒按，常为腹腔脏器炎症、包膜牵张、肿瘤以及腹膜脏层受到刺激所致。

小儿推拿调理的腹痛，主要是因受寒或乳食积滞和虫积引起的。

一、病因病机

（1）受寒：风冷寒邪侵袭脐腹，搏结于肠间；或饮食当风，过食生冷，寒邪由口而入，郁结胃肠，中阳受遏，寒性凝滞，气机郁闭，以致经络受阻不通，气血壅滞不行而突发腹痛。

（2）脾胃虚寒：素体阳虚或病后体弱的患儿，由于脾胃虚寒，中阳不振，寒湿滞留，气机不畅而腹痛隐作，绵绵不休。

（3）食积腹痛：小儿脾胃薄弱，由于乳食不节，或饱食过度；或食入不消化的食物，以致脾胃损伤，运化失司，气机受阻，升降失职，传导不能，乳食积滞，壅阻胃肠而腹痛。

二、分型与调理

基本方：按揉一窝风1～3分钟，按揉内关1～3分钟，按揉足三里1～3分钟，分推腹阴阳30～50次，顺逆时针交替摩腹5～10分钟，拿肚角3～5次，大鱼际按揉腹部压痛点3～5分钟、振1分钟。

1.风寒外袭

（1）症状：腹痛迅疾，阵发作痛，啼叫不安，额上出汗，按之痛缓，腹部喜温，得热则舒。肠鸣漉漉，便溏或轻度腹泻，泻后痛减。面色苍白，四肢不温，小便清长，舌苔淡白，脉沉弦，指纹色红。

（2）调理：基本方加补脾经3～5分钟、揉外劳宫3～5分钟、推三关1～3分钟，擦脾俞至热。

2.脾胃虚寒

（1）症状：腹部隐隐作痛，绵绵不止，痛处喜按喜温，时有腹泻。食欲欠佳，形体消瘦，手足欠温，面色淡白少华，舌质淡，苔薄白，脉沉细软。

（2）调理：基本方加补脾经3～5分钟、补肾经3～5分钟、推三关1～3分钟、揉外劳宫3～5分钟、揉中脘1分钟、揉脐1分钟。

3.食积腹痛

（1）症状：腹部胀满，疼痛拒按，嗳腐吞酸，矢气恶臭，或有呕吐，吐物酸馊。或有腹泻，泻后痛减，乳食不思，舌苔白腻，脉弦。

（2）调理：基本方重点分推腹阴阳、摩腹，加补脾经3～5分钟、清大肠3～5分钟、揉板门3～5分钟、逆运内八卦3～5分钟、揉中脘1～3分钟、揉天枢1～3分钟、掐揉四横纹3遍。

病　案

季某，男，6岁。脐腹部阵痛2天，患儿2天前突然出现阵发性脐腹疼痛，痛剧时啼叫不安，面色苍白，经热敷或冷饮后疼痛稍缓解，无恶心、呕吐、腹泻，每次发作持续约20分钟。两天以来共发作8次，当天在某医院做腹部X线透视诊为肠痉挛，给予元胡止痛片、山莨菪碱等治疗，未见明显好转，仍会阵发脐腹痛。现患儿症见表情痛苦，啼哭，面色苍白，喜温拒按，口不渴，四肢不温，饮食二便正常。查体：体温36.3摄氏度，腹软，脐周有轻压痛，无反跳痛，未触及包块。舌淡苔薄白，脉沉紧。

拟诊为腹痛，风寒外袭型。操作：按揉一窝风3分钟，揉外劳宫5分钟，推三关5分钟，按揉内关3分钟，按揉足三里3分钟，分推腹阴阳50次，顺逆时针交替摩腹10分钟，擦脾俞至热，拿肚角5次。推拿1次后，家长诉发作时腹痛减轻，发作次数减少。再推3次后腹痛消失。

知识链接

腹部九分法

用两条水平线和两条垂线将腹部划分成9个区。上水平线为两侧肋弓下缘最低点的连线，下水平线为两侧髂前上棘连线。两条垂直线为通过左右髂前上棘至腹中线连线的中点所做的垂直线。

（1）左上腹部：胃，脾，结肠脾曲，胰尾，左肾上腺，左肾。

（2）左侧腹部：降结肠，空肠或回肠，左肾下部。

（3）左下腹部：乙状结肠，女性左侧卵巢及输卵管，男性左侧精索，淋巴结。

（4）上腹部：肝左叶，胃幽门端，十二指肠，胰头和胰体，大网膜，横结肠，腹主动脉。

（5）中腹部：大网膜，下垂的胃或横结肠，十二指肠下部，空肠或回肠，输尿管，腹主动脉，肠系膜及淋巴结。

（6）下腹部：回肠，输尿管，乙状结肠，胀大的膀胱，增大的子宫。

（7）右上腹部：肝右叶，胆囊，部分十二指肠，结肠肝曲，右肾上腺，右肾。

（8）右侧腹部：升结肠，空肠，部分十二指肠，右肾下部。

（9）右下腹部：盲肠，阑尾，回肠下端，淋巴结，女性右侧卵巢及输卵管，男性右精索。

第十五节　流　涎

指小儿口中唾液不自觉从口内流溢出的一种病症。多见于一岁左右的婴儿，常发生于其断奶前后。多由于饮食不当，如喂养母乳过热，而致脾胃湿热，熏蒸于口，或脾胃虚弱、固摄失职等引起唾液从口内外流而发病。

西医认为小儿流涎有生理性的和病理性的。生理性流涎常见于婴幼儿，一般以4个月至3岁流口水多见，孩子对肌肉的调节能力差、咀嚼能力较弱、吞咽功能较差，所以会出现流口水的现象。病理性流涎有三个原因：口咽部炎症、呼吸道感染和神经系统疾病。出生后4～6个月多为生理性流涎。

本病早期推拿调理效果良好，多数预后良好，部分可反复发作。

一、病因病机

（1）先天不足，后天失养，脾胃虚弱，固摄失职，口液外流。

（2）后天喂之母乳过热，或嗜食辛辣之物，以致脾胃湿热，熏蒸于口，流涎不止。

二、分型与调理

基本方：补脾经3～5分钟，顺逆时针摩腹各1～3分钟、揉足三里1分钟，捏脊30次。

1. 脾胃湿热

（1）症状：流涎较黏稠，口气臭秽，食欲不振，腹胀，大便秘结或热臭，小便黄赤。舌红，苔黄腻，脉滑数，指纹色紫。

（2）调理：基本方改为清脾经3分钟，然后补1分钟。清胃经3～5分钟、清大肠3～5分钟、清天河水1～3分钟，掐揉四横纹6遍。

2. 脾胃虚弱

（1）症状：流涎偏清稀，口淡而无味，面色萎黄，消瘦，少气懒言，纳呆，大便稀薄。舌淡，苔薄白，脉虚弱，指纹淡红。

（2）治法：补肺经3～5分钟、补肾经3～5分钟，顺运内八卦1～3分钟，推三关1～3分钟，按揉双侧足三里1分钟，揉百会1分钟，捏脊30次。

病 案

孙某，女，1岁9个月。流涎过多5个月。5个月前患儿流涎异常增多，流涎黏稠。涎液把枕头、衣服流湿一大片。面色萎黄，食欲不振，少气懒言，大便稀薄。舌淡苔薄白，指纹淡红。

拟诊为流涎，脾胃虚弱型。操作：补肺经3分钟，补肾经5分钟，顺运内八卦1分钟，推三关3分钟，按揉双侧足三里1分钟，揉百会1分钟，捏脊30次。

第十六节　儿童多动综合征

儿童多动综合征又称注意力缺陷多动障碍，简称儿童多动症，是儿童时期以注意力不集中、活动过度、情绪不稳、冲动任性、自控力差为主要表现，并伴有学习障碍，其智力却正常或基本正常的一种行为障碍性疾病。多见于学龄期儿童，男孩多于女孩。发病机制至今未明，可能与遗传、颅脑病变、环境因素、产伤等有关。

根据本病神志涣散、多语多动、易冲动的特点，符合中医"躁动""妄动"等症。

一、病因病机

多动症病因病机概括为五个字：风、火、痰、瘀、虚。病变主要涉及部位有心、肝、肾、脑。风者善行数变主动；心者火脏，君火所在。多动者，神明不制，其心所主，其病属火。又有嗜食肥甘，痰浊上干，痰阻心脉，脑窍不开；或因过敏之体，痰饮内伏，窜逆心下，神明被扰；或患乳蛾热蒸，烁津为痰，痰热扰心，狂躁多动；或有思虑伤脾，气血不足，心脉失养，健忘多动。

二、分型与调理

基本方：清心经清肝经（同时）5分钟，黄蜂出洞（一手握患儿手腕，一手拇指掐心经、内劳宫各9次；按小天心数次，捣小天心令局部麻木；掐总筋3～5次，从总筋起分推手阴阳3～5次，最后一次推至两侧时，同时按阳池、阴池1次）9遍，点按双涌泉1分钟，擦双侧涌泉至热，点按太冲1分钟，点按百会1分钟，点按四神聪1分钟，指击头部3分钟，扫散少阳经（双手十指呈爪状，置于头之两侧快速来回扫动）1分钟。

1.肝肾阴虚

（1）症状：肌肉消瘦，躁扰不宁，难以安静，面颊红赤，口燥咽干，耳鸣，潮热盗汗，舌红少苔，脉细数，指纹浮红。

（2）调理：基本方加按揉四白1分钟、点按三阴交1分钟、掐揉二人上马1分钟、补肾经3分钟、水底捞月1分钟。

2.土虚木旺

（1）症状：肢体麻木、手足躁扰，身躯扭动，坐卧不安，情绪紧张，难以入静，多疑，食少便溏，舌淡，苔薄白，脉弦细，指纹浮。

（2）调理：基本方加补脾经3分钟、推三关3分钟，补肾经3分钟、掐揉精宁、威灵1分钟。

3.痰火扰心

（1）症状：患儿多肥胖。行为怪异，嬉笑无常，流涎，舌红，苔黄腻，脉滑，指纹紫滞。

（2）调理：基本方加顺运内八卦3分钟、清天河水3分钟、揉膻中1分钟、揉乳旁乳根1分钟、按揉丰隆1分钟。

4.清窍被蒙

（1）症状：患儿多有产伤或颅脑外伤史。多动，胆怯，肢体无力，智力低下，注意力不集中，健忘，睡眠浅，多梦，睡中哭泣，舌淡，苔白腻，指纹滞。

（2）调理：基本方加调五脏10遍、双点门2～3分钟、拳叩颈椎1分钟、指击前额1分钟、拿血海1分钟、捏脊10遍。

三、注意事项

（1）合理膳食，多食新鲜水果及蔬菜，保证营养的供给，尽量控制含色素、香精、糖精、防腐剂的食品及饮料的摄入。

（2）体谅患儿，对患儿的进步应及时给予表扬和鼓励。教育要循序渐进，切勿急躁，也不能训斥、打骂患儿。

（3）做作业时不要求时间长，可以先从10分钟开始坚持，然后再15分钟，逐渐把注意力的时间或者做作业的时间延长。

（4）家长一定要多跟患儿进行交流沟通，这样有利于促进患儿身体的恢复。

（5）帮助患儿树立信心，消除精神紧张，培养自制能力。

第十七节　腺样体肥大

因腺样体增生肥大而引起相应症状者称为腺样体肥大。它同腭扁桃体一样，出生后随年龄逐渐长大，2～6岁时增殖最旺盛，10岁以后逐渐萎缩。腺样体也是人体重要的免疫器官，有助于防止上呼吸道疾病和调节呼吸。如果腺样体长期反复受到感染、雾霾、粉尘等刺激，就会过度肥大，累及耳、鼻、咽喉和下呼吸道，以及颜面。

一、病因病机

腺样体肥大可分为虚、实两因。实多为痰瘀互结、肺脾气虚所导致。因过食肥甘厚腻损伤脾胃，导致脾胃运化失司，水湿不化，聚而成痰，痰浊结聚日久，气机阻滞，从而导致气血运行不畅，痰瘀互结气道，从而产生腺样体肥大。虚则为素体脾胃虚弱，气血生化无源，致咽喉部肌肉、黏膜失于濡养，而出现腺样体肥大。

二、分型与调理

基本方：头面四大手法（开天门、推坎宫、揉太阳、掐揉耳背高骨）4分钟，清补肺经（根据虚实确定补或泻）3分钟，揉迎香1分钟、按鼻通1分钟、叩前额1分钟、双凤灌耳（抱患儿同向坐于腿上，双掌快速从外向内密闭患儿双耳，突然放开，再密闭，反复操作10次左右），鼓气法（捏住患儿鼻孔，让其尽力鼓气，以耳眼受到震动为佳。反复鼓10次左右），点按小天心1分钟，揉二人上马1分钟，点揉板门1分钟，擦肺俞至热。

1.风寒夹痰

（1）症状：声音瓮，鼻塞，腺样体面容，喉间痰鸣，打鼾，头昏，舌淡，脉浮，指纹浮红。

（2）调理：基本方加推三关3分钟、点按外劳宫1分钟、点按囟门1分钟、点按风门1分钟。

2.热毒壅肺

（1）症状：咽喉肿痛，声音嘶哑，面赤唇红，口干烦渴，时有干咳，舌红，脉滑，指纹紫。

（2）调理：基本方加叩额窦部1分钟、清天河水3分钟，捏挤大椎红赤为度，摩涌泉1分钟。

三、注意事项

（1）适当体育锻炼和户外活动，防止儿童感冒，因为感冒刺激腺样体淋巴组织增生。

（2）保持室内清洁，温度、湿度适宜，注意通风。

（3）保持口腔清洁，养成早晚刷牙，以及餐后漱口的卫生习惯。

（4）如有长期流脓鼻涕、鼻塞，则需要用一些鼻喷药物改善。

（5）若反复发生中耳炎，要及时就医，防止听力下降。

（6）若经手法调理无改善，并反复出现并发症，可考虑腺样体手术切除。

第十八节　小儿抽动症

小儿抽动症是一种慢性神经精神障碍疾病，又称小儿抽动秽语综合征，或多发性抽动症。是指以不自主的突然的多发性抽动及在抽动的同时伴有暴发性发声和秽语为主要表现的抽动障碍。男女发病之比约为3：1，以2～12岁多见，少数至青春期自行缓解，部分可延至成年。患者常存在多种共病情况，如多动症、强迫障碍、行为问题等。

特征是不自主、突发、快速反复的肌肉抽动，同时常伴有暴发性、不自主异常发声。抽动形式有多种，如眨眼、斜视、噘嘴、摇头、扭动肢体等。发声表现为喉鸣音、吼叫声，甚则转变为咒骂和污秽词语。部分患儿还可产生模仿语言、模仿动作、模仿表情等行为。

一、病因病机

西医认为本病与遗传、中枢神经结构功能异常以及精神、代谢紊乱等有关。中医从长期反复发作的局部抽动为特征上，认为首责于肝。宋代钱乙《小儿药证直诀》云："凡病或新或久，皆引肝风，风动而止于头目"；《素问·至真要大论》："诸风掉眩皆属于肝。"掉眩指头摇、肢体震颤、头晕目眩之证。这就符合头摇、肢摆、旋转、震颤等抽动症表现。其次，本病与心脾也有重大关系。心主神志，人体各脏腑、部位和动作的协调由心主宰，神无所主是各种无意识动作产生的根源。脾为至阴之脏，其性主静。《黄帝内经素问集注》："脾为阴脏，位居中焦，以太阴居阴，故谓阴中之至阴。"脾主肌肉，肌肉正常功能需要依靠脾运输的营养物质来维持，小儿又"脾常不足"，加之现在小儿的喂养多是偏食、挑食、多食肥甘厚味，导致伤脾，故认为肌肉抽动不安主要责之于脾不能主静。

二、分型与调理

基本方：头面四大手法4分钟，以指尖轻扣额部、后枕部各100次，清心经1～3分钟，清肝经1～3分钟（同时操作），苍龙摆尾3遍，补脾经1～3分钟，补肾经1～3分钟，揉二人上马1～3分钟，掐揉内劳宫1分钟，调五经3遍。

1.阴虚风动

（1）症状：局部抽动，咽喉不利，清嗓频频，消瘦，潮热，盗汗，听力下降，舌红少苔，脉细数。

（2）调理：基本方加取天河水1分钟、水底捞月1分钟、按揉血海1分钟、按揉涌泉3分钟、按揉太溪1～3分钟、擦涌泉至热、总收法10遍。

2.心肝火旺

（1）症状：眨眼不止，睡中磨牙，面红目赤，易怒心烦，频作口吃，口舌生疮，舌红绛，脉弦数。

（2）调理：基本方加清天河水3分钟、横擦心俞至热，掐精宁、威灵各1分钟，扫散头侧少阳3分钟，掐双侧太冲1分钟，按揉太溪1分钟，擦涌泉至热。

3.心脾两虚

（1）症状：以肢体缓慢抽动、抽搐无力，时时惊惕，健忘，注意力不集中为主，学习困难、情绪障碍并伴有面色无华，食少便溏，舌淡苔薄白，脉细无力。

（2）调理：基本方加揉外劳宫1分钟、掐揉双侧内关1分钟、拿揉风池1分钟、总收法1分钟、按揉中脘1分钟，以食指、中指点按双侧心俞1分钟，揉足三里2～3分钟，按揉双侧阴陵泉1分钟。

4.心肾不交

（1）症状：好动话多、烦躁，小便频多，疲倦乏力。睡眠不安，多梦，烦躁。舌尖红，舌苔后区白厚腻。

（2）调理：基本方加揉二人上马3分钟、按揉神门1分钟、掐揉内关1分钟、捣小天心3～5次、按揉小天心1分钟，以食指、中指点按双侧肾俞1分钟，以食指、中指点按双侧心俞1分钟，揉双侧三阴交2～3分钟，擦涌泉至热。

5.痰阻心窍

（1）症状：神情恍惚，喉间突然不受控制的奇异叫声，或伴流涎、干呕，苔白或黄腻，脉滑，指纹滞。

（2）调理：基本方加运内八卦2～3分钟、揉掌小横纹1分钟、掐揉小横纹10遍、按揉膻中1分钟、推膻中1分钟、揉双侧丰隆3分钟。

三、注意事项

（1）居住环境要安静，合理安排作息时间。

（2）对儿童进行支持性心理护理，给予宽松的环境，不责怪体罚，多予鼓励和表扬。

（3）避免过度关注孩子的抽动症状。

（4）避免看电视、电脑、手机、游戏机等电子类产品，特别是一些恐怖、刺激性的节目。

（5）调整家长自己的情绪，切记不要在孩子出现抽动症状时用语言甚至体罚的方式进行纠正；或表现出过分担心的样子，多拥抱鼓励孩子。

第十九节　小儿脑瘫

小儿脑性瘫痪又称小儿大脑性瘫痪，俗称脑瘫。是指出生后一个月内脑发育尚未成熟阶段，由于非进行性脑损伤而致的以运动和姿势发育障碍为主要特征的综合征。与中医的五迟、五软、五硬、痿证、痴呆等相关。

主要表现为运动发育落后，如抬头、翻身发育落后；运动僵硬不协调、不对称；肌张力和姿态异常，如足尖着地行走，或双下肢呈剪刀状交叉；脑瘫患儿约有超过半数合并智力落后；也可见语言、情绪、行为障碍等。

一、病因病机

西医认为脑瘫可由多种原因引起，一般可将致病因素分为三类。

（1）出生前因素：如胎儿期的感染、缺血、缺氧和发育畸形，母亲的妊娠高血压综合征、糖尿病、腹部外伤和接触放射线等。

（2）出生时因素：如羊水或胎粪吸入、脐带绕颈所致窒息，难产、产钳所致的产伤、颅内出血及缺氧。

（3）出生后因素：如核黄疸、严重感染及外伤等。也有可能部分病例病因不明。

中医认为主要由先天不足，或后天失养，或病后失调，致使精血不足，脑髓失充，五脏六腑、筋骨肌肉、四肢百骸失养，形成亏损之证。脑为元神之府，导致智力低下，反应迟钝，语言不清，咀嚼无力，时流涎水，四肢无力，手软不能握持，足软不能站立。或感受热毒，损伤脑络，后期耗气伤阴，脑髓及四肢百骸、筋肉失养，各种原因，特别是在胎元发育过程中，母亲受热毒、外邪、外伤、惊吓、药物等不良因素刺激，遗留胎儿，导致胎儿髓海不充，或出生时遭受意外，各种外邪侵袭，致蒙蔽清窍，阻滞经络，导致本病发生。

二、分型与调理

基本方如下。

（1）头面操作：头面四大手法4分钟，摩揉囟门3分钟，点揉风池、风府、百会各1分钟，黄蜂出洞5～8遍，干洗头3分钟。

（2）上肢或下肢操作：拿捏、按揉、滚法等手法放松患肢10～15分钟，调五脏左右各10遍，揉外劳宫3分钟，按揉足三里3分钟，擦双侧涌泉至热。如病在上肢按揉肩髃、曲池、手三里、外关、合谷等穴各1分钟。如病在下肢按揉环跳、承扶、髀关、伏兔、足三里、阳陵泉、解溪各1分钟。

（3）背腰部：拨督脉及背腰两侧膀胱经内侧线，捏脊10遍。

1.肾精不足

（1）症状：肢体瘫痪，痿弱不用，颈软不支，站立和行走困难，囟门迟闭，智力低下。精神萎靡，畏寒肢冷，面色无华，舌质淡，舌苔白，脉细微无力。

（2）调理：基本方加补肾经3分钟、补脾经3分钟，重点按揉督脉长强、腰俞、腰阳关、命门、悬枢、脊中、中枢、筋缩、至阳、灵台、神道、身柱、陶道、大椎、风府、百合各30秒；重点按脾俞、胃俞、肾俞各1分钟；搓命门、关元至热。

2.肝肾阴虚

（1）症状：痴呆、失语、失聪、失明、智力发育迟缓、肢体不自主运动、关节活动不灵、手足徐动或震颤、动作不协调等。咽干、两目干涩、视物模糊、头晕、耳鸣、腰膝酸软、遗精、全身乏力、失眠、多梦、心悸、汗出甚至盗汗。舌红少苔，脉弦细数。

（2）调理：基本方重点加清肝经、清心经、揉囟门配合涌泉，加按揉肝俞、肾俞、悬钟、太溪各 1 ~ 2 分钟，揉二人上马 1 ~ 3 分钟。

3.脾虚肝郁

（1）症状：手足震颤，肢体扭转，表情怪异，四肢抽动，时作时止，运动无力，口角流涎，面色萎黄，神疲乏力，不思饮食，大便稀溏，舌淡，苔白，脉弦细。

（2）调理：基本方加揉板门 1 ~ 3 分钟，推按太冲 3 分钟，搓摩胁肋 10 遍，揉脾俞、肝俞各 1 ~ 2 分钟，按揉三阴交 1 分钟。

4.瘀阻脑络

（1）症状：肢体麻木不遂，关节强硬、屈伸不利，语言不利，耳窍不聪，反应迟钝，步态不稳，吞咽困难，喉间痰鸣，舌胖有瘀斑、瘀点，苔厚腻，脉沉涩，指纹暗滞。

（2）调理：基本方加重捣小天心 10 次，点按哑门、风府 3 分钟，横擦膈俞、心俞至热，拿揉阴陵泉、拿血海各 1 分钟，掐揉五指节 5 遍。

三、注意事项

（1）家中尖锐物品要保管好，避免小儿接触尖锐的物品。

（2）家中药品要保管好，避免小儿接触各种药物，以防误服。

（3）注意保暖，避免受凉，保持身体卫生。

（4）避免受到惊吓，避免精神受到强烈的刺激，以预防症状加重。

第二十节　小儿肌性斜颈

小儿肌性斜颈，俗称"歪脖子"，是以小儿头向患侧歪斜，颜面旋向健侧为特征的病症。小儿肌性斜颈的病理主要是胸锁乳突肌发生纤维性挛缩。起初见纤维细胞增生和肌纤维变性，最终颈部其他软组织如斜方肌、深筋膜等因适应畸形也发生肌纤维挛缩。

一、病因病机

（1）产前：孕时宫内异常压力及位置不良胎儿在子宫内头向一侧偏斜或脐带绕颈，对颈部长期加压，都必然影响颈部肌肉血液的供给，从而发生缺血性纤维病变，使胸锁乳突肌在宫内已经挛缩。胎位不正，分娩时胎儿头位不正，阻碍一侧胸锁乳突肌血液供应，引起该肌缺血坏死，造成缺血性肌挛缩。

（2）产时：分娩时的产伤，在分娩时一侧胸锁乳突肌受产道或产钳挤压受伤出血，血肿机化形成肌纤维变性挛缩，造成斜颈。或因胎位不正，在分娩时胎儿头位不正，阻碍一侧胸锁乳突肌血液供应，引起该肌缺血坏死，造成缺血性肌挛缩。

二、分型与调理

1.血肿期

（1）症状：婴儿出生后一周至数周，可见头向一侧倾斜，用手摆正后一旦松手又倾斜。触诊颈部可发现卵圆状、质地较软、方向与胸锁乳突肌一致的肿块。

（2）调理：患儿取侧卧位，患侧向上，健侧向下，操作者以食指、中指两指自耳后乳突起到锁骨上胸锁乳突肌反复按揉3～5分钟；用拇指指面轻揉肿块3分钟；拇指面从第一颈椎按揉至第七颈椎2～3分钟结束。

2.挛缩期

（1）症状：出生后于颈部一侧即可发现硬块，患侧的胸锁乳突肌逐渐紧张，突出如索状。患儿头部向患侧倾斜，拖延不治后，头颅和颜面将不对称。并伴有代偿性胸椎侧凸。

（2）调理：患儿取侧卧位，患侧向上，健侧向下，拿患侧胸锁乳突肌5遍；按揉风池、风府1分钟；分推双侧风门、肺俞、厥阴俞各1分钟。胸锁乳突肌侧扳法（一手扶患儿患侧肩部，另一手扶住患儿头顶，渐渐向健侧扳动或旋转头部，手法由轻到重，幅度由小到大，逐渐拉长患侧胸锁乳突肌肌腱），反复3～5遍。

第二十一节　婴儿湿疹

中医称之为"奶癣"或"胎敛疮"，是由多种内外因素引起的过敏性皮肤炎症，是一种慢性、复发性、炎症性皮肤病。为婴儿时期最常见的皮肤病之一。皮损是以丘疱疹为主的多形性损害，有渗出倾向，反复发作，急、慢性期重叠交替，伴剧烈瘙痒，病因常难以确定。本病发病无明显季节性，可泛发或局限，由于病变在表皮，愈后一般不留瘢痕。但部分可迁延至儿童和成人期。婴儿湿疹可以通过小儿推拿进行调理。

皮损的特点是：以细粒红色丘疹多见。轻者浅红斑片，伴少量脱屑，重者红斑、丘疹，可融合成片。如溃后可渗出大量浆液，然后结痂脱屑。皮损多对称分布于面颊、耳郭周围、额部、眉间及皮肤皱褶部。伴有瘙痒、烦躁不安。

一、病因病机

绝大多数的婴儿湿疹是因为过敏体质引发，免疫力降低也会引发湿疹。小儿湿疹的病因包括内因和外因，内因包括自身免疫功能障碍或免疫缺陷、内分泌疾病、营养失调、慢性感染、肿瘤等疾病，外部因素包括食物过敏，如母乳、牛奶、鱼、虾、蟹、牛羊肉、鸡蛋等，或环境中的过敏原，如花粉、灰尘、尘螨等，湿疹也可能因频繁的刺激而发生，如流口水和牛奶溢出，由于护肤品使用不当，也会导致湿疹，过量的紫外线辐射、衣物、外用药物、皮肤细菌感染等都可能导致湿疹。

中医认为内外湿邪浸淫肌肤为婴儿湿疹的基本病机。湿邪可由外而入，生产时寒湿之邪入侵，久居寒湿之所，或大小便的浸渍等。小儿脾常不足，若又脾胃运化失调，则湿浊内生。此外还可为胎毒遗留。湿为阴邪、黏滞、重浊，阻滞气机，腠理毛孔因之闭郁不畅，发为湿疹。湿疹初起多实，以瘙痒与分泌物多为特征。日久兼虚，血虚风燥，以皮肤干燥、灼痒为特征。

二、分型与调理

基本方：清补脾经1～3分钟，清补肺经1～3分钟，清大肠、小肠经各1～3

分钟，清天河水1～3分钟，捏脊6～10次，拿血海1～3分钟。

1. 心脾积热

（1）症状：面部红斑，丘疹，脱屑或头皮黄色痂皮，伴糜烂渗液，重者扩展至躯干和四肢，哭闹不安，伴有大便干结，小便黄，舌红苔黄，指纹紫。

（2）调理：基本方以清为主，加清心经3～5分钟、按揉小天心3～5分钟、清胃经3～5分钟。

2. 脾虚湿蕴

（1）症状：四肢或其他部位散在丘疹、丘疱疹、水疱，倦怠乏力，食欲不振，大便稀溏，舌淡苔白腻，指纹淡。

（2）调理：基本方补、清同用，加按揉脾俞1～3分钟、推三关3～5分钟。

3. 血虚风燥

（1）症状：皮肤干燥，肘窝、腘窝常见苔藓样变，躯干、四肢可见结节性痒疹，继发抓痕，瘙痒剧烈，面色苍白，形体偏瘦，大便干，舌淡苔白，指纹淡。

（2）调理：基本方以补为主，加拿风池1分钟、按揉二人上马3～5分钟、横擦膈俞至热。

三、注意事项

（1）调节饮食：饮食宜以清淡、易消化食物为主，禁辛辣刺激性食物。如对牛奶等过敏，可采用脱敏疗法，即从最小剂量开始添加，使其逐渐适应。

（2）预防反复发作：应注意寻找过敏原因并及时去除。

第二十二节　慢性扁桃体炎

小儿扁桃体炎可分为急性扁桃体炎和慢性扁桃体炎。一般在小儿患急性扁桃体炎后，可引起慢性扁桃体炎。此外鼻腔有鼻窦感染的也可伴发慢性扁桃体炎。本病可为细菌、病毒感染致病，病毒感染慢性扁桃体炎会有自愈性，细菌感染慢性扁桃体炎的症状很严重。临床小儿扁桃体炎病原以链球菌和葡萄球菌等最常见。临床表现为经常咽部不适、异物感、发干、痒，刺激性咳嗽，口臭等症状。

一、病因病机

急性扁桃体炎相当于中医"急乳蛾"，慢性扁桃体炎相当于中医"慢乳蛾""喉痹"等范畴。肺为华盖，外邪首先犯肺，而咽喉为肺之门户，所以外邪入肺必先伤及咽喉，而成"急乳蛾"；"急乳蛾"或热病后，余邪未清，邪热灼伤肺阴，津伤则咽窍少；炼津为痰，痰热结聚喉核；或"急乳蛾"时长日久不愈，金干水枯，阴虚液虚，咽窍失滋，阴虚火旺，喉核受灼而成"慢乳蛾"。

二、分型与调理

基本方：拿风池1～3分钟，补肺经1～3分钟、补脾经1～3分钟、补肾经1～3分钟，推三关3～5分钟，清天河水至局部潮红，点揉喉核穴（位于下颌角与喉结连线的外三分之一处）1分钟，拿人迎穴1分钟，按揉天突穴1分钟，以拇指、食指两指分置小儿喉结两侧从上端向下端推至局部潮红，捏脊10遍。

1.肺肾阴虚

（1）症状：咽部干燥、灼热，微痛不适，干咳少痰，手足心热，精神疲乏，或午后低热，颧赤。扁桃体暗红，肿大，或有少许脓液附于表面。苔红，苔薄，脉细数。

（2）调理：基本方加揉二人上马3～5分钟、清天河水3～5分钟、水底捞月1分钟、按揉双侧涌泉1分钟。

2.脾气虚弱

（1）症状：咽部不适，微痒或干燥，或有异物感，咳痰色白，面色少华，声音低怯，神疲乏力，食少，便溏。扁桃体肿大，充血较轻或不充血，挤压时有少许脓液。舌质淡胖，苔白润，脉细弱。

（2）调理：揉板门3～5分钟，掐揉四横纹6遍，按揉中脘1分钟，按揉双侧足三里1分钟。

三、注意事项

（1）合理营养，避免吃过于辛辣刺激的食物，避免吃油炸的食品，避免吃烧烤食物。

（2）积极地进行体育锻炼，提高身体的抵抗力。

（3）户外活动时一定要注意防护，尤其在穿戴上要冷热适中，防止感冒。

（4）慢性扁桃体炎急性发作的时候，要保证充足的休息时间，不能过度劳累，应该多喝水。

第二十三节　疱疹性咽峡炎

疱疹性咽峡炎是由柯萨奇A、B组病毒所致的以急性发热和咽峡部疱疹溃疡为特征的急性传染性咽峡炎，以粪－口或呼吸道为主要传播途径，传染性很强，传播快。夏秋季为高发季节，主要侵犯1～7岁小儿。本病多为自限性疾病，通常病程4～6日，重者可至2周。同一患儿可重复多次发生本病。

疱疹性咽峡炎典型症状出现在咽部。咽部充血为主要表现，发病2日内口腔黏膜出现数个直径1～2毫米的灰白色疱疹，周围绕以红晕。2～3日后红晕加剧扩大，疱疹破溃形成黄色溃疡。此种黏膜疹多见于扁桃体前部，也可位于软腭，悬雍垂，扁桃体上，但不累及齿龈及颊黏膜。并伴有高烧，一般24～48小时体温会升至39～40摄氏度，小儿会有头痛、咽部不适、肌肉疼痛等症状。

一、病因病机

疱疹性咽峡炎归属于中医儿科"口疮""风热喉痹"范畴。但本病有其特殊性，又当归属于"疫毒"范畴。主要是由外感暑热或时邪疫毒而致。小儿脏腑娇嫩、形气未充，为稚阳之体，肺气弱、脾不足。冷暖不自知，饮食不洁或不节，当暑热之季，小儿喜贪凉饮冷食，以致肺卫不固、脾胃不和，暑热邪毒等乘虚经口鼻而入，蕴郁肺脾。又因小儿正气不足，不能阻邪于卫分，邪毒可直入于气分，故见壮热烦渴，面赤头痛。邪在阳明气分，故恶心、呕吐、腹痛，食欲不振。因暑湿黏腻，缠绵不尽，易伤气津，后期多表现为正胜邪去、气津受损之候。

二、分型与调理

基本方：按揉天突1分钟、按揉大椎1分钟、清天河水3～5分钟、清肺经3～5分钟、清补脾经3～5分钟。

1.外感风寒

（1）症状：舌或两颊内出现疱疹、溃疡，红肿、疼痛，不欲饮食，流涎伴有发热、恶寒、咽红、咳嗽，舌苔薄白，指纹浮红，脉浮紧。

（2）调理：基本方加推三关1～3分钟、揉外劳宫3～5分钟、揉一窝风3～5分钟。

2.外感风热

（1）症状：舌或两颊内出现疱疹、溃疡，红肿、疼痛，不欲饮食，流涎伴有发高热、咽红、咳嗽，舌尖红，苔薄黄，指纹浮紫，脉浮数。

（2）调理：基本方加推六腑3～5分钟、清肝经3～5分钟、揉内劳宫3～5分钟、掐总筋1分钟。

3.阳明热盛

（1）症状：突然高热或壮热头痛、咽痛、咽及上腭部潮红，咽峡部疱疹、周围红晕或见溃疡。口渴欲饮，伴恶心、呕吐、流涎，或有腹痛、烦躁哭闹。舌红、苔白厚腻，脉浮数或滑数。

（2）调理：基本方加推六腑3～5分钟、清肝经3～5分钟、清胃经3～5分钟、推箕门3～5分钟、清大肠3～5分钟。

4.气阴两伤

（1）症状：热退疱疹渐收、神疲乏力、夜寐不安，咽干口燥，舌红少苔，脉细数。

（2）调理：基本方加补肾经3～5分钟、清心经3～5分钟、揉二人上马3～5分钟、揉太溪1分钟。

三、注意事项

（1）疱疹性咽峡炎的小儿要隔离，用过的食具一定要进行沸水消毒处理，防止交叉感染。

（2）饮食清淡，多进食富含维生素的青菜、水果等。

（3）忌食煎炸类的油腻食品和刺激性食物。

第二十四节　慢性支气管炎

慢性支气管炎以咳嗽、咳痰为主，现在国际通用名字是慢性阻塞性肺病，慢性阻塞性肺病除了咳嗽、咳痰，还会有喘，所以慢性阻塞性肺病在中医里面可以归属于咳嗽，也可以归属于喘证或肺胀。小儿慢性支气管炎可按中医咳嗽辨证推拿（本章第九节），但为提高调理效果，本书单列慢性支气管炎辨证调理。

小儿慢性支气管炎是由感染或非感染因素导致的气管、支气管黏膜及其周围组织的慢性非特异性炎症。以长期咳嗽、咳痰为主要症状，严重者会有喘息，病程反复持续两年以上。

一、病因病机

根据小儿慢性支气管炎的表现，其病因可分为外感和内伤，并且两者可相互影响。若外感咳嗽日久，必致肺气亏虚，肺气亏虚卫气不足，外邪更易入侵。小儿肺脏娇嫩，脾常不足，脾为生痰之源，肺为贮痰之器。若小儿因饮食不节致脾失健运，不能化水谷为精微，则水反聚成痰；痰浊犯肺，壅塞肺气则咳，久咳由肺及肾。肾不纳气，则少气而喘。久咳不愈，致五脏亏虚，使小儿体质越加娇弱，稍有外感即复发。

二、分型与调理

基本方：清肝经3～5分钟，清肺经3～5分钟，按揉双侧定喘穴1分钟，按揉双侧肺俞1～3分钟，双拇指置于两侧大杼穴，向下按揉膀胱经至肾俞穴。

1.痰湿蕴肺型

（1）症状：咳嗽痰多，痰色白、稀薄或黏稠，且不易咳出，同时伴有胸脘满闷、肢倦、便溏，舌质有齿痕、舌体胖大。

（2）调理：基本方加逆运内八卦3～5分钟、揉掌小横纹3～5分钟、揉丰隆1分钟、揉膻中1分钟、开璇玑3次。

2.痰热壅肺型

（1）症状：咳嗽主要为黄痰且黏稠不易咳出，痰色呈脓绿色，患儿伴有面红、口渴；舌红苔黄腻。

（2）调理：揉掌小横纹3～5分钟、清天河水3～5分钟、分推肩胛骨3～5分钟、推六腑3～5分钟。

3.肝火犯肺型

（1）症状：干咳无痰或少痰、两胁疼痛，咳嗽与情绪变化有关；舌红少苔。

（2）调理：基本方重点清肺经、清肝经，加补肾经3～5分钟、清天河水3～5分钟，按揉双侧涌泉1分钟。

4.肺阴不足型

（1）症状：咳嗽主要为干咳无痰伴有两颧红赤，手足心热，盗汗，口干，口渴，舌苔为少苔。

（2）调理：基本方加补肺经3～5分钟、补肾经3～5分钟、揉二人上马3～5分钟、水底捞明月1～3分钟。

三、注意事项

（1）小儿慢性支气管炎应当适当运动锻炼以增强抵抗力。

（2）周岁以内提倡母乳喂养，添加辅食要注意营养搭配。

（3）避免去人多拥挤的公共场所。

知识链接

小儿的单纯性慢性支气管炎比较少见，多数是由一些潜在的疾病引起。比较常见的有先天性或者继发性的免疫功能缺陷、纤毛运动障碍、气道畸形、哮喘、支气管扩张症、慢性鼻窦炎、鼻后滴漏综合征或者重症肺炎。

复习思考题

1. 简述痰湿咳嗽的推拿治疗。
2. 小儿泄泻常见的发病原因有哪些？
3. 简述适宜推拿治疗的小儿腹痛的诊断要点。
4. 简述夜啼的治疗原则。
5. 如何对小儿夜啼进行辨证推拿治疗？
6. 试述小儿肌性斜颈的治疗手法。

【附 录】

附录一　推拿练功

推拿练功，是指以提高推拿手法技能和临床应用水平为目的的功能锻炼方法。小儿推拿手法操作频率快，操作时间长，小儿皮肤娇嫩，病情瞬息万变，故临床应用时应轻巧柔和，刚柔相济，使推拿作用力直达病所。要达到这种功力，多位小儿推拿名家提出：必须进行长期规范化手法练习，才能达到"手随心转，法从手出"。因此小儿推拿从业者，通过练习传统的功法，可以增强推拿者的体质与素质，增强其运用手法的技巧、耐力和功力，充分发挥小儿推拿调理效果。

八段锦

八段锦形成于宋代，后在历代流传中形成许多练法和风格各具特色的流派。八段锦的体势有坐势和站势两种。坐势练法恬静，运动量小，适于起床前或睡觉前穿内衣锻炼。站势运动量大，适于各种年龄、各种身体状况的人锻炼。通过自身的特殊锻炼方式，使机体气机流畅、骨正筋柔，可以很好地激发自身调理能力。

一、八段锦练习要求

柔和缓慢，圆活连贯。

（1）柔和，是指习练时动作不僵不拘，轻松自如，舒展大方。

（2）缓慢，是指习练时身体重心平稳，虚实分明，轻飘徐缓。

（3）圆活，是指动作路线带有弧形，不起棱角，不直来直往，符合人体各关节自然弯曲的状态。它是以腰脊为轴带动四肢运动，上下相随，节节贯穿。

（4）连贯，是要求动作的虚实变化和姿势的转换衔接，无停顿断续之处。

二、动作要领

1.第一段，双手托天理三焦

（1）两脚平行开立，与肩同宽。两臂徐徐分别自左右身侧向上高举过头，十指交叉，翻转掌心极力向上托，使两臂充分伸展，不可紧张，恰似伸懒腰状。同时缓缓抬头上观，要有擎天柱地的神态，此时缓缓吸气。

（2）翻转掌心朝下，在身前正落至胸高时，随落随翻转掌心再朝上，微低头，眼随手运。同进配以缓缓呼气。

2.第二段，左右开弓似射雕

（1）两脚平行开立，略宽于肩，成马步站式。上体正直，两臂平屈于胸前，左臂在上，右臂在下。

（2）手握拳，食指与拇指呈八字形撑开，左手缓缓向左平推，左臂展直，同时右臂屈肘向右拉回，右拳停于右肋前，拳心朝上，如拉弓状。眼看左手。

3.第三段，调理脾胃臂单举

（1）左手自身前成竖掌向上高举，继而翻掌上撑，指尖向右，同时右掌心向下按，指尖朝前。

（2）左手俯掌在身前下落，同时引气血下行，全身随之放松，恢复自然站立。

4.第四段，五劳七伤往后瞧

（1）两脚平行开立，与肩同宽。两臂自然下垂或叉腰。头颈带动脊柱缓缓向左拧转，眼看后方，同时配合吸气。

（2）头颈带动脊柱徐徐向右转，恢复前平视。同时配合呼气，全身放松。

5.第五段，摇头摆尾去心火

马步站立，两手叉腰，缓缓呼气后拧腰向左，屈身下俯，将余气缓缓呼出。动作不停，头自左下方经体前至右下方，像小勺舀水似地引颈前伸，自右侧慢慢将头抬起，同时配以吸气；拧腰向左，身体恢复马步桩，缓缓深长呼气。同时全身放松，呼气末尾，两手同时做节律性掐腰动作数次。

6.第六段，双手攀足固肾腰

（1）两脚平行开立，与肩同宽，两掌分按脐旁。

（2）两掌沿带脉分向后腰。

（3）上体缓缓前倾，两膝保持挺直，同时两掌沿尾骨、从大腿向下按摩至脚跟。沿脚外侧按摩至脚内侧。

7. 第七段，攒拳怒目增气力

预备姿势：两脚开立，成马步桩，两手握拳分置腰间，拳心朝上，两眼睁大。

拳向前方缓缓击出，成立拳或俯拳皆可。击拳时宜微微拧腰向右，左肩随之前顺展拳变掌臂外旋握拳抓回，呈仰拳置于腰间。

8. 第八段，背后七颠百病消

预备姿势：两脚平行开立，与肩同宽，或两脚相并。

两臂自身侧上举过头，脚跟提起，同时配合吸气。两臂自身前下落，脚跟亦随之下落，并配合呼气。全身放松。如此起落4～8次。

形意拳功法

形意拳的基本拳法都以三体式、五行拳（劈、崩、钻、炮、横）、十二形拳（龙、虎、猴、马、鼍、鸡、鹞、燕、蛇、骀、鹰、熊）为主。

一、形意拳功法特点

（一）桩功有抻筋拔骨、静中有动的特点

筋长力大，肉厚身沉。通过锻炼把肌腱抻开，才能关节灵活，肌肉伸缩力大，才能增加弹性和爆发力。运用到技击上才能收放迅速，抻得长，放得远，打击力大。经云："静中之动谓之真动，动中之静谓之真静。"静中无动，等于有形无意，空势无备。这是内外和体用兼修，使之按技术要求掌握好外形姿势和动作的正确，以及追求内意的训练，使之从静中求动，向意动气行、气沛周身、动静一气、形神一体的阶段进军，为达到"拳无拳，意无意，无意之中是真意"的妙境打好基础。静中求动中的"动"就是意的训练，也是神与气的内涵和内劲的培育。这种内在的精神作用对中枢神经起到良好的调整和保健作用。练习三体式是变化人的气质之始，在于它不努拙气，不用拙力，而在沉静自然中按规矩操作，从而使肌体和精神都得到全面锻炼的结果。

1. 抻筋拔骨的表现和作用

（1）颏收头顶和气沉丹田，这是对身躯上下的抻拔。利于上通三关（尾闾、夹脊、玉枕），下固灵根（丹田）。在"龙折身"中的顺胯、拧腰，是对身躯拧转

的抻拔。助长丹田的发劲，并贯达于四肢。

（2）拔背、沉肩、坠肘是对上肢臂部的抻拔。肘里裹而又下坠，使肘窝朝上，拧抻力大，三催劲整。加上内意的配合，会使气贯梢节，手会有麻胀感、热流和气感，以至指关节时而有吱吱响动。

（3）两腿弯曲，前三后七，形成"夹剪"，这是下肢腿部的抻拔。后脚尖外摆，后膝却要里扣，对踝、膝关节，对胫、股肌肉，都是起到极大的抻拔作用。配合上体"龙折身"的反拧，形成腰胯间的抻拔，增大上肢前钻，下肢前趟、后蹬之劲，大大助长腰部发劲的威力。

上述抻拔要求，能给周身一体、丹田发劲、打长放远、迅猛刚实带来莫大的技击实效。这是站三体式的精髓所在。

2.静中有动的表现和作用

经云："静为本体，动为作用。"不真动就谈不到知"意"，不真静就谈不到知"性"。形意拳要求练形神合一，进而追求"虚极静笃时，则还于先天本性""寂然不动，感而遂通，无可无不可"的高超境界。

（1）内视筋骨：意注上肢梢节，在沉肩、坠肘的配合下，掌指就有动，有麻胀感、热流和气感，以至指关节时而有吱吱响动。虽用意不用力，却能力贯掌指，气贯梢节。意注下肢，在前膝挺，后膝扣，又在龙折身的配合下，膝关节就有动，有酸痛感、热流和气感，以至膝关节时而有吱吱响动。这样就能使下盘根固，后退蹬进力大，还可气贯涌泉，也可治疗关节炎、寒腿等疾病。

（2）调息归根：意注丹田，小腹就有动，有热流和气感，会使丹田真气逐渐充盈，因之体强、根固，内劲中生。津多咽之，意引丹田，会有腹鸣，咕噜声直下小腹，会感觉腹腔松畅，气顺腹实，更有益内脏和腹腔疾病。一气之动，发之周身，也是内劲的形成和发动有根。当通过动作和套路的锻炼，当做到上下相随，内外合一，周身完整一气，把明劲打好，练到刚健之至时，则刚至柔生，柔极自化。

（3）以"悟灵性为至上" 用"神、意、气合于丹田，运化周身，无微不至，感之遂通"。到此境地自会"无处不有，无时不然，触之自应，不思而得"，则"拳无拳，意无意，无意之中是真意"的妙境。

（二）内劲充盈，催"三节"惊"四梢"

练形意拳的内劲，有"返先天"之说。所做动作，就必须轻松、协调，任其自然。不努气，不用后天拙力，在虚灵自然之中把形体调整好，把身外散乱之力消融归一，随同把身外散乱之神、气，按拳术之规矩，纳入丹田，与先天真气交融，成为浑元一体，由微而著，而能逐渐充实，运化于周身，则融融和和，无微不至。以之应用，则无处不有，无时不然，便形成形神相合、体用一源的内劲。

尚派形意拳所表现的形神完整、内劲充盈是与严格掌握和运用催"三节"、惊"四梢"分不开的。经云："拳打三节不见形，如见形影不为能。"躯干、臂、腿无处不分根、中、梢三节。如臂的三节：肩、肘、手，腿的三节：胯、膝、足。利用腰催肩、肩催肘、肘催手的三催劲，手被截，肩、肘仍催，在被截处发劲打之。变劲不变手就是不见形，这就是拳打三节不见形的奥秘所在。意、气、力融于丹田，又发自丹田，运之三节支配下，自然三节合一，节节贯通，通身各个三节都能如是，自然身形、劲路会成为完整一体，内劲会逐渐充盈。四梢是指：毛发为血梢；趾甲为筋梢；齿为骨梢；舌为肉梢。四梢的发动叫惊起，主要靠精神振起的作用。"意有所感，神之所施也。"经云："怒发冲冠，血轮速转。""舌卷气降，虽山亦撼。""虎威鹰猛，以爪为锋。""有勇在骨，切齿则发。"

二、形意拳功法

形意拳功法包括：功前准备、桩功。

（1）功前准备：压腿摆掌、头部运动、上肢拉伸。

（2）桩功：三体式。

（一）功前准备动作

1.压腿摆掌

（1）预备动作：迈出右腿成弓步，大腿与小腿成略大90度；左腿后撤脚尖着地，大小腿拉直成一条直线。

（2）动作步骤

① 双手掌按住右膝关节，做上下压膝关节动作，左脚尖着地，左腿保持直线。反复压膝关节6～9遍。

② 右脚成弓步，左脚后跟着地，两手臂平行向前伸直，立掌（手掌与手臂垂直）五指朝上、掌心朝外，两手臂分别往两侧平行外展、收回，反复6～9遍。

③ 右脚成弓步，左脚后跟着地，两手臂伸直保持平行回到正前方、立掌，两手臂做上下拉伸动作，向上拉伸时颈往后仰眼看手指方向，向下拉伸时两眼余光看向手指的方向，反复6～9遍。

④ 右脚弓步，左脚脚后跟着地，两手臂做左右甩动，右手掌心拍向左后肩背、逐渐往下胆经部位拍，左手手背面向后肩背从上往下逐渐拍打。

⑤ 换左腿迈出，重复以上动作。

2.头部运动

（1）预备动作：迈开左腿，两脚与肩同宽，两手叉腰。

（2）动作步骤

① 缓慢抬头抬到极限，缓慢低头，低到极限，反复做3遍。

② 缓慢往左歪头，歪到极限停留3秒，缓慢往右边歪头，歪到极限停留3秒，反复做3遍。

③ 缓慢向左转脸眼看左正方，转到极限停留3秒，缓慢向右转脸眼看右正方，转到极限停留3秒，反复做3遍。

④ 头部做顺时针旋转3次，逆时针旋转3次。转动时腰以下不动，腰以上随头部转动。

3.上肢拉伸

（1）右手臂伸直，拇指朝下掌心朝外，五指张开，左手臂伸直，拇指朝下掌心朝外，左手从上往下与右手十指相扣，手掌向胸前划圈从下往上出，拉伸上肢，收回回位，反复做3次。

（2）右手臂伸直，拇指朝下掌心朝外，五指张开，左手臂伸直，拇指朝下掌心朝外，左手从下往上与右手十指相扣，手掌向胸前划圈从下往上出，拉伸上肢，收回回位，反复做3次。

（二）桩功·三体式

万法皆出三体式。三体式是形意拳至关重要的入道之门，故称为"形意母式"。

对这个似乎简单而又枯燥的桩功，前辈们却说："桩功是个宝，得它才能好。"特别强调必须坚持练它，而且必须练好它。

1.三体式的含义

道自虚无生一气，便从一气产阴阳，阴阳再合成三体，三体重生万物长。一气：为后天呼吸之息与先天体内真气交融于丹田而成的浑元一气。阴阳：泛指人体相对的部位和动作的变化，如上下、前后、左右、内外、进退、向背、俯仰、收放、起落、出入、伸缩、动静、刚柔、虚实等，无不以阴阳论之。三体：泛指上、中、下三盘，就是头、上肢和下肢。《阴阳应象大论》："阴在内，阳之守也，阳在外，阴之使也。"在内的"阴"是靠在外之"阳"的保护，而外在的"阳"又要靠在内之"阴"的支持。三体式正是从"一气产阴阳，阴阳成三体"中起步的，它既然是入道之门、形意母式，就是要筑好阴阳、三体、五行之基，为全面锻炼形意技艺以及到实战中去控制变化，掌握生杀，慧通神明以求得治病，"制敌"必胜其根基就在于此。

2.三体式的作用——祛病强身

就三体式本身的技击不说，它的体疗作用足以让人健康长寿。三体式有较高的抻筋拔骨的技法要求，让筋骨、肌肉都能得到锻炼。加上气沉丹田的呼吸，不仅加强了血液循环，助长新陈代谢，还对内脏起到按摩作用。意动气行，对中枢神经起到良好的调解训练作用，对心脏、呼吸、消化各系统都会产生有益的保健作用。

3.三体式的技法和效用

技法要求：三圆、三扣、三顶。

（1）三圆：手心圆、手背圆、虎口圆。

① 手心圆：掌心回收，掌的横撑力大，有利于控制接触的变化。

② 手背圆：使力贯于指，三节劲整，三催气贯。

③ 虎口圆：助长掌的外宣和里扣的劲，使出掌控制面大而力强。

（2）三扣：齿叩、手扣、脚扣。

① 齿叩：发动骨梢之威，切齿会使周身筋骨紧缩而力大。

② 手扣：发动上肢筋梢之威，可使劲达手指，气贯梢节，增大落翻的发劲作用。

③ 脚扣：发动下肢筋梢之威，劲达下肢，气贯掌趾，增强桩基之力。

（3）三顶：项顶、舌顶上颚、手顶。

① 项顶：有冲天之雄，是发动血梢之威，使三关易通，使肾气能上达头顶以养性。

② 舌顶上颚：有吼狮吞象之容，是发动肉梢之威，因舌卷气降，使呼吸平稳，气沉丹田，使肾气归根以养命。津液增多以润喉，回咽意引丹田顺气养身，有助消化。

③ 手顶：若有推山之功，有助筋梢之威，且腰力得展，三催劲整，气贯五指，增大起钻之劲。

4.三体式的理论要求

（1）经云："鹰捉四平，足下存身。"经云："出式虎扑，起手鹰捉。"三体式要做到四平。

① 头顶平，下颌回收，形成头顶项拔，即可发动血梢，又可振奋精神。

② 两肩平，上身不可歪，两肩要相称而又相撑，使腰力得发。

③ 前臂平，特别是肘下坠而里裹，使肘窝朝上，使肩、肘、手在一条直线上，而且伸展抻长，使上肢三催劲顺，气贯到手，即增大起钻之劲，也有助于落翻前催之力。

④ 两足抓地平，助长发动下肢筋梢，使桩步根实，杜绝因后腿并膝裹胯而影响后脚的平实。

（2）拳经要求做到"四象""五夹""六合"。

① 四象：鸡腿、龙身、熊膀、虎抱头。

a.鸡腿：要学鸡的独立之形，学它单腿支撑有如双腿平稳。学它两腿相夹，磨胫而行。

b.龙身：学龙有三折之势。因转折腾挪而使身力得展。前膝要求向前微挺，后膝要求里扣，上身能以反拧而顺胯，形成腰腿的抻拔，使上体成为似正非正，似斜非斜，腰顺劲催，这就是龙折身。

c.熊膀：学熊有竖项之力和垂膀力大的特点。因项自竖而头自顶，精神振起，有发动血梢之威，同时因两臂抻拔、肩垂则力贯肘、手，使上肢三催劲整力大。

d.虎抱头：学虎未扑食头早抱蓄力待发的技巧。用此技，才能突出强调"肘不离肋，手不离心，出洞入洞紧随身"这一既顾又打的技法。

② 五夹：形意拳的前三后七"夹剪"劲步型。要找到夹剪之劲，必须拧腰，顺后胯，使两胯前后在一条直线上，才能构成完整的夹剪之劲。练出完整的夹剪劲，才能使桩功根固，腰劲得发，三催劲整，加之抻拔力大，使进步的前趟、后蹬不仅发劲有源，而且行逞力大。

③ 六合：内三合、外三合总称。内三合指心与意合、意与气合、气与力合；外三合指手与足合、肘与膝合、肩与胯合。腰为主宰，动则先动身，身动发动四肢。上肢则要腰催肩、肩催肘、肘催手；下肢则要腰催胯、胯催膝、膝催足。在腰身的发动下，根节催中节，中节催梢节。

（3）经云："明了四梢多一精。"四梢发动会使气质神态猝然生变，精神雄劲，心盛气壮。

a.血梢：怒气填胸，竖发冲冠，血轮速转，敌胆自寒，发毛虽微，摧敌下难。

b.肉梢：舌卷气降，虽山亦撼，肉坚似铁，精神勇敢，一言之威，落魄丧胆。

c.筋梢：虎威鹰猛，以爪为锋，手擢足踏，气势兼雄，爪之所到，皆可奏功。

d.骨梢：有勇在骨，切齿则发，敌肉可食，眦裂目突，惟齿之动，令人恍惚。

在枯燥的站桩中容易丛生杂念，气浮不安，站不持久，主要是因为站而无意，静中无动，虽站之时久，也不免事倍功半。如能明白四梢，自会排除杂念，避免气浮，持久功深，自得良好基础。

头顶项拔，发若冲冠；舌顶气降，舌若催齿；手顶趾扣，甲若透骨；齿扣骨缩，齿若断筋。以发血梢、肉梢、筋梢、骨梢之威。

（4）经云："静中之动谓之真动。""静则为性，动则为意。""静为本体，动为作用。"追求静中之动，也就是追求内意之动，是对意的训练，也是对神和气得内养及对内劲培育的开始。列为桩功的第二步。"静中求动"达到"静中有动"，这一步的前提是"精神内守"。先内视皮里肉外之间，以求意气达四肢，再意注丹田，以固灵根。

具体做法如下。

① 意注上肢梢节——手，在拔背、沉肩、坠肘的配合下，用意念去找掌指和劳宫穴之动，会有麻胀感、热流和气感，以至指关节时有吱吱响动。这些活动，虽只用意不用力，却能力贯指掌，气贯梢节，为七钻落翻的功力打下良好基础。

② 意注下肢梢节，在前膝挺、后膝里扣，及龙折身的配合下，会发现膝关节之动，也会麻胀感、热流和气感，以至膝关节时而吱吱响动，进而整腿也有气感，渐贯及脚心涌泉穴。站之日久，就能使两腿根固，前腿虽为虚腿而能实，后腿夹扣、蹬逼之力皆能大。是治疗关节炎、寒腿、坐骨神经痛的体疗好方法。

③ 调息归根，意注丹田，小腹生动，也有热流和气感。

唾液增多咽之，用意引入丹田，乃有腹鸣，直下小腹，会觉腹腔松畅，气顺腹实。

通过动作和套路的锻炼，当做到上下相随，内外合一，周身完整一气，把明劲打好，练到刚健之至，则刚至柔生，以及向柔极自化的阶段迈进，列为桩功的第三步。

5.三体式的具体练法

（1）周身自然放松，身体直立，两臂自然下垂，下颌回收，头要端正，眼要平视，齿要叩，舌顶上腭；前脚尖朝前，脚后跟靠于后脚的里踝骨，后脚尖外展，与前脚成45度左右夹角。

动作要领：

① 排除杂念，精神集中。锁住心猿与意马，一心要立海底基。

② 先要站稳身形，头顶项直，呼吸自然，周身放松。

（2）两前臂自然向胸前抬起，手心向下。

动作要领：

① 抬前臂时必须贴身提起，掌根拇指指侧贴于心口旁。这是掌握"肘不离肋、手不离心、摩经、手摩内五行"的技法要领。

② 不要耸肩、亮肘。

③ 不要提气用拙力。

（3）两前臂及掌根拇指侧贴身，随呼气自然下按，双掌停于丹田，两腿随之同时并膝下蹲。

动作要领：

① 下按时上体要正直，头顶项直，垂肩，坠肘。必须于呼气时随呼气贴身（摩经）而下按，还要意注劳宫穴边按边塌掌根，使掌指保持原水平姿势下按。气要下沉，抱入丹田，两肘抱于两肋，拇指横平靠于丹田。

② 两腿下蹲时，要跪膝，压踝，前膝向前，后膝紧靠于前膝里侧，成半蹲式。

③ 不得凸臀，而要提肛。腰要塌，上体保持与地面垂直。

（4）两掌握拳，两拳和两前臂同时贴身外旋翻转，形成拳心向上。

动作要领：

① 握拳要先从小指依次卷握，成实心拳（小指与无名指必须握实），但要自然，不用拙力。

② 外旋翻转时要微有拧拉之意，使两拳停于脐之两侧，但两臂仍抱贴于两肋，不得稍离。

（5）左拳及左前臂贴身上钻至心口上、颌下。

动作要领：拳及前臂上钻时，必须沉肩、坠肘，又要肘不离肋，手不离心，这就是所指虎抱头、先打顾法后打人，也是亦顾亦打蓄力待发的技法窍要。

（6）上动不停。左拳及左前臂继续上钻，从颌下钻出，拳心向上，高不过眉；左脚同时前进一步，形成前三后七的夹剪步。

动作要领：

① 左拳要贴身从颌下嘴前钻出，即虎抱头的具体运用，亦即《拳经》所指"出洞入洞紧随身"。洞指人的嘴。

② 拳的钻出，拳心要向外拧，有横劲不见横形，眼看小指窝。

③ 出拳要顺腰拔背，肩催肘，肘催手。

④ 上体要似正非正，似斜非斜。

⑤ 出脚要腰催胯，胯催膝，膝催足。要手脚齐到。

⑥ 前脚跟对后脚里踝骨，相距不少于两脚长，两脚抓地扣实。

⑦ 前膝微前挺，后膝里扣，拧腰顺胯，重心落于后腿。

（7）上势站稳后，两拳变掌，掌心向上。

（8）三体左式。上势不停，眼看前臂肘窝，保持肘窝不变地往下向里翻转手掌和前臂，变为掌心向下，掌高与心齐。同时右前臂亦向里翻转，掌心亦向下，掌根靠于脐，拇指侧贴于腹。这就是三体式的定势。

动作要领：

① 掌在翻转时，必须沉肩坠肘，边翻转边沉坠，并向前抻拔，但上体不得前俯，臂不能伸直。

② 左肩、肘、手三点必须在一条前进的直线上。

③ 鼻尖、手尖、脚尖三尖相对同一前进方向。

④ 后臂要紧贴于肋侧，当翻转时，掌要边翻转边拧扣，但不用拙力。

⑤ 两掌的五指要自然分开，掌型要做到手心圆、手背圆、虎口圆。

⑥ 前手的掌指上翘，指端高出前臂3～4横指，约45度，掌有顶扣之劲。

⑦ 后手的掌指上翘要稍高，使掌根拇指侧平靠于脐。除手与臂外，周身其他各部位也应逐一按要领做到。

⑧ 头要上顶，下颌内收，项自然伸直；两目从食指端注视前方；齿叩，舌顶上颚。

⑨ 精神要集中，呼吸要在自然中舒胸实腹，气沉丹田。

⑩ 上体要顺胯，拧腰，形成似正非正，似斜非斜；上体与地面垂直，两肩要平，含胸拔背，切不可前俯后仰，左斜右歪，肛门要自然里收。

⑪ 前腿三成劲，后腿七成劲；前膝微前挺，后膝尽量里扣；前脚尖朝前，后脚尖外展，与前脚成45度左右夹角。前脚跟对后脚里踝骨，重心偏于后脚，但上体、臀部必须在脚跟以内，两脚趾抓地落平扣实。

⑫ 这些要领不得稍有疏忽，并应在基本熟练的情况下，应该再重温前述的三体式的技法和效用的具体内容，以加深理解，并求得精微而又切实地按进展程度加以运用。

（9）上动站至后腿乏力即应换式。两掌同时握拳，左拳向下，向里屈臂回拉，边拉边拧靠于脐左旁，拳心都向上，同时左脚成内八字，重心不变，目视左方。

动作要领：

① 左拳要以肘拉拳、贴身，边拉边向外拧转，拉至脐旁时拳心拧成完全向上，右拳亦同时向外拧转移至脐旁。

② 左脚尖的里扣与左拳的回拉要做到手与脚、肘与膝上下相合，动作一致。注意不要俯身凸臀。

（10）上动不停。重心移至左腿，上体右转回身，收回右脚，右脚跟靠于左脚里踝骨，左膝微前顶，紧靠右膝里侧。

动作要领：重心移左腿时，不要凸臀，亦不要长身，姿势要保持原有高度。

（11）右拳及右前臂贴身上钻至心口。

动作要领：要沉肩坠肘贴身钻起，与动作（5）同，左改右。

（12）上动不停。右拳及右前臂继续上钻，从颌下嘴前钻出，拳心向上，高不过眉，右脚同时前进一步，形成前三后七的夹剪步。

动作要领：与动作（6）同，唯左改右。

（13）上动站稳后，将两拳变掌，掌心向上。

（14）右三体式：上动不停，眼看前臂肘窝，保持肘窝不变地往下向里翻转手和前臂，变为掌心向下，掌高与心齐。同时后手前臂亦向里翻转，掌心亦向下，掌根靠于脐，拇指侧亦贴于腹。

动作要领：与动作（8）同，唯左改右。

（15）三体右式欲换为左式，其转换动作要领与前述动作同。

（16）收势。

① 两拳同时握拳。动作要领：形意拳起势左手左脚在前，收势也必须如此。

② 前拳向外翻转，抬至眉高，拳心向上，同时后拳以肘作轴，向下、向外、再向上翻转，亦抬高至眉高，拳心亦向上，两臂前后成弧形相对。动作要领：两臂翻转时，仍要沉肩坠肘，轻松自然。

③ 两拳向里并拢，拳面相抵于胸前。完成上述动作后，待呼气时，两拳、两肘继续下沉，两拳停于丹田。动作要领：两拳、两肘边向里并拢边微下沉，抵于胸前要贴身，待呼气时随两拳下落，气亦沉入丹田，动作要轻松自然。

④ 上体微左转，身向正前方，后脚上步，与前脚并拢。

⑤ 两拳自然张开成掌，随两腿自然伸直起立，同时两臂也自然放下，成并脚立正姿势。

易筋经

"易"是变通、改换、脱换之意，"筋"指筋骨、筋膜，"经"则带有指南、法典之意。《易筋经》就是改变筋骨的方法。

一、韦驮献杵

预备：头正如抵物，双目平视前方，沉肩垂肘，含胸拔背，收腹直腰，两臂自然下垂，置于体侧，微屈膝，不超过足尖，并步直立。神态安宁，精神内守，呼吸自然。

（1）两臂外展：左脚向左分开，与肩同宽，两臂外展与肩平，掌心向下，手臂保持平直。

（2）合掌胸前：转掌心向前，缓慢合拢，屈肘旋臂，转腕内收，两手指尖向上，腕、肘与肩平。

（3）旋臂指肩：两臂内旋，指端对胸，与天突穴相平。

（4）拱手抱球：两肩向左右缓缓拉开，双手在胸前成抱球状。沉肩垂肘，十指微屈，掌心相对，相距约15厘米，两目平视。

（5）收势：先深吸气，然后慢慢呼出，两手、两肘同时下落于体侧，收左足，并步直立。

二、横担降魔

接上式：

（1）两手下按：掌心向下，指端向前。

（2）提掌前推：两手同时翻掌心向上，上提至胸前，向前推出，高与肩平。

（3）双手横担：双手向左右分开，两臂平直，掌心向上。

（4）翻掌提踵：翻转掌心向下，两膝伸直，足跟提起，足趾抓地，身体前倾，两目平视。

（5）收势：先吸气，再慢慢呼出，同时放下两手和两足。

三、掌托天门

接上式：

（1）平步静息：左脚向左分开，与肩同宽，平心静气。

（2）提掌旋腕：两手掌心向上，指端相对，上提至胸前，旋腕转掌，掌心向下。

（3）翻掌托举：翻掌心向上，托举上头，同时提足跟。

（4）掌托天门：四指并拢，拇指外分，两虎口相对，对向天门穴，头略后仰，双目注视掌背。

（5）收势：先吸一口气，再慢慢呼出，同时放下两手及足跟。

四、摘星换斗

接上式（左式）：

（1）握拳护腰：两手握拳，（握固法）上提至腰侧，拳心向上。

（2）弓步分手：左脚跨向左前方，成左弓步，同时右手以拳背护于腰后命门穴，左手变掌，伸向左前方，高与头平，掌心向上，目视左手。

（3）转体屈膝：重心后移，上体略转，右脚屈膝，左手向右平摆，眼随左手。

（4）虚步勾手：上体左转，左脚稍收回，成左虚步，左手随体左摆，变勾手，举于头前上方。钩尖对眉中，目视勾手掌心。

（5）收势：先吸一口气，慢慢呼出，同时左脚收回，双手变掌，下落于体侧，并步直立。

（6）右式动作相同，唯方向相反。

五、倒拽九牛尾

接上式：

（1）平步马档：左脚向左分开，比肩稍宽，两臂由体侧举至头上，掌心相对，屈膝下蹲，两掌变拳，经体前下落至两腿间，拳背相对。

（2）左右分推：两拳上提至胸，拳心向下，变拳为掌，左右分推，掌心向外，两臂撑直。

（3）倒拽九牛：成左弓步，两掌变拳，左手划弧至面前，拳高不过眉，右手划弧至身体后方。

（4）前俯后仰：上体前俯至胸部靠近大腿，再直腰后仰。其他姿势不变。

（5）收势：先深深吸气，然后慢慢呼出，同时左脚收回，两手变掌，下落于体侧，并步直立。

六、出爪亮翅

接上式：

（1）握拳护腰：两腿并拢，两手握拳，上提腰侧，拳心向上。

（2）推掌提踵：两拳上提至胸，化俯掌前推，同时上提足跟，两腿挺直。

（3）坐腕亮翅：肘直腕背伸，十指用力外分，眼平视指端。

（4）收拳推掌：用力握拳收回至胸前侧，同时缓慢落踵。再提踵，变掌心向前，十指外分前推，共做七次。

（5）收势：先深吸气，握拳收回胸前，然后慢慢呼出，同时放下两手，置于体侧。

七、九鬼拔马刀

接上式：

（1）交叉上举：两手腹前交叉，左手在前，从体前举至头上方，向左右下落至体侧。

（2）抱枕向背：左手由体侧向前举至头上，掌心向右，左手按住头后枕部，右手向后上至左肩胛骨下部，掌心前按。

（3）与项争力：左手掌前按，肘向后展，项部用力后仰，身体随势充分向左逆转，眼向左平视。

（4）撤力转正：双手同时撤力，身体转正，两臂成侧平举，掌心向下。

（5）收势：深吸一口气，徐徐呼出，两手同时下落，置于体侧。

八、三盘落地

接上式：

（1）左脚横跨：左脚向左横跨一步，两脚相距比肩稍宽。

（2）仰掌上托：两臂由体侧向前仰掌上举，两臂伸直与肩相平、同宽。

（3）翻掌旋臂：两掌心翻转向下，两手掌内旋，肘往外展，两腿屈膝下蹲成马步，两手掌下按，悬空于膝部上方。

（4）三盘落地：两腿缓缓伸直，同时，两掌心翻转向上，上托至与肩平，再屈膝下蹲，同时，两掌翻转向下，按至膝部外侧。两腿缓缓伸直，同时，两掌心翻转向上，上托至与肩平，再屈膝下蹲，同时，两掌翻转向下，按至膝部外侧中部。两目平视。

（5）收势：深吸一口气，徐徐呼出，同时，两腿缓缓伸直，两掌心翻转向上，上托至与肩平，再翻转向下，徐徐落至体侧，左脚收回，并步直立。

九、青龙探爪

（1）举掌侧腰：双手握拳上提，拳面抵二侧章门穴，拳心向上，右拳变掌，向前上举至头上位，掌心向左，上臂靠紧头，腰随势左侧弯，右掌心向下。

（2）转体屈指：向左转体至面部朝下，右手四指并拢，屈拇指按于掌心，掌心向下，右臂向左侧伸展。

（3）俯身探地：上体向左前下俯，右手掌随势推撑至左足正前方，触地按紧，双膝挺直。足跟不离地，抬头目前视。

（4）屈膝围收：成马步，转正，右臂划弧至右大腿外侧。

（5）收势：先深吸气，然后徐徐呼出，双手变掌落于体侧，左脚收回。

十、猛虎扑食

（1）弓步探爪：左脚向前跨一大步，成左弓步，双手由腰侧向前做扑身，坐腕，手成虎爪状。

（2）撑掌叠足：双手直掌撑地，收左足于右足跟上，成跟背相叠。

（3）后收蓄劲：身体向后收回，双足踏紧，臀高背低，双臂伸直，头收于两臂之间。

（4）前探偃环：头、胸、腹、腿依次紧贴地面，向前呈弧形推送，至抬头挺胸，沉腰收臀，再依次向后呈弧形收回，至臀高背低位，换足时，于臀高背低位，交换左右足位置。

（5）收势：于臀高背低位时，先深吸气，然后徐徐呼出，一足落下向前收，再收回左足，成并步，缓缓起身。双手收回于体侧。

十一、打躬击鼓

接上式：

（1）展臂下蹲：左脚向左分开，比肩稍宽，双手仰掌外展，上举至头上，掌心相对，同时屈膝下蹲成马步。

（2）马步抱枕：十指交叉相握，屈肘缓慢下落，双掌抱于头枕部，与项争力，双目前视。

（3）直膝俯腰：缓缓伸直膝，同时，向前俯腰，双手用力，使头压向胯下，膝挺直，足跟不离地，双目后视。

（4）击鸣天鼓：双手掌心分别轻掩耳部，四指按于枕骨，食指从中指滑落，弹击枕骨，耳内可闻及咚咚响声。击24次。

（5）收势：先深吸气，再缓缓呼气，随势伸直腰部，双手同时从枕部变掌心向下，由两侧落下，收回左脚，并步直立。

十二、摇头摆尾

（1）握指上托：并步，双手十指交叉握于小腹前，掌心向上托于胸前，旋腕翻掌心向上，托至肘部挺直，腕臂伸，托举用力，目平视。

（2）左右侧俯：向左侧转体90度，随势向左前方俯身，双掌推至左足外侧，掌心贴地，膝挺直，足跟不离地，抬头，目前视。由原路返回，身体转正。双手随势上托，再向右侧转体90度。随势向右前方俯身，双掌推至右足外侧，掌心贴地，膝挺直，足跟不离地，抬头，目前视。再由原路返回，身体转正。

（3）后仰似弓：双手臂、头、脊背、极力后仰，双膝微屈，足不离地，全身尽力绷紧，如拉紧弓弦，两目上视。

（4）前俯推掌：俯身向前，随势掌心向下，推掌至双足正前方，抬头，目前视，膝挺直，足跟不离地。

（5）收势：配合呼吸，深吸气时，上身仰直，提掌至小腹前，深呼气时，上身前俯，推掌至地，如此往返4次，最后，随深吸气，起身直腰，深呼气时，双手分开，缓缓收回体侧。

附录二　小儿推拿古籍选

清·熊应雄《小儿推拿广意》阳掌十八穴疗病诀

脾土：补之省人事，清之进饮食。

肝木：推侧虎口，止赤白痢水泄，退肝胆之火。

心火：推之退热发汗，掐之通利小便。

肺金：推之止咳化痰。性主温和。

肾水：推之退脏腑之热，清小便之赤。如小便短，又宜补之。

运五经：运动五脏之气，开咽喉。治肚响气吼，泄泻之症。

运八卦：开胸化痰除气闷。吐乳食。有九重三轻之法。

四横纹：掐之退脏腑之热。止肚痛，退口眼歪斜。

小横纹：掐之退热除烦。治口唇破烂。

运水入土：身弱肚起青筋，为水盛土枯。推以润之。

运土入水：丹田作胀眼睁，为土盛水枯。推以滋之。

内劳宫：属火。揉之发汗。

小天心：揉之清肾水。

板门：揉之除气吼肚胀。

天门入虎口：推之和气，生血生气。

指上三关：推之通血气发汗。

中指节：推内则热，推外则泻。

十王穴：掐之则能退热。

清·熊应雄《小儿推拿广意》阴掌九穴疗病诀

五指节：掐之去风化痰，苏醒人事，通关膈闭塞。

一窝风：掐之止肚疼，发汗去风热。

威宁：掐之能救急惊卒死，揉之即能苏醒。

三扇门：掐之属火，发脏腑之热，能出汗。

外劳宫：揉之和五脏潮热。左转清凉，右转温热。

二人上马：掐之苏胃气，起沉。左转生凉，右转生热。

外八卦：性凉。除脏腑秘结，通血脉。

甘载：掐之能拯危症，能祛鬼祟。

精宁：掐之能治风哮，消痰食痞积。

清·熊应雄《小儿推拿广意》附臂上五穴疗病诀

大陵：掐之主吐。

阳池：掐之主泻。分阴阳除寒热泄泻。

天河水：推之清心经烦热。如吐宜多运。

三关：男左三关推发汗。退下六腑谓之凉。女右六腑推上凉。退下三关谓之热。

清·熊应雄《小儿推拿广意》足部十三穴疗病诀

脐上：运之治肚胀气响。如症重则周遭用灯火四燋。

龟尾：揉之止赤白痢泄泻之症。

三里：揉之治麻木顽痹。行间穴同功。

委中：掐之治往前跌扑昏闷。

内庭：掐之治往后跌扑昏闷。

大冲：掐之治危急之症。舌吐者不治。

大敦：掐之爪惊不止。将大指屈而掐之。

涌泉：揉之左转止吐，右转止泻。

昆仑：灸之治急慢惊风危急等症。咬之叫则治，不叫不治。

前承山：掐之治惊来急速者。子母穴同功。

后承山：揉之治气吼发汗。

清·熊应雄《小儿推拿广意》推法

一推坎宫，自眉心分过两旁。二推攒竹，自眉心交互直上。三运太阳，往耳转为泻，往眼转为补。四运耳背高骨，推后掐之。大指并掐，一听会，二风门，三太阳，四在额，五以一指独掐天心下。而后高骨、耳珠、人中、承浆。俱不必太重。此面部常用不易者。举诸般惊症伤寒疟痢，俱不可少。如过久病瘦弱，多汗痢疾，推而不掐为是。由是推手必先从三关，悉从指尖上起也，而亦重虎口并合谷。而不知补脾胃培一身之根本，分阴阳分一身之寒热，亦不可缓焉。运八卦，凉则多补，热则多泻。分阴阳，阳则宜重，阴则宜轻。若夫五脏六腑，如咳嗽推肺、烦躁推心之类，岂可一概而混施哉。总在人心因病举指，用舍变通耳。由是推脚宜运昆仑，以四指围而掐之。倘热急吼喘，即诸穴未推之先，在承山推下数遍为妙。其余亦在人审症，不悉。

清·熊应雄《小儿推拿广意》拿法

太阳二穴属阳明，起手拿之定醒神。耳后穴原从肾管，惊风痰吐一齐行。肩井肺经能发汗，脱肛痔漏总能遵。及至奶旁尤属胃，去风止吐力非轻。曲池脾经能定搐，有风有积也相应。肚角太阴脾胃络，肚疼泄泻任拿停。下部四肢百虫穴，调和手足止诸惊。肩上琵琶肝脏络，本宫壮热又清神。合谷穴原连虎口，通关开窍解昏沉。鱼肚脚胫抽骨处，醒神止泻少阳经。莫道膀胱无大助，两关闭结要他清。十二三阴交穴尽，疏通血脉自均匀。

记得急惊从上起，慢惊从下上而行。此是神仙真妙诀，须教配合要知音。天吊眼唇都向上，琵琶穴上配三阴。先是百虫穴走马，通关之后降痰行。角弓反张人惊怕，十二惊中急早针。肩井颊车施莫夺，荆汤调水服千金。此后男人从左刺，女人反此右边针。生死入门何处断，指头中甲掐知音。此是小儿真妙诀，更于三部看何惊。

清·熊应雄《小儿推拿广意》又拿法

究其发汗如此说，要在三关用手诀。只掐心经与劳宫，大汗立至何愁些。不然重掐二扇门，大如霖雨无休歇。右治弥盛并水泻，重掐大肠经一节。侧推虎口见工夫，再推阴阳分寒热。若问男女咳嗽多，要知肺经多推说。离宫推起乾宫止，中间只许轻轻捏。一运八卦开胸膈，四推横纹和气血。五脏六腑气来闭，运动五经开其塞。饮食不进人着吓，推展脾土即吃得。饮食若减人瘦弱，该补脾土何须说。若还小便兼赤白，小横纹与肾水节。往上而推为之凉，往下而推为之热。小儿如着风水吓，推展五经手指节。先运八卦后揉之，自然平息风关脉。大便闭塞久不通，皆因六腑多受热。小横纹上用手工，揉掐肾水下一节。口吐热气心经热，只要天河水清切。总上掐到往下推，万病之中都用得。若还遍身不退热，外劳宫揉掐多些。不问大热与大潮，只消水里捞明月。天河虎口斗肘穴，重揉顺气又生血。黄蜂入洞寒阴症，冷痰冷咳都治得。阳池穴上止头疼，一窝风治肚痛疾。威灵穴救卒暴死，精宁穴治咳哕逆。男女眼若睁上去，重揉大小天心穴。二人上马补肾水，管教苏醒在顷刻。饮食不进并咳嗽，九转三回有定穴。运动八卦分阴阳，离坎乾震有分别。肾水一纹是后溪，推上为补下为泄。小便闭塞清之妙，肾经虚便补为捷。六腑专治脏腑热，遍身寒热大便结。人事昏沉总可推，去病浑如汤沃雪。总筋天河水除热，口中热气并弄舌。心经积热眼赤红，推之即好真口诀。四横纹和上下气，吼气肚痛皆可止。五经能通脏腑热，八卦开胸化痰逆。胸膈痞满最为先，不是知音莫与诀。阴阳能除寒与热，二便不通并水泄。人为昏沉痢疾攻，足见神功在顷刻。板门专治气促攻，小肠诸气快如风。男左三关推发汗，退下六腑冷如铁。女右六腑推上凉，退下三关谓之热。仙师留下救孩童，后学之人休轻泄。

清·徐谦光《推拿三字经》推拿三字经

徐谦光　奉萱堂　药无缘　推拿恙　自推手　辨诸恙　定真穴　画图章　上疗亲　下救郎

推求速　惟重良　独穴治　有良方　大三万　小三千　婴三百　加减良　分岁数　轻重当　从吾学　立验方　宜熟读　勿心慌

治急病　一穴良　大数万　立愈恙　幼婴者　加减良　治缓症　各穴量　虚冷补　热清当

大察脉　理宜详　浮沉者　表里恙　迟数者　冷热伤　辨内外　推无恙　虚与实　仔细详　字廿七　脉诀讲　明四字　治诸恙

小婴儿　看印堂　五色纹　细心详　色红者　心肺恙　俱热症　清则良　清何处　心肺当　退六腑　即去恙　色青者　肝风张　清补宜　自无恙　平肝木　补肾脏　色黑者　风肾寒　揉二马　清补良　列缺穴　亦相当　色白者　肺有疾

揉二马　合阴阳　天河水　立愈恙　色黄者　脾胃伤　若泻肚　推大肠　一穴愈　来往忙　言五色　兼脾良　曲大指　补脾方　内推补　外泻详

大便闭　外泻良　泻大肠　立去恙　兼补肾　愈无恙　若腹痛　窝风良　数在万　立无恙

流清涕　风寒伤　蜂入洞　鼻孔强　若洗皂　鼻两旁　向下推　和五脏　女不用　八卦良

若泻痢　推大肠　食指侧　上节上　来回推　数万良

牙痛者　骨髓伤　揉二马　补肾水　推二穴　数万良

治伤寒　拿列缺　出大汗　立无恙　受惊吓　拿此良　不醒事　亦此方　或感冒　急慢恙　非此穴　不能良　凡出汗　忌风扬

霍乱病　暑秋伤　若上吐　清胃良　大指根　震艮连　黄白皮　真穴详　俱此方　向外推　立愈恙　倘泻肚　仍大肠　吐并泻　板门良　揉数万　进饮食　亦称良

瘟疫者　肿脖项　上午重　六腑当　下午重　二马良　兼六腑　立消亡　分男女　左右手　男六腑　女三关　此二穴　俱属凉　男女逆　左右详

脱肛者　肺虚恙　补脾土　二马良　补肾水　推大肠　来回推　久去恙　或疹痘　肿脖项　仍照上　午别恙　诸疮肿　照此详

虚喘嗽　二马良　兼清肺　兼脾良

小便闭　清膀胱　补肾水　清小肠　食指侧　推大肠　尤来回　轻重当

倘生疮　辨阴阳　阴者补　阳清当　紫陷阴　红高阳　虚歉者　先补强　诸疮症　兼清良　疮初起　揉患上　左右揉　立消亡

胸膈闷　八卦详　男女逆　运八卦　离宫轻

痰壅喘　横纹上　左右揉　久去恙

治歉证　并痨症　歉弱者　气血伤　辨此症　在衣裳　人着裌　伊着棉　亦咳嗽　名七伤　补要多　清少良　人穿裌　他穿单　名五痨　肾水伤　分何脏　清补良　在学者　细心详

眼翻者　上下僵　揉二马　捣天心　翻上者　捣下良　翻下者　捣上强　左捣右　右捣左

阳池穴　头痛良　风头痛　蜂入洞　左右旋　立无恙

天河水　口生疮　遍身热　多推良

中气风　男女逆　右六腑　男用良　左三关　女用强　独穴疗　数三万

多穴推　约三万　无不良

遍身潮　分阴阳　拿列缺　汗出良

五经穴　肚胀良　水入土　不化谷　土入水　肝木旺　外劳宫　左右揉　久揉良

嘴唇裂　脾火伤　脾胃恙　清补脾　俱去恙　向内补　向外清　来回推　清补双

天门口　顺气血　五指节　惊吓伤　不计次　揉必良

腹痞积　时摄良　一百日　即无恙

上有火　下有寒　外劳宫　下寒良　六腑穴　去火良　左三关　去寒恙

右六腑　亦去恙

虚补母　实泻子　曰五行　生克当　生我母　我生子

穴不误　治无恙　古推书　身首足　执治婴　无老方　皆气血　何两样　数多寡　轻重当　吾载穴　不相商　少老女　无不当

遵古推　男女分　俱左手　男女同　予尝试　并去恙

凡学者　意会方　加减推　身歉壮　病新久　细思想　推应症　无苦恙

明·四明陈氏《小儿按摩经》手法歌

心经有热作痰迷，天河水过作洪池，肝经有病儿多闷，推展脾土病即除。

脾经有病食不进，推展脾土效必应，肺经受风咳嗽多，即在肺经久按摩。

肾经有病小便涩，推展肾水即救得，小肠有病气来攻，板门横门推可通。
用心记此精宁穴，看来危症快如风。
胆经有病口作苦，好将妙法推脾土，大肠有病泄泻多，脾土大肠久搓摩。
膀胱有病作淋疴，肾水八卦运天河，胃经有病呕逆多，脾土肺经推即和。
三焦有病寒热魔，天河过水莫蹉跎。
命门有病元气亏，脾上大肠八卦推，仙师授我真口诀，愿把婴儿寿命培。
五脏六腑受病源，须凭手法推即痊，俱有下数不可乱，肺经病掐肺经边。
心经病掐天河水，泻掐大肠脾土全，呕掐肺经推三关，目昏须掐肾水添。
再有横纹数十次，天河兼之功必完，头痛推取三关穴，再掐横纹天河连。
又将天心揉数次，其功效在片时间，齿痛须揉肾水穴，颊车推之自然安。
鼻塞伤风天心穴，总筋脾土推七百，耳聋多因肾水亏，掐取肾水天河穴。
阳池兼行九百功，后掐耳珠旁下侧。
咳嗽频频受风寒，先要汗出沾手边，次掐肺经横纹内，干位须要运周环。
心经有热运天河，六腑有热推本科，饮食不进推脾土，小水短少掐肾多。
大肠作泻运多移，大肠脾土病即除，次取天门入虎口，揉脐龟尾七百奇。
肚痛多因寒气攻，多推三关运横纹，脐中可揉数十下，天门虎口法皆同。
一去火眼推三关，一百二十数相连，六腑退之四百下，再推肾水四百完，兼取天河五百遍，终补脾土一百全。
口传笔记推摩诀，付与人间用意参。

明·四明陈氏《小儿按摩经》观形察色法

凡看小儿病，先观形色，切脉次之。盖面部气色，总见五位色青者，惊积不散，欲发风候；五位色红者，痰积壅盛，惊悸不宁；五位色黄者，食积伤，疳候痞癖；五位色白者，肺气不实，滑泄吐利；五位色黑者，脏腑欲绝，为疾危。面青眼青肝之病，面赤心之病，面黄脾之病，面白肺之病，面黑肾之病。先别五脏，各有所主，次探表里虚实病之由。肝病主风，实则目直大叫，项急烦闷；虚则切牙呵欠，气热则外生，气温则内生。心病主惊，实则叫哭，发热饮水而搐，手足动摇；虚则困卧，惊悸不安。脾病主困，实则困睡，身热不思乳食；虚则吐泻生风。肺病主喘，实则喘乱喘促，有饮水者，不饮水者；虚则哽气长，出气短，喘息。肾病主虚无实，目无精光，畏明，体骨重，痘疹黑陷。以上之症，更当别其虚实证候，假如肺病，又见肝症，切牙多呵欠者易治，肝虚不能胜肺故也。若目直大叫哭，项急烦闷难治。盖肺久病则虚冷，肝强实而胜肺也。视病之虚实，虚则补其母，实则泻其子也。

清·夏禹铸《幼科铁镜》推拿代药赋

寒热温平，药之四性。推拿揉掐，性与药同。用推即是用药，不明何可乱推。推上三关，代却麻黄肉桂。退下六腑，替来滑石羚羊。水底捞月，便是黄连犀角。天河引水，还同芩柏连翘。大指脾面旋推，味似人参白术，泻之则为灶土石膏。大肠侧推虎口，何殊诃子炮姜，反之则为大黄枳实。涌泉右转不揉，朴硝何异。一推一揉右转，参术无差。食指泻肺，功并桑皮桔梗。旋推止嗽，效争五味冬花。精威拿紧，岂羡牛黄贝母。肺俞重揉，漫夸半夏南星。黄蜂入洞，超出防风羌活。捧耳摇头，远过生地木香。五指节上轮揉，乃祛风之苍术。足拿大敦鞋带，实定掣之钩藤。后溪推上，不减猪苓泽泻。小指补肾，焉差杜仲地黄。涌泉左揉，类夫砂仁藿叶。重揉手背，同乎白芍川芎。脐风灯火十三，恩符再造。定惊元宵十五，不啻仙丹。病知表里虚实，推合重症能生。不谙推拿揉掐，乱用便添一死。代药五十八言，自古无人道及。虽无格致之功，却亦透宗之赋。

清·夏禹铸《幼科铁镜》卓溪家传口诀

婴儿十指冷如冰，便是惊风体不安。十指梢头热似火，定是夹食又伤寒。以吾三指按儿额，感受风邪三指热。三指按兮三指冷，内伤饮食风邪入。一年之气二十四，开额天门亦此义。自古阴阳数有九，额上分推义无异。天庭逐掐至承浆，以掐代针行血气。伤寒推法上三关，脏热专推六腑间。六腑推三关应一，三关推十腑应三。推多应少为调燮，血气之中始不偏。啼哭声从肺里来，无声肺绝实哀哉。若因痰蔽声难出，此在医家用妙裁。病在膏肓不可攻，我知肺俞穴能通。不愁痰筑无声息，艾灸也能胜上工。百会由来在顶心，此中一穴管通身。扑前仰后歪斜痫，艾灸三丸抵万金。腹痛难禁还泻血，亦将灸法此中寻。张口摇头并反折，速将艾灸鬼眼穴。更把脐中壮一艾，却是调理最妙诀。肩井穴是大关津，掐此开通血气行。各处推完将此掐，不愁气血不周身。病在脾家食不进，重揉艮宫妙似圣。再加大指面旋推，脾若初伤推即应。头疼肚痛外劳宫，揉外劳宫即见功。疼痛医家何处识，眉头蹙蹙哭声雄。心经热盛作痴迷，天河引水上洪池。掌中水底捞明月，六腑生凉那怕痴。婴儿脏腑有寒风，试问医人何处攻。揉动外劳将指屈，此曰黄蜂入洞中。揉掐五指爪节时，有风惊吓必须知。若还人事难苏醒，精威二穴对拿之。胆经有病口作苦，只将妙法推脾土。口苦医人何处知，合口频频左右扭。大肠侧推到虎口，止泻止痢断根源。不从指面斜推入，任教骨碎与皮穿。揉脐兼要揉龟尾，更用推揉到涌泉。肾水小指与后溪，推上为清下补之。小便闭赤清之妙，肾虚便少补为宜。小儿初诞月中啼，气滞盘肠不用疑。脐轮胸口宜灯火，木香用下勿迟迟。白睛青色有肝风，鼻破生疮肺热攻。祛风却用祛风散，指头泻肺效与同。鼻准微黄紫庶几，奇红带燥热居脾。大指面将脾土泻，灶土煎汤却亦宜。太阳发汗来如雨，身弱兼揉太阴止。太阴发汗女儿家，太阳止汗单属女。眼翻即掐小天心，望上须将下掐平。若是双眸低看地，天心上掐即回睛。口眼相邀扯右边，肝风动极趁风牵。若还口眼频牵左，定是脾家动却痰。肾水居唇之上下，风来焉不作波澜。双眸原属肝家木，枝动因风理必然。右扯将儿左耳坠，左去扯回右耳边。三朝七日眼边黄，便是脐风肝受伤。急将灯火十三点，此是医仙第一方。效见推拿是病轻，重时莫道药无灵。疗惊定要元宵火，非火何能定得惊。若用推拿须下午，推拿切莫在清晨。任君能火还能药，烧热常多退五更。叮咛寄语无他意，恐笑先生诀不真。

清·骆如龙《幼科推拿秘书》保婴赋

人禀天地，全而最灵。原无天札，善养则存。始生为幼，三四为小。七龆八龀，九童十稚。惊痫疳癖，伤食中寒。汤剂为难，推拿较易。以其手足，联系脏腑。内应外通，察识详备。男左女右，为主看之。先辨形色，次观虚实。认定标本，手法祛之。寒热温凉，取效指掌。四十余穴，有阴有阳。十三手法，至微至妙。审症欲明，认穴欲确。百治百灵，万不失一。

清·骆如龙《幼科推拿秘书》推拿小儿总诀歌

推拿小儿如何说，只在三关用手诀。掐在心经与劳宫，热汗立至何愁雪，不然重掐二扇门，大汗如雨便休歇。若治痢疾并水泻，重推大肠经一节，侧推虎口见工夫，再推阴阳分寒热。若问男女咳嗽诀，多推肺经是法则，八卦离起到乾宫，中间宜手轻些些。凡运八卦开胸膈，四横纹掐和气血。五脏六腑气候闭，运动五经开其塞。饮食不进儿着吓，推展脾土就吃得。饮食若进人事瘦，曲指补脾何须歇。直指推之便为清，曲指推之为补诀。小儿若作风火吓，多推五指指之节。大便闭塞久不通，盖因六腑有积热，小横肚角要施工，更掐肾水下一节。口出臭气心经热，只要天河水清彻，上入洪池下入掌，万病之中都去得。若是遍身不退热，外牢宫上多揉些。不问大热与小炎，更有水底捞明月。天门虎口斗肘诀，重揉顺气又生血。黄蜂入洞医阴病，冷气冷痰俱治得。阳池穴掐心头痛，一窝风掐肚痛绝。威灵总心救暴亡，精宁穴治打逆噎。男女眼若往上翻，重掐小天心一穴。二人上马补肾经，治得下来就醒些。男左女右三关推，上热退下冷如铁。寒者温之热者清，虚者补之实者泄。仙人留下救儿诀，后学殷勤谨慎些。

清·骆如龙《幼科推拿秘书》三关六腑秘旨歌

小儿元气胜三关，推展三关真火然，真火熏蒸来五脏，小儿百脉皆和畅。元气既足邪气退，热极不退六腑推。若非极热退愈寒，不如不退较为安。六腑愈寒疾愈盛，水火相交方吉庆。解曰：推三关取热，退六腑取凉，犹医家大寒大热之剂。若非大寒大热，必二法交用，取水火相济之义也。

清·骆如龙《幼科推拿秘书》各穴用法总歌

心经一掐外牢宫，三关之上慢从容，汗若不来揉二扇，黄蜂入洞有奇功。肝经有病患多痹，推补脾土病即除，八卦大肠应有用，飞金走气亦相随。咳嗽痰涎呕吐时，一经清肺次掐离，离宫推至乾宫至，两头重实中轻虚。饮食不进补脾土，人事瘦弱可为之，屈为补兮清直泄，妙中之妙有玄机。小水赤黄亦可清，但推肾水掐横纹，短少之时宜用补，赤热清之得安宁。大肠有病泄泻多，侧推大肠久按摩，分理阴阳皆顺息，补脾方得远沉疴。小肠有病气来攻，横纹板门推可通，用心记取向导穴，管教却病快如风。命门有病元气亏，脾土大肠八卦为，侧推三关真火足，天门斗肘免灾危。三焦有病生寒热，天河六腑神仙诀，能知取水解炎蒸，分别阴阳掐指节。膀胱有病作淋痂，补水八卦运天河。胆经有病口作苦，重推脾土莫蹉跎。肾经有病小便涩，推展肾水即清澈，肾脉经传小指尖，依方推掐无差忒。胃经有病食不消，脾土大肠八卦调，胃口凉时心作哕，板门温热始为高。心经有热发迷痴，天河水过作洪池，心若有病补上膈，三关离火莫延迟。肝经有病人闭目，推展脾土效即速，脾若热时食不进，再加六腑病除速。

清·骆如龙《幼科推拿秘书》取温凉汗吐泻秘旨

凡身热重者，但捞明月，或揉涌泉，引热下行，或揉脐及鸠尾。方用芽茶嚼烂，贴内间史穴上。又方用靛搽手足四心，又用水粉乳调搽太阳四心，即热退矣。

凡身凉重者，揉外牢宫、板门穴，揉二扇门，推三关，揉阳位。方用蕲艾揉细，火烘敷脐，立热。凡要取汗，推三关，揉二扇门，黄蜂入洞为妙。凡要止汗者，退六腑，补肺经。如不止，方用浮小麦煎汤灌之，立效，至无疾自汗，乃小儿常事，不可过疑。凡取吐泄者，外牢推至大陵位，取吐方知为第一，大陵反转至牢宫，泄下心火无止息，左转三来右一摩，此是神仙真妙诀。凡止吐泄者，呕吐乳食真可怜，板门来至横纹中，横纹若转板门去，吐泄童子得平安。其间口诀无多记，往者俱重过者轻。此合上外牢二法，俱圆推。男左转，女右转。去重回轻。

清·骆如龙《幼科推拿秘书》推五脏虚实病源治法歌

心实叫哭兼发热，饮水惊搐唇破裂，天河六腑并阴阳，飞金水底捞明月，虚则困卧睡不安，补脾便是神仙诀，左转心经与牢宫，再分阴阳三五百。肝实顿闷并呵欠，目直项急叫多惊，右转心经推六腑，天河明月两相亲，虚则切牙迷多欠，补肾三关掐大陵，揉按中指单展翅，再把阴阳着力分。脾实困睡频频饮，身中有热觉沉疴，推脾推肺推六腑，运水入土并天河，虚则有伤多吐泻，左转心经热气疴，赤凤摇头并运卦，阴阳外间便宜多。肺实闷乱兼喘促，或饮不饮或啼哭，泄肺阴阳六腑河，八卦飞金与合骨，虚则气短喘必多，哽气长出气来速，补脾运卦分阴阳，离轻乾重三百足。肾主瞳人目畏明，又无光彩少精神。解颅死症头下窜，白精多过黑瞳睛。面色㿠白宜推肺。肾脾兼补要均停。重耳中诸揉百次，尿黄清肾却通淋。

清·张振鋆《厘正按摩要术》按法

《素问·阴阳应象大论》：悍者，按而收之。王太仆注：疾也，悍、利也，气候疾利，按之以收敛也。《玉机真脏论》：脾风发瘅，曰可按。疝瘕少腹冤热而痛、出白，又曰可按。《举痛论》：按之则热气至，热气至，则痛止。《调经论》岐伯曰：按摩勿释。《异法方宜论》：痿厥寒热，其治宜导引按跷，故导引按跷者，亦从中央出也。王注：湿气在下，故多病痿弱气逆及寒热也。导引，谓摇动筋骨，动支节。按，谓抑按皮肉，跷，谓捷举手足。《生气通天论》：冬不按跷，春不鼽衄。王注：按，谓按摩，跷，谓如跷捷者之举动手足，是所谓导引也。然摇动筋骨，则阳气不藏，春阳上升，重热熏肺。肺通于鼻，病鼽，谓鼻中水出，病衄，谓鼻中血出了。《离合真邪论》：按而止之。《血气形志论》：形数惊恐，经络不通，病生于不仁，治之以按摩醪药。王注：惊则脉气并，恐则神不收，脉并神游，故经络不通而病不仁。按摩者，开通闭塞，导引阴阳。醪药，谓酒药也。养正祛邪，调中理气也。《内经》载按法者多，其中有不可按者，按则增病。有不可不按者，按则疗病，故首先辨证。总之，古人用按摩法，无人不治，不拘婴孩也。《尔雅·释诂》：按，止也。《广》：按，抑也。周于蕃谓按而留之者，以按之不动也。按字，从手从安，以手探穴而安于其上也。俗称推拿。拿，持也；按，即拿之说也。前人所谓拿者，兹则以按易之。以言手法，则以右手大指面直按之，或用大指背屈而按之，或两指对过合按之，其于胸腹，则又以掌心按之，宜轻宜重，以当时相机行之。

一按风门。风门即耳门，在耳前起肉当耳缺陷中。将两大指背跪按两耳门，所谓黄蜂入洞法也。此温法，亦汗法也，最能通气。（周于蕃）

一按牙关。牙关在两牙腮尽近耳处。用大中二指，对过着力合按之，治牙关闭者即开。（周于蕃）

一按肩井。肩井在缺盆上，大骨前寸半。以三指按，当中指下陷中是。用右手大指按之，治呕吐，发汗。（周于蕃）

一按奶旁，奶旁即乳房，用右手大指按之。治咳嗽，止呕吐。左右同。（周于蕃）

一按肚角。肚角在脐之旁，用右手掌心按之，治腹痛，亦止泄泻。（周于蕃）

一按琵琶。琵琶在肩井下，以大指按之，能益精神。（《广意》）

一按走马。走马在琵琶下，斗肘之上。以大指合按之，发汗。（《广意》）

一按交骨。交骨在手掌后，上下高骨间。以中指、大指按之，治急慢惊风。（周于蕃）

一按总经。总经在掌根横纹之后。用右手大指背屈按其上，复以中指按手背，与横纹对过一窝风，治急惊暴亡等证。（周于蕃）

一按百虫。百虫在膝上，以大指背屈按之，止抽搐。（周于蕃）

一按三阴交。三阴交在内踝踝尖上三寸，以右手大指按之，能通血脉，治惊风。（《广意》）

一按仆参。仆参即鞋带处，在足跟上，按之，治昏迷不醒者。（《广意》）

一按二人上马。二人上马在小指、无名指、骨界空处。以大指、中指对过按之，治腹痛。（周于蕃）

清·张振鋆《厘正按摩要术》摩法

《素问·病能篇》：摩之切之。《至真要大论》：摩之浴之。《调经论》言：按摩勿释者再。《离合真神论》：治之以按摩醪药。《前汉·艺文志》：黄帝岐伯《按摩十卷》《小儿按摩经》，四明陈氏著集载《针灸大成》。周于蕃曰：按而留之，摩以去之。又曰：急摩为泻，缓摩为补，摩法较推则从轻，较运则从重。或用大指，或用掌心，宜遵《石室秘录》：摩法不宜急，不宜缓，不宜轻，不宜重，以中和之义施之。其后掐法属按，揉法，推、运、搓、摇等法，均从摩法出也。

一摩腹。用掌心，团摩满腹上，治伤乳食。（周于蕃）

一摩左右胁。左右胁在胸腹两旁肋膊处。以掌心横摩两边，得八十一次，治食积痰滞。（周于蕃）

一摩丹田。丹田在脐下，以掌心由胸口直摩之，得八十一次，治食积气滞。（周于蕃）

一摩神阙。神阙即肚脐。以掌心按脐并小腹，或往上，或往下，或宜左，或宜右，按而摩之，或数十次数百次，治腹痛，并治便结。（周于蕃）

一摩总经、天河、曲池三穴。以右手大指侧直摩之，自能开胸退热。（《按摩经》）

按：摩法，前人以药物摩者多，而以手法摩者，祇此数条。其后推、运、搓、摇等法，皆从摩法体会出之，摩之名虽易，摩之义则一也，习按摩者其知之。（惕厉子）

清·张振鋆《厘正按摩要术》掐法

掐，《说文》：爪刺也。《玉篇》：爪按曰掐。周于蕃曰：掐，由甲入也。夏禹铸曰：以掐代针也。小儿久病且重者，先将人中一掐以试之，当即有哭声，或连哭数声者生，否则，哭如鸦声，或绝无声者，难治。但医者仍勿轻弃，以期生机于万一，是一好生之德也。掐法，以大指甲按主治之穴，或轻或重，相机行之。

一掐大横纹。大横纹，即总心经，小天心，在掌根处，为诸经之祖。以指甲掐之，众经皆动，百病皆效。其嗽甚，再掐中指一节，痰多再掐手背一节。指甲，为筋之余，掐内止吐，掐外止泻。（《按摩经》）

一掐大指端。大指端即肝记穴，又名皮罢。掐之治吼喘，并治昏迷不醒者。（周于蕃）

一掐心经。心经在中指第一节，掐之，治咳嗽，发热出汗。（《按摩经》）

一掐内劳宫。内劳宫即掌心，掐之，亦治发热出汗。（《按摩经》）

一掐脾土。脾土在大指第一节。曲指左转为补，直推为泻。治饮食不进，瘦

弱面黄，四肢无力，肚起青筋。（《按摩经》）

一掐大肠侧。大肠侧在食指二节侧。倒推入虎口，治水泻痢疾，肚腹膨胀。红痢补肾水，白痢推三关。（《按摩经》）

一掐肺经。肺经在无名指第一节。又掐离宫起至乾宫止。当中轻，两头重，治咳嗽化痰，昏迷呕吐。（《按摩经》）

一掐肾经。肾经在小指第一节。又掐小横纹，退六腑，治大便不通，小便赤色涩滞不利，腹胀气急，人事昏迷。（《按摩经》）

一掐总筋。总筋在掌后，由总筋掐过天河水，能清心火，治口内生疮，遍身潮热，夜间啼哭，四肢抽掣。（《按摩经》）

一掐二扇门。二扇门在中指骨两边空处，掐后以揉法继之。治壮热多汗，并治急惊，口眼歪斜。偏左则右掐揉，偏右则左掐揉，均宜重。（《按摩经》）

一掐二人上马。穴注上。主和温之性，能补肾，清神，顺气，苏醒沉。（《按摩经》）掐后以揉法继之。（周于蕃）

一掐外劳宫。外劳宫在掌背中间，与内劳宫相对。能清脏腑热，以及午后潮热，腹见青筋，皆可用。（《按摩经》）掐后以揉法继之。（周于蕃）

一掐一窝风。一窝风在掌背尽根处。治肚痛，唇白，眼翻白、一哭一死，并除风去热。（《按摩经》）掐后以揉法继之。（周于蕃）

一掐外间使。外间使，在掌背一窝风、阳池、外关之后，与内间使相对。掐主温和，治吐泻转筋。（周于蕃）

一掐五指节。五指节在手背指节高纹处。治伤风，被水惊吓，四肢抽掣，面青，并一切惊证。（《按摩经》）掐后以揉法继之，治口眼歪斜，咳嗽风痰。（周于蕃）

一掐精宁。精宁在手背合谷后，一窝风之上。治痰喘气吼，干呕痞积。（《按摩经》）掐后以揉法继之。（周于蕃）

一掐威灵。威灵在手背二人上马后，一窝风之下。治急惊暴死。掐此处，有声可治，无声难治。（《按摩经》）揉后以揉法继之，并按合谷穴。（周于蕃）

一掐阳池。阳池在手背一窝风之后。清补肾水，治大小便闭，眼翻白。（《按摩经》）掐后以揉法继之。治头痛风寒无汗，为表散之法。（周于蕃）

一掐四横纹。四横纹在阳掌面，二节横纹处。治口眼歪斜，止腹痛，退脏腑热。（《广意》）

一掐小横纹。小横纹，在四横纹之上，指节横纹处。治口唇破烂，能退热除烦。（《广意》）

一掐十王。十王在五指甲侧，能退热。（《广意》）

一掐端正，端正在左者，中指端左侧，掐之止泻。端正在右者，中指端右侧，掐之止吐。《广意》

一掐委中。委中在膝后弯中有纹处，治往前跌闷。（《广意》）

一掐内庭。内庭在足大指、次指外间陷中。治往后跌闷。（《广意》）

一掐太冲。太冲在足大指本节后，动脉中。治危急之证，舌吐者不治。（《广意》）

一掐甘载。甘载在掌背合谷后。能救危险，能祛鬼祟。（《广意》）

一掐大敦。大敦在足大指端，去爪甲韭叶许，毛中。屈大指掐之，治鹰爪惊握拳切牙者。（《广意》）

一掐前承山。前承山在足三里下，与后承山相对。掐之，治惊来急速者。（《广意》）

一掐后承山。后承山在足后跟去地一尺。掐之治气吼、发汗、消痰食痞积。（《广意》）

一凡掐筋之法，何证何穴，先将主病穴，起手掐三遍，后将诸穴掐三遍，掐后揉之，每日掐三四次，其病自退，不可忽视。（《按摩经》）

一掐老龙。老龙在男左女右无名指巅。掐之治急惊风，无声者方可治。（《广意》）

一掐中指甲。医者，以大指入儿中指甲内，着力掐之，治急慢惊。（周于蕃）

清·张振鋆《厘正按摩要术》揉法

周于蕃曰：揉以和之。揉法以手宛转回环，宜轻宜缓，绕于其上也。是从摩法生出者，可以和气血，可以活筋络，而脏腑无闭塞之虞矣。

一揉精宁。治噎气，喘气，以二三百遍，气平为止。（周于蕃）

一揉版门。版门在大指鱼际上，揉之除气促气攻，气吼气痛，并治呕胀。（《按摩经》）

一揉内劳宫。揉之动心中之火，惟发汗用之切不可以轻动。（《按摩经》）

一揉涌泉。涌泉在足心，揉之，左转止吐，右转止泻。若女用反之。（《按摩经》）

一揉仆参。揉之左转，于吐则治之。右转，于泻则治之。皆补法也。（《按摩经》）

一揉脚大指。掐脚中指甲少许，治惊。（《按摩经》）

一揉小天心。能清肾水。（《按摩经》）

一揉外劳宫。和五脏，治潮热，左转清凉，右转温热。（《广意》）

一揉外八卦。主凉，除脏腑秘结，通血脉。（《广意》）

一揉脐上。治肚胀气响。（《广意》）

一揉龟尾。龟尾在臀尖，揉之，治赤白痢泄泻。（《广意》）

一揉三里。三里在膝头下三寸，揉之，治麻木。（《广意》）

一揉中廉。中廉在前膝鬼眼之下，解溪之上。先掐后揉，治惊来急者。（《按摩经》）

一揉中指第一节内纹。先掐三次，后揉之，治泄泻。（《按摩经》）

一揉后承山。治气吼发汗。（《广意》）

一掐威灵。治卒亡。（周于蕃）

清·张振鋆《厘正按摩要术》推法

《广意》曰：凡推展向前者，必期如线之直，毋得斜曲，恐伤动别经而招患也。古人有推三回一之法，谓推去三次，带回一次。若惊风用推，不可拘成数，但推中略带几回便是。其手法手内四指握定，以大指侧着力直推之，推向前去三次，或带回一次。如干推，则恐伤皮肤。《广意》：春夏用热水，秋冬用葱姜水，以手指蘸水推之，水多须以手拭之，过于干则有伤皮肤，过于湿则难于着实，以干湿得宜为妙。夏禹铸曰：往上推为清，往下推为补，周于蕃曰：推有直其指者，则主泻，取消食之义。推有曲其指者，则主补，取进食之义。内伤用香麝少许，和水推之，外感用葱姜煎水推之，抑或葱姜香麝并用入水推之，是摩中之手法最重者。凡用推，必蘸汤以施之。

一推天河水。天河水在总经之上，曲池之下。蘸水，由横纹推至天河，为清天河水。蘸水，由内劳宫推至曲池，为大推天河水。蘸水，由曲池推至内劳宫，为取天河水。均是以水济火，取清凉退热之义。（周于蕃）

一推骨节。由项下大椎，直推至龟尾，须蘸葱姜汤推之。治伤寒骨节疼痛。（周于蕃）

一推肺俞。肺俞在第三堆下两旁，相去脊各一寸五分，对乳引绳取之。须蘸葱姜汤，左旋推属补，右旋推属泄，但补泄须分四六数用之，治风寒。（周于蕃）

一推由板门至大横纹。蘸汤推之，能吐，能止泻。（周于蕃）

一推由大横纹至板门。蘸汤推之，能泻，能止呕。（周于蕃）

一推三关。蘸葱姜汤，由阳池推至曲池，主温性，病寒者多推之。（周于蕃）若以三关在一窝风外间使处，推上至曲池，夏禹铸主之，其说甚是。

一推六腑。蘸沸汤，由曲池推至阴池，主凉性，病热者多推之。（周于蕃）若以六腑在掌面内间使处，由曲池推至总经，夏禹铸主之，其说亦是。

一推肝木。肝木即食指端，蘸汤，侧推之直入虎口，能和气生血。（周于蕃）

一推分阳池。由小儿阳掌根中间，向左蘸葱姜汤推之，治唇干头低，肢冷项强，目直视，口出冷气。（周于蕃）

一推分阴池。由小儿阳掌根中间，向右蘸葱姜汤推之。须用手大指，一分阳，一分阴，治法同上条。（周于蕃）

一推四横纹。四横纹在阳掌四指中节，蘸葱姜汤推之，和上下之气血，治人事瘦弱，手足抽掣，头偏左右，肠胃湿热，不食奶，眼翻白者。（《按摩经》）

一推外关、间使。其穴在阴掌根一窝风之后，蘸葱姜汤，推之，治吐泻转筋。（《按摩经》）

一推后溪。后溪在手掌四指后。先用掐法，后蘸汤，推上为泻，推下为补。治小便赤涩，益肾经虚弱。（《按摩经》）

一推板门。蘸汤，往外推之，能退热，往内推之，治四肢抽搐。（《按摩经》）

一推指三关。三关在食指三节，分寅、卯、辰三关。蘸葱姜汤推之，能通血气，能发汗。（《广意》）

一推脾土。脾土在大指端，蘸汤屈儿指推之为补，能醒人事。直其指推之为清，能进饮食。（周于蕃）

一推五经。五经即五指尖也。蘸汤逐一往上直推，往右运为补，往左运为泻，总期辨寒热虚实以施之。（《广意》）

一推三阴交。蘸汤从上往下推之，治急惊，从下往上推之，治慢惊。（《广意》）

一推心火。心火即中指端，蘸汤推之，能发汗退热，若掐之，亦能利小便。（《广意》）

一推肺金。肺金即无名指端。蘸汤推之，性主温通，能止咳化痰。（《广意》）

一推肾水。肾水即小指端，蘸汤推之，退脏腑热，利小便，小便短数，又宜补之。（《广意》）

一推中指节，蘸汤推内则热，推外则泻。（《广意》）

一推坎宫。坎宫在两眉上，蘸汤由小儿眉心，分推两旁，能治外感风寒。（《广意》）

一推攒竹。攒竹在天庭下，蘸汤由眉心交互往上直推。（《广意》）

一推胃脘，由喉往下推，止吐，由中脘往上推，则吐。均须蘸汤。（周于蕃）

一推肚脐。须蘸汤往小腹下推，则泄，由小腹往肚脐上推，则补。（周于蕃）

一推面部次第也。右大指蘸葱姜汤，由眉心推至囟门三十六次。随用两大指蘸汤，由天庭分推两额，并太阳、太阴各三十六次。又以大指掐印堂五下，囟门三十六下。随用大指面，左右揉转，各三十六次，掐百会穴三十六下。山根、鼻准、人中、承浆各三十六下，随于各穴亦各揉三十六次。再于主治之穴从而按摩之，自能除风痰，去寒热。其妙在适脏腑，行气血，治经络，庶无塞而不通之病。（周于蕃）

一推面部手部次第也。推坎宫二十四次，推攒竹二十四次，运太阳二十四次，运耳背高骨二十四次，掐承浆一下，掐两颊一下，掐两听会一下，掐两太阳一下，掐眉心一下，掐人耳一下，提两耳尖三下，推虎口三关，推五指尖，运八卦，分阴阳，推三关、府，用十大手法，运斗肘，为按摩不易之法。（《广意》）

按：掐由甲入，用以代针，掐之则生痛，而气血一止，随以揉继之，气血行而经络舒也。推须着力，故推必蘸汤，否则有伤肌肤。掐从按法出。推从摩法出。搓、摇、揉、运，是较推法之从轻者，亦无不从摩而出，按少而摩多者，均以宣通为得其法也。（惕厉子）

清·张振鋆《厘正按摩要术》运法

周于蕃曰：运则行之，谓四面旋绕而运动之也。宜轻不宜重，宜缓不宜急，俾血脉流动，筋络宣通，则气机有冲和之致，而病自告痊矣。

一运太阳。用两大指运儿两太阳，往耳运转为泻，往眼运转为补。（《广意》）

一运耳背高骨。用两手中指、无名指，揉运耳后高骨二十四下毕，再掐三下，治风热。（《广意》）

一运五经。五经，即五指端也。运之，治肚胀肠鸣，上下气血不和，寒热往来，四肢抽掣。（《按摩经》）

一运内八卦。以大指面自乾起，运至兑止，到离宜轻运，恐推展心火，余俱从重，能开胸化痰。（《按摩经》）

一运外八卦。外八卦在掌背，运之能通一身之气血，开脏腑之秘结，穴络平和而荡荡也。（《按摩经》）

一运水入土。治水旺土衰，食谷不化者。运土入水，治水火不济者。（《按摩经》）

一运内劳宫。医者屈中指运之。右运凉，左运汗。（《按摩经》）

清·张振鋆《厘正按摩要术》搓法

周于蕃曰：搓以转之。谓两手相合，而交转以相搓也。或两指合搓，或两手合搓，各极运动之妙，是以摩法中生出者。

一搓五经。五经，即五指端也。以大指食指合搓之，能动脏腑之气。（《按摩经》）

一搓食指。按：关上为风关，关中为气关，关下为命关。大指、中指合而直搓之，能化痰。（《按摩经》）

一搓涌泉。左手搓向大指，则止吐。右手搓向小指，则止泻。（《按摩经》）

一搓脐下丹田等处。以右手周遭搓摩之，一往一来，治膨胀腹痛。（《按摩经》）

清·张振鋆《厘正按摩要术》摇法

周于蕃曰：摇则动之。又曰：寒证往里摇，热证往外摇。是法也，摇动宜轻，可以活经络，可以和气血，亦摩法中之变化而出者。

一摇头。两手托儿头，于耳前少上处，轻轻摇之，所谓赤凤摇头也。（《按摩经》）

一摇斗肘。左手托儿斗肘运动，右手持儿手摇动，能治痞。（《按摩经》）

一摇左右手。医者以一手掐劳宫，一手掐心经，两各摇之，所谓丹凤摇尾也。治惊风。（《按摩经》）

一掐威灵、精宁二穴，摇摆之，所谓凤凰转翅也。治黄肿。（《按摩经》）

一将小儿手从轻从缓摇之，男左女右，能化痰。（《按摩经》）

按： 按摩以下六法，由按摩变化而出者，其立法之名虽异，而立法之义则同。各篇所主治各穴，是一病而施一法，恐有未尽之处。周氏所著，后人秘为家传，不知皆古人所传之法，具在简编，以治各证，或合数法，或合十余穴分而治之，而主治之法宜多，非一证仅用一法已也。每日治法，或二次，或三次，病轻者，或三次五次即愈。病重者，或十数次，或数十次。手法有轻重，治数有多寡，胥得其宜，按摩自无不效。其余所附诸法，亦以佐按摩之不逮者尔。（惕厉子）

参考文献

[1] 张素芳. 中国小儿推拿学 [M]. 上海：上海中医学院出版社, 1992, 7.

[2] 邵湘宁. 刘氏小儿推拿取穴特点刍议 [J]. 湖南中医杂志, 2005, 20 (5): 54-55.

[3] 汤伟, 邵湘宁, 符明井, 等. 刘开运教授小儿推拿取穴精要 [J]. 湖南中医药大学学报, 2012, 32 (1): 70-71.

[4] 贾国华. 小儿推拿辅助调理婴幼儿疱疹性咽峡炎实热证疗效观察 [J]. 中国中西医结合儿科学, 2018, 10(4): 343 － 345.

[5] 苗嘉芮, 黄丹, 汤宁. 论小儿五经穴"推经治脏"的理论依据 [J]. 中国民间疗法 [J]. 2019, 10 (19): 1-2.

[6] 桑佳佳, 吴云川. 小儿推拿"五经穴"本态研究 [J]. 中国中医基础医学杂志, 2018, 24 (9): 1287-1289.

[7] 李先晓. 李德修小儿推拿秘笈 [M]. 北京：人民卫生出版社, 2010, 3.

[8] 董梅. 小儿周期性呕吐综合征的研究进展 [J]. 实用儿科临床杂志, 2006, 7 (21): 387-389.

[9] 徐文林, 王爱敏. 家庭环境及家庭功能与儿童哮喘自我管理水平的相关性研究 [J]. 中华护理杂志, 2014, 1, (49): 695-697.

[10] 俞大方. 推拿学 [M]. 上海, 上海科学技术出版社, 2017, 4.

[11] 廖品东. 小儿推拿学 [M]. 北京, 人民卫生出版社, 2017, 4.

[12] 刘明军, 王金贵. 小儿推拿学 [M]. 北京, 中国中医药出版社, 2016, 9.

[13] 清·陈复正. 幼幼集成 [M]. 北京, 人民卫生出版社, 2006, 1.

[14] 清·龚云林. 小儿推拿秘旨 [M]. 天津, 天津科学技术出版社, 2014, 1.

[15] 清·张振鋆. 厘正按摩要术 [M]. 北京, 中国医药科技出版社, 2018, 1.